60 ANOS

TRADIÇÃO EM
COMPARTILHAR
CONHECIMENTO

Bee Wilson

Como aprendemos a comer
Por que a alimentação dá tão errado para tanta gente
e como fazer escolhas melhores

Tradução:
Juliana Romeiro

Consultoria:
Flávia Pantoja

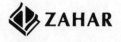

Para Emily

Título original:
First Bite
(How We Learn to Eat)

Tradução autorizada da primeira edição inglesa,
publicada em 2015 por Fourth State, de HarperCollins Publishers,
de Londres, Inglaterra

Copyright © 2015, Bee Wilson

Copyright da edição brasileira © 2017:
Jorge Zahar Editor Ltda.
rua Marquês de S. Vicente 99 – 1º | 22451-041 Rio de Janeiro, RJ
tel (21) 2529-4750 | fax (21) 2529-4787
editora@zahar.com.br | www.zahar.com.br

Todos os direitos reservados.
A reprodução não autorizada desta publicação, no todo
ou em parte, constitui violação de direitos autorais. (Lei 9.610/98)

Grafia atualizada respeitando o novo
Acordo Ortográfico da Língua Portuguesa

Preparação: Angela Ramalho Vianna | Revisão: Carolina Sampaio, Eduardo Farias
Indexação: Nelly Praça | Capa: Estúdio Insólito
Imagem da capa: © Grace Helmer/Coleção particular/Bridgeman Images

CIP-Brasil. Catalogação na publicação
Sindicato Nacional dos Editores de Livros, RJ

	Wilson, Bee
W719c	Como aprendemos a comer: por que a alimentação dá tão errado para tanta gente e como fazer escolhas melhores/Bee Wilson; tradução Juliana Romeiro. – 1.ed. – Rio de Janeiro: Zahar, 2017.

il.

Tradução de: First bite: how we learn to eat
Inclui bibliografia e índice
ISBN 978-85-378-1676-9

1. Hábitos alimentares. 2. Hábitos de saúde. 3. Qualidade de vida. I. Título.

CDD: 613.25
CDU: 613.24

17-40837

Sumário

Prefácio   7

Introdução   11

1. Comida de criança   33
   Bolo de aniversário   67

2. Alimentando os outros   69
   Lancheira   101

3. Irmãos e irmãs   103
   Chocolate   133

4. Fome   135
   Cereal matinal   167

5. Distúrbios   169
   Batatas chips   204

6. Mudança   206
   Pimenta   243

Epílogo: Isto não é um conselho   245

Notas   249
Bibliografia   259
Sugestões de leitura   277
Agradecimentos   279
Índice remissivo   281

Prefácio

TEM GENTE QUE ACHA esse negócio de alimentação muito fácil, outras pessoas têm mais dificuldade. Eu costumava estar do lado errado dessa divisão, e, de alguma forma, para minha própria surpresa e alívio, mudei de time. Este livro é uma tentativa de explorar como a mudança foi possível.

Não é preciso procurar muito para encontrar gente – de todos os tamanhos – que se relaciona com a comida de maneira caótica. Esse caos pode assumir muitas formas: comer compulsivamente, não comer o bastante ou ser extremamente seletivo com os alimentos. Algumas pessoas ficam tão obcecadas com a pureza do que colocam na boca que não conseguem aceitar convites para jantar com os amigos. Tentar controlar sua resposta à comida é uma atividade solitária, considerando que a vida moderna é cheia de comida, real e imaginária. Guloseimas nos tentam perto dos caixas de lojas e mercados; banquetes fictícios nos provocam nos outdoors, nos jornais e programas de culinária na TV.

Embora eu não tenha desenvolvido um distúrbio alimentar completo – ainda que tenha chegado perto –, fui extremamente infeliz no que dizia respeito à minha alimentação por quase uma década, desde a época do colégio até os dias de jovem adulta. Minha aparência provavelmente era normal: um pouquinho acima do peso, não mais que isso. Mas a comida era o meu principal relacionamento, e não era um amor estável e sustentável, ainda que ele tivesse um pouco da emoção de um namoro, sobretudo quando eu me via na cozinha com um naco de massa de pão doce – Falamos de "guloseimas" de um jeito meio sentimental, mas, quando você está preso aos hábitos compulsivos de uma dependência, a sensação não é de prazer. Alguns dias, eu me entregava à tentação. Em outros, não comia, o que era ainda pior, reprimindo o desejo pelas coisas que eu me proibia.

Felizmente, essa fase da vida agora parece distante. Comer bem – e não estou falando de adotar só comida natural ou de seguir dietas do suco, mas de fazer refeições regulares com comida de verdade, saborosas – já não é mais tão complicado para mim. Agora que estou do outro lado, posso ver que, no período de alguns meses, talvez anos, consegui dominar uma série de habilidades que um dia considerei intransponíveis. Aprendi que não tinha nada de errado em comer algo mais substancial quando estava com fome, mas que também podia parar quando estivesse satisfeita. Minha atração pelos doces diminuiu, e o desejo de legumes e verduras aumentou. Ainda há um monte de coisas que me preocupam e me deixam obcecada, mas, acredite, comida raramente entra na lista. O jantar é só mais uma refeição: apenas o ápice do dia.

Lá em casa, como em muitas, a luta com a comida agora é em relação às crianças. Como mãe que tenta alimentar três filhos de forma saudável, mas sem exagero, às vezes me sinto tão perdida quanto me sentia com minha própria alimentação. Depois da fase do leite (e só isso já foi difícil o bastante), nenhuma das habilidades de dar de comer me veio naturalmente. Como mostrar os benefícios de legumes e verduras para um adolescente irônico de um jeito que não seja contraproducente? O que dizer quando sua filha chega em casa e conta que as amigas pararam de almoçar? Como manter um senso de equilíbrio entre gordura e açúcar sem se entregar por completo às comidas altamente processadas, tão onipresentes hoje?

Na correria da rotina, depois da escola e antes da hora de dormir, preparo uma refeição rápida que espero que agrade a todos. Talvez uma das crianças reclame da beringela grelhada, outra diga que ela é a melhor parte do jantar, e a terceira chore baixinho porque, embora goste de beringela, a sua está encostando num pedaço de frango e, portanto, passou a ser incomível. O ápice do dia? Ainda assim, por comparação, meus filhos não são crianças chatas para comer.

Todos os pais passam por momentos em que consideram simplesmente impossível ensinar uma criança a se alimentar bem; ou pelo menos o filho

Prefácio

deles. Muitos adultos são ainda mais pessimistas quanto à própria habilidade para mudar seu relacionamento com a comida. Mas escrever este livro me ensinou que existe um potencial imenso para melhorar nossos hábitos alimentares. Algumas pessoas podem levar mais tempo que outras, porém aprender a comer melhor – que é muito diferente de fazer dieta – está ao alcance de todos. Talvez o argumento mais forte para se descobrir novas formas de se alimentar seja o prazer. Comer é – ou deveria ser – uma fonte diária de satisfação, e não uma batalha a travar. É bom estar do lado de cá. Espero que você se junte a mim.

Introdução

"Um dos motivos pelos quais gosto de pão com geleia", disse Frances, "é porque a geleia não escorrega da colher de um jeito esquisito."

RUSSELL HOBAN, *Bread and Jam for Frances*

MUITAS DE NOSSAS ANSIEDADES com a alimentação se manifestam na busca pela comida perfeita, a que vai curar todos os males. Coma isso! Não coma aquilo! Temos uma obsessão pelas propriedades de diversos ingredientes: proteínas, óleos ricos em ômega, vitaminas. Mas estamos colocando o carro na frente dos bois. Os nutrientes só contam quando a pessoa escolhe um alimento e o consome. *Como* fazemos isso – e como nos relacionamos com o que comemos – é o que importa. Para mudar nossa dieta, primeiro temos de reaprender a arte da alimentação, que é uma questão psicológica, além de nutricional. Temos que encontrar um jeito de querer as comidas que nos fazem bem.

Nossas preferências nos seguem como uma sombra reconfortante. Elas parecem nos dizer quem somos. Talvez seja por isso que nos comportamos como se nossas atitudes fundamentais a respeito da comida fossem inalteráveis. Com frequência, tentamos – com maior ou menor dedicação – mudar o que ingerimos, mas não fazemos quase nenhum esforço para mudar como nos sentimos em relação à comida: como lidamos com a fome, quão forte é a nossa ligação com o açúcar, a sensação ao receber uma porção pequena. Tentamos comer mais legumes e verduras, mas não tentamos gostar mais deles, talvez porque exista uma convicção quase universal de que é impossível desenvolver novas preferências e abrir mão de gostos antigos. No entanto, nada poderia estar mais longe da verdade.

Todas as comidas que você ingere regularmente são as que aprendeu a comer. Todo mundo começa a vida tomando leite. Depois disso, está tudo liberado.

Medula óssea e carne de caça são considerados os melhores alimentos para os bebês entre as tribos de caçadores da Tanzânia.[1] Se você tivesse nascido no Laos, no Extremo Oriente, talvez fosse arroz gelatinoso, já mastigado pela sua mãe e então transferido da boca materna para a sua (o que algumas vezes é chamado pré-mastigação).[2] No Ocidente, a primeira comida sólida dos bebês pode vir de uma embalagem de cereal em pó ou de um pote de papinha; pode ser abóbora orgânica cozida, escorrida e servida numa colher hipoalergênica; ou algo beliscado do prato dos pais. Afora o leite, não existe um alimento universal. Nem mesmo para os bebês.*

Desde o primeiro ano de vida, nossa percepção dos sabores é surpreendentemente diversificada. Como onívoros, não temos conhecimento inato de quais alimentos são bons e seguros. Precisamos usar nossos sentidos para descobrir sozinhos o que é comestível, dependendo do que temos à disposição. Sob muitos aspectos, trata-se de uma oportunidade maravilhosa. É a razão pela qual existem tantas formas diferentes de culinária no mundo.

Mas não chegamos nem perto de prestar atenção o suficiente a outra consequência de sermos onívoros, que é o fato de que comer não é algo que sabemos fazer instintivamente desde o nascimento, como respirar. É algo que aprendemos. Um pai ou uma mãe, ao alimentar seu filho, tam-

---

* Até o leite é complicado. As fórmulas infantis nunca vão ser iguais ao leite da mãe, como nos lembram com frequência os defensores do aleitamento materno. Mas o leite humano também não é uma substância única. Descobriu-se que bebês espanhóis que se alimentavam de leite materno tinham uma variedade diferente de flora intestinal de bebês suecos que também mamavam no peito. O leite materno varia de composição e sabor, dependendo da dieta da mãe. Pode ter mais sabor de alho na França, ou de anis estrelado na China. Ligeiramente surpreendente é o fato de que nem todos o consideram a comida ideal para recém-nascidos. Voltemos à frase em que eu disse que todo mundo começa com o leite. Isso não é bem verdade. Existem culturas remotas que acreditam que o colostro – aquele leite amarelado que as mães produzem nos primeiros dias após o parto – faz mal ao bebê. Em vez do aleitamento materno, o bebê recebe mel ou óleo doce de amêndoas durante os primeiros três dias, por medo – infundado – de que aquele primeiro leite seja "forte" demais para um bebezinho digerir.

Introdução

bém lhe ensina como deve ser o sabor da comida. No nível mais básico, temos de descobrir o que é alimento e o que é veneno. Devemos aprender a satisfazer nossa fome e também quando parar de comer. Ao contrário do tamanduá, que só come cupim, temos poucos instintos naturais a seguir. De todas as opções disponíveis para nós onívoros, precisamos descobrir quais são agradáveis, quais são deliciosas e quais são repugnantes. Dentre essas preferências, criamos nosso padrão de alimentação, algo tão característico quanto nossa assinatura.

Ou ao menos era assim que costumava ser. Na atual cultura da comida, diversas pessoas parecem ter adquirido gostos estranhamente homogêneos, muito mais do que no passado. Em 2010, dois estudiosos do consumo defenderam que as preferências da infância forneciam um novo jeito de pensar as causas da obesidade. Eles identificaram um "ciclo vicioso": a indústria alimentícia promove alimentos ricos em açúcar, gordura e sal, o que significa que as crianças aprendem a gostar deles, e então a indústria inventa ainda mais produtos "que contribuem para o desenvolvimento de hábitos alimentares não saudáveis".[3] A principal influência no paladar infantil pode já não ser o pai ou a mãe, mas uma série de empresas cujos produtos – apesar da ilusão da infinidade de escolhas – oferecem um sabor monótono que virou sucesso, bem diferente da variedade presente na cozinha tradicional.

Há pouco tempo, fui ao cinema com um de meus filhos. Paramos na frente do balcão de sorvetes e percebi, num sobressalto, que praticamente todas as opções – tirando o sorvete de baunilha – continham alguma forma de chocolate. Podíamos escolher entre menta *choc chips*, cereja *choc chips*, chocolate com brownie ou caramelo com pedaços de chocolate. O perigo de crescer cercado por essas infinitas misturas industrializadas de doce e sal não é o fato de que somos inerentemente incapazes de resistir a elas, mas o fato de que, quanto mais as comemos, sobretudo na infância, mais nos treinamos a esperar que todas as comidas tenham esse mesmo gosto.

Uma vez que reconhecemos o fato simples de que as preferências são algo que se aprende, muitas das maneiras como abordamos a alimentação hoje começam a parecer um tanto estapafúrdias. Um exemplo bobo são os pais que fazem de tudo para "esconder" legumes e verduras na refeição dos filhos. Brócolis são uma coisa tão ruim assim para mantermos fora da vista de crianças inocentes? Livros de receitas inteiros foram dedicados a esse estranho propósito. Tudo começa com a noção de que as crianças têm uma resistência inata a legumes e verduras, e que só irão engoli-los quando desprevenidos, se eles forem batidos num molho de macarrão ou assados com bolos e doces; elas jamais poderiam aprender a gostar de abobrinha pelo que ela é. Em meio à correria e à privação de sono, os pais têm dificuldade de planejar a longo prazo. Achamos que estamos sendo espertos, escondendo algumas beterrabas num bolo. Peguei você! Está comendo tubérculos e nem sabe! No entanto, como a criança não tem consciência de que está consumindo beterraba, o resultado principal é consolidar sua preferência por bolo. Uma coisa muito mais inteligente seria ajudar nossos filhos a aprender a virar adultos que escolhem legumes e verduras de forma consciente, por vontade própria.

Ao não enxergar que os hábitos alimentares são adquiridos, não alcançamos a real natureza do aperto em que nos metemos comendo o que comemos. Como muitas vezes somos lembrados – em termos apocalípticos –, a alimentação tomou um rumo coletivo errado nas últimas décadas. Em 2010, a má nutrição e o sedentarismo foram responsáveis por 10% de todas as mortes e doenças do mundo, à frente do tabaco (6,3%) e da qualidade do ar no interior das casas (4,3%).[4] Cerca de dois terços da população dos países ricos estão com sobrepeso ou são obesos; e os demais países não ficam muito atrás. A conclusão que normalmente se tira dessas estatísticas é que somos incapazes de resistir aos alimentos açucarados, salgados e gordurosos que a indústria promove. Com bacon, tudo fica mais gostoso! Como o jornalista Michael Moss expôs em 2013, as grandes empresas desenvolvem produtos com um "ponto de prazer" projetado quimicamente para nos viciar.[5] Às vezes, os jornais preveem um futuro em que os níveis de obesidade continuam a subir indefinidamente até quase todas as pessoas do mundo terem sido afetadas.

Mas tem outra coisa acontecendo, e que em geral é deixada de lado. Nem todo mundo é igualmente suscetível a essa oferta disfuncional de alimentos.

Introdução

Algumas pessoas conseguem ingerir comidas açucaradas, salgadas e gordurosas em pequenas quantidades e depois parar. Outras acham que essas guloseimas supostamente irresistíveis proporcionam o oposto do prazer. Se dois terços da população estão acima do peso ou com obesidade, isso significa que existe um terço inteiro que não está. O que é surpreendente, diante das tantas oportunidades atuais de se comer biscoitos. Expostos à mesma comida que nos bombardeia, esses sortudos aprenderam a reagir de forma diferente. É do interesse de todos nós descobrir como eles fizeram isso.

Muitos ativistas diriam que a resposta está no ato de cozinhar. Se ao menos as crianças aprendessem a cozinhar e a cultivar hortas, automaticamente se tornariam mais saudáveis. Parece convincente: hortas na escola são uma coisa maravilhosa. Mas não bastam para fazer as crianças se relacionarem com a comida de maneira saudável. Nossa dificuldade não se restringe ao fato de que não sabemos cozinhar nem cultivar alimentos, por mais importante que isso seja; o problema é que não sabemos *comer* de forma a conciliar saúde e felicidade. Pelo mundo todo, culinárias tradicionais foram fundadas numa forte noção de equilíbrio, com normas sobre quais alimentos combinam entre si e quanto se deve comer em cada momento do dia. Atualmente, no entanto, o ato de cozinhar não tem mais nada disso. Pela minha experiência como jornalista voltada para a culinária, chefs de cozinha e pessoas que escrevem sobre comida são, na verdade, mais propensos a comer compulsivamente e a sofrer de outros distúrbios alimentares do que os que não cozinham. Para o ato de cozinhar se transformar na solução para o nosso problema alimentar, primeiro precisamos aprender a ajustar nossas reações à comida. Habilidade na cozinha não é garantia de saúde se nossas preferências forem frango frito, babá ao rum e purê de batatas com uma tonelada de queijo.

A RAZÃO PELA QUAL muitos acham difícil manter uma dieta saudável é que nunca aprendemos o contrário. Como crianças, a maioria de nós come aquilo de que gosta e só gosta do que conhece. Nunca antes populações inteiras aprenderam (ou desaprenderam) a comer em sociedades em que alimentos altamente calóricos fossem tão abundantes e houvesse tão poucas regras sobre o tamanho das porções e o horário das refeições. A alimentação em excesso também não é o único problema a assolar as civilizações modernas e afluentes. As estatísticas indicam que cerca de 0,3% das mulheres jovens sofre de anorexia e 1% de bulimia, com um número cada vez maior de homens se juntando a elas.[6] Mas as estatísticas não são especialmente eficazes para indicar quantas pessoas – com sobrepeso ou abaixo do peso – estão num estado constante de ansiedade a respeito do que consomem, vivendo com medo dos carboidratos ou dos gramas de gordura, incapazes de obter prazer em suas refeições. Um estudo de 2003 com 2 200 universitários norte-americanos sugeriu que a aflição quanto ao peso é muito comum: 43% dos alunos (de ambos os sexos) se preocupavam com o peso a maior parte do tempo, e 29% das mulheres se descreveram como "obsessivamente preocupadas" com seu peso.[7]

As mazelas de nossa alimentação são frequentemente discutidas em termos fatalistas, como se nossa preferência por hambúrgueres fosse perpétua: as dietas não funcionam, o açúcar é viciante, e assim por diante. O que esquecemos é que, como onívoros, temos um talento imenso para mudar nossa dieta a fim de acomodar ambientes diferentes. Tudo bem que ninguém jamais se deparou com um ambiente alimentar como o que nos encontramos agora, inundado de calorias baratas em embalagens traiçoeiras. Sobreviver nessa situação atual implica habilidades muito diferentes das necessárias para um homem paleolítico que caçava e coletava. No entanto, temos todas as razões para supor que somos capazes de adquirir essas habilidades, se nos dermos a mínima chance.

Se nossos hábitos alimentares são aprendidos, também podem ser reaprendidos. Imagine que, ao nascer, você tivesse sido adotado por um casal que morasse numa vila remota de um país longínquo. Seus gostos teriam sido completamente diferentes dos que tem hoje. Todos nós começamos a vida com uma preferência inata por doces e uma desconfiança em relação ao sabor amargo, mas não há nada de inevitável em nossa fisiologia dizendo que vamos crescer com medo de legumes e desejando caramelo. O problema é que temos uma tendência a não enxergar as coisas desse jeito.

Introdução

MINHA PREMISSA COM ESTE LIVRO é que a questão de como aprendemos a comer – tanto como indivíduos quanto coletivamente – é a chave para a forma como a alimentação deu tão errado para tanta gente. O maior problema de saúde pública dos tempos modernos é convencer as pessoas a fazer escolhas alimentares melhores. Mas estamos procurando as respostas nos lugares errados.

Em geral, nossa discussão sobre dieta gira em torno da melhor informação. Uma avalanche de artigos e livros sugere que há crise de obesidade porque recebemos o conselho errado: sempre nos disseram para evitar gordura, quando o demônio mesmo era o açúcar.[8] Não deixa de ser verdade. Sem dúvida, não ajuda que muitos dos produtos com "baixo teor de gordura" comercializados como saudáveis ao longo das últimas décadas estejam cheios de carboidratos refinados e, portanto, engordem mais que as gorduras das quais nos recomendaram abrir mão.[9] Durante o período em que os nutricionistas nos advertiam para evitar gorduras saturadas, como as da manteiga, do creme de leite e da carne, as taxas de obesidade subiram de modo consistente, em vez de descer. Está cada vez mais evidente que comer gordura não é por si só o que engorda ou causa doença cardíaca.

Mas antes de colocar a culpa do nosso atual problema de saúde no conselho equivocado em favor das dietas de baixo teor de gordura, talvez seja interessante considerar o quanto de fato seguimos essa orientação. A grande maioria das pessoas ouviu o que a "patrulha da comida" tinha a dizer sobre a gordura e ignorou. No auge da doutrina em prol do baixo teor de gordura, em 1998, alguns dos mais importantes pesquisadores em nutrição do mundo publicaram um artigo no qual lamentavam o fracasso do público em seguir suas diretrizes. Para sua consternação, os cientistas descobriram que, depois de mais de duas décadas aconselhando a redução do consumo de gordura, as pessoas ainda estavam comendo "mais ou menos a mesma" quantidade de sempre. De 1976 a 1991, o percentual de calorias provenientes da gordura caiu ligeiramente na dieta norte-americana (de cerca de 36% em 1976 para 34% em 1991), mas simplesmente porque as pessoas estavam ingerindo mais calorias totais. Em termos absolutos, elas estavam consumindo, em média, os mesmos gramas de gordura.[10]

David L. Katz, do Centro de Pesquisa em Prevenção da Universidade Yale, é uma rara voz de sanidade no ruidoso mundo da nutrição. Ele contesta a visão comum de que não comemos melhor porque há muita confusão a respeito de qual é, de fato, a "melhor dieta". Katz destaca que há décadas os princípios essenciais de uma vida saudável – porções moderadas com uma variedade de alimentos integrais de verdade, e exercício físico regular – estão muito bem estabelecidos. A evidência médica sugere que não importa se vamos chegar a esse patamar via baixo teor de gordura ou baixo teor de carboidratos (ou dieta vegana, ou paleolítica, ou simplesmente a boa e velha comida caseira).[11] Em todas as dietas, ressalta Katz, há um enorme "volume de provas" de que o melhor padrão de alimentação para a saúde é um regime de alimentos minimamente processados, sobretudo à base de plantas. "Nosso problema", observa ele, "não é a falta de conhecimento sobre os cuidados básicos e a alimentação do *Homo sapiens*. Nosso problema é uma relutância cultural impressionante, e tragicamente cara, em engolir isso."[12]

Os legumes e as verduras, por exemplo. A orientação de se comer mais legumes e verduras em prol da saúde dificilmente poderia ter sido mais clara. Todo mundo já ouviu isso muitas vezes e de muitas formas diferentes. Ao contrário da gordura ou do açúcar, a mensagem "coma mais verduras" nunca sofreu uma reviravolta nem gerou controvérsia no campo da nutrição. Ainda assim, desde a década de 1970, a ingestão total de calorias provenientes de legumes e verduras nos Estados Unidos diminuiu 3%, o que representa uma queda maior do que parece, considerando que esses alimentos contêm pouquíssimas calorias, em comparação com outros.[13] Essa redução se deu num momento em que havia, como nunca antes, uma variedade e disponibilidade maiores de legumes e verduras apetitosos, desde a abóbora-manteiga profundamente alaranjada aos brócolis romanescos verde-claros. Muitas pessoas, no entanto, assimilaram a lição da infância, de que legumes e prazer – e, de uma forma mais abrangente, comida saudável e prazer – nunca se misturam. Basta ver as manifestações de antipatia dirigidas a figuras públicas, como Michelle Obama, quando elas se atrevem a sugerir que deveríamos comer mais verduras. Cientistas

Introdução 19

do consumo descobriram que um novo produto descrito como "saudável" tem muito menos chances de ser bem-sucedido do que quando descrito como "novidade".[14]

Quando se trata de nossos hábitos alimentares, há uma incompatibilidade gigantesca entre pensamento e ação; entre conhecimento e comportamento. "Coma comida. Não em excesso. Principalmente vegetais", afirma o influente autor de culinária Michael Pollan.[15] Um mantra sábio e simples, muito repetido; no entanto, para muitos, seguir essa recomendação diariamente parece tudo, menos simples. Para aderir a ela, você precisa "gostar de comida de verdade. Não ter prazer em se sentir empanturrado. E apreciar vegetais" – habilidades que muitas pessoas ainda não adquiriram, por mais inteligentes ou maduras que sejam. Há ainda outra complicação. A parte do "não em excesso" da recomendação de Pollan precisa ser modificada para abranger os que aprenderam a comer *de menos*, ou pelo menos não o suficiente dos alimentos certos. Não estou falando só de baixo peso. O termo "má nutrição" agora engloba não apenas a obesidade como a desnutrição; há evidências de que as populações obesas no mundo todo sofrem desproporcionalmente com deficiências de micronutrientes, especialmente das vitaminas A e D, além de zinco e ferro.[16] Aprender a comer melhor não é apenas uma questão de reduzir o consumo de uma forma geral. Embora, sem dúvida, precisemos comer menos quantidade de muitos alimentos – o açúcar me vem à mente –, temos que ingerir mais de outros. Entre as habilidades alimentares que deixamos para trás – como não "estragar seu apetite" e não "engolir seu jantar" –, parece que perdemos o conceito antiquado de "nutrir".

É comum surgir um impaciente tom de crítica nas discussões a respeito da obesidade. Nas sessões de comentários dos jornais, com frequência algum dos sortudos que nunca teve que se esforçar para mudar seu hábito alimentar solta a observação de que "Não é exatamente astrofísica, né?", seguida pela máxima de que, para corrigir a situação, basta "comer menos e se mexer mais". A implicação disso é que, de alguma forma, falta fibra moral ou inteligência aos que *não* comem menos e *não* se movimentam mais. Contudo, considere o seguinte: as taxas de obesidade e de sobrepeso são 70% maiores entre os bombeiros norte-americanos – que estão longe de ser pessoas medrosas ou de raciocínio lento – do que entre a população em geral.[17] Não se trata de uma questão de valor, mas de rotina e de preferências, algo construído ao longo de toda uma vida. Como o filósofo Caspar Hare observou: "Não é tão fácil adquirir ou abandonar gostos por vontade própria."[18]

Uma vez que aceitamos que comer é um comportamento aprendido, é possível enxergar que o desafio não é captar informação, mas aprender novos hábitos. Os governos continuam tentando corrigir a crise da obesidade com recomendações bem-intencionadas. Mas, sozinhos, conselhos nunca ensinaram uma criança a comer melhor ("Recomendo fortemente que você termine esse repolho e tome um copo de leite!"), então é estranho imaginar que funcionariam com os adultos. Você ensina uma criança a comer bem pelo exemplo, o entusiasmo e a exposição à boa comida. Quando isso falha, você mente. Na Hungria, as crianças aprendem a gostar de cenoura ouvindo que ela faz você saber assobiar. A questão é que, antes de você virar um devorador de cenouras, elas têm de ser desejáveis.

QUANDO ESTE LIVRO começou a tomar forma na minha cabeça, imaginei que o tema seria a comida na infância. Pouco a pouco, comecei a ver que muitas das alegrias e das armadilhas da alimentação infantil permanecem presentes na vida adulta. Como adultos, ainda podemos nos recompensar com mimos, tal como nossos pais faziam, e continuamos a "limpar nossos pratos", mesmo que eles não estejam mais lá para testemunhar. Ainda evitamos o que nos desagrada, embora provavelmente ninguém jogue nada debaixo da mesa quando os outros não estão olhando. E basta colocar um bolo de aniversário cheio de velas na frente de qualquer pessoa que ela volta a ser criança.

Uma das perguntas que eu queria examinar é até que ponto as crianças nascem com preferências congênitas. Ao vascular inúmeros trabalhos acadêmicos na biblioteca, previ uma feroz discordância entre os cientistas contemporâneos. De um lado, iria encontrar os que argumentam que

Introdução

o gosto e a aversão por determinadas comidas são inatos; de outro, os que insistem em que são adquiridos: natureza versus criação. Para minha surpresa, descobri que não era o caso. Ao invés de controvérsia, havia um entendimento quase universal – entre psicólogos, neurocientistas, antropólogos e biólogos – de que o nosso apetite por alimentos específicos é aprendido.[19] Como era de esperar, dentro desse amplo consenso, há ainda muitas disputas acadêmicas, como o alvoroço quanto à nossa relação de amor e ódio com os vegetais amargos, como o espinafre, ter fundamento genético. Existem também teorias conflitantes sobre até que ponto nosso aprendizado a respeito da comida é mediado por determinados genes, hormônios e neurotransmissores. Mas a percepção fundamental de que os hábitos alimentares humanos são um comportamento adquirido não é objeto de debate científico.

Esse consenso científico é impressionante, dado que é o oposto de como geralmente debatemos os hábitos alimentares no dia a dia. Há uma suposição comum – compartilhada, curiosamente, pelos que estão lutando para se alimentar de forma saudável e muitos dos nutricionistas que tentam ajudá-los – de que estamos condenados por nossa biologia a sermos viciados em junk food. O argumento é mais ou menos assim: nossos cérebros evoluíram ao longo de milhares de anos para procurar o sabor doce porque, na natureza, precisávamos distinguir as frutas doces e saudáveis das toxinas amargas e ruins. No mundo atual, no qual há uma abundância de alimentos açucarados, a percepção geral é de que nossa biologia nos torna impotentes para recusar esses alimentos "irresistíveis". Sabemos que o sabor doce ativa partes do cérebro que geram prazer e pode até agir como analgésico, assim como as drogas ou o álcool. Cérebro paleolítico + comida moderna = desastre.

O termo que falta nessa equação é que, embora o gosto pelo sabor doce seja inato em todos os seres humanos e comum a todas as culturas, quando se trata de doces mesmo – e de outros alimentos processados não saudáveis –, nós apresentamos respostas profundamente variadas. Como um estudo de 2012 a respeito das preferências alimentares demonstrou, nossas atitudes diante do sabor doce variam "em termos de percepção, gosto, vontade e consumo".[20] Pessoas diferentes gostam de doce de formas muito diversas. O doce pode vir de uma espiga de milho no auge do verão, de um prato de muçarela fresca e leitosa ou de um bulbo de funcho cozido longa e lentamente até ficar caramelizado. Nosso amor pelo sabor doce pode ser universal, mas há grandes diferenças individuais em como aprendemos a ingeri-lo. Dito de outra forma, nem todo mundo quer obter sua dose diária de doce comendo sucrilhos.

Os nutricionistas usam a palavra "palatável" para descrever alimentos ricos em açúcar, sal e gordura, como se fosse impossível preferir um prato de verduras crocantes com molho tahine a uma barra de chocolate tamanho família. No entanto, cerca de um terço da população – independentemente do cérebro paleolítico – consegue navegar muito bem no mundo da comida moderna e selecionar para si uma dieta equilibrada com o que tem ao seu dispor.

Não estou dizendo que ser magro é necessariamente um sinal de saúde. Algumas das pessoas que não apresentam sobrepeso podem ser anoréxicas ou bulímicas. Outras evitam comer consumindo cigarros ou drogas, ou compensam o hábito da junk food com uma rotina de exercícios alucinada. Quando falamos em "epidemia de obesidade", além de fazer os que estão tentando perder peso se sentirem ainda piores, deixamos escapar o fato de que a situação é mais complexa do que ser magro = bom/ser gordo = ruim. O professor Robert Lustig, um dos principais especialistas no estudo dos efeitos que o açúcar tem no corpo humano, aponta que até 40% das pessoas de peso normal têm exatamente as mesmas disfunções metabólicas associadas à obesidade – "diabetes, hipertensão, problemas relacionados a lipídios, doença cardiovascular ... câncer e demência" –, enquanto cerca de 20% das pessoas obesas não desenvolvem nenhuma dessas doenças e têm um tempo médio de vida normal.[21]

Portanto, não podemos presumir que todos os que apresentam "peso normal" tenham uma relação saudável com a comida. (Aliás, já que essas pessoas constituem uma minoria, não estava na hora de pararmos de chamá-las "normais"? Que tal "excepcionais"?) A situação é mais complicada do que os números sugerem. Mas eu ainda arriscaria que esse um

Introdução

terço excepcional da população tem algo importante a nos dizer. Há centenas de milhões de pessoas que, de alguma forma, nadam contra a maré da indústria alimentícia moderna e disfuncional e se alimentam muito bem. Existe gente capaz de comer uma casquinha de sorvete num dia quente sem ter que se punir depois; que recusa automaticamente um sanduíche porque ainda não está na hora do almoço; que em geral come quando está com fome e para quando está satisfeita; que sente que um jantar sem verduras não é propriamente uma refeição. Essas pessoas aprenderam as habilidades alimentares que podem protegê-las nesse ambiente de fartura.

VISTO PELA ÓTICA da psicologia comportamental, o ato de comer é uma forma clássica de comportamento aprendido. Há um estímulo – por exemplo, uma torta de maçã com cobertura de geleia de damasco. E há uma resposta – seu desejo de comê-la. Por fim, há a consolidação – o prazer sensorial e a experiência de plenitude que comer a torta lhe proporciona. Essa consolidação o incentiva a procurar mais tortas de maçã sempre que possível e – dependendo de quanto prazer você sente ao comê-las – priorizá-las em relação a outras escolhas no futuro. Em condições de laboratório, é possível treinar ratos para preferirem uma dieta menos doce em detrimento de outra mais doce quando a primeira contém mais energia e, portanto, os deixa mais satisfeitos: isso se chama condicionamento pós-ingestivo.[22]

Sabemos que muito desse aprendizado na busca de alimentos é impulsionado pela dopamina, neurotransmissor que está relacionado à motivação.[23] Trata-se de um hormônio que é estimulado no cérebro quando seu corpo faz algo gratificante, como comer, beijar ou beber conhaque. A dopamina é um dos sinais químicos que passam informações entre os neurônios para comunicar ao seu cérebro que você está se divertindo. Sua liberação é um dos mecanismos que "marcam" as nossas preferências por determinado sabor e as transforma em hábito. Uma vez que os animais são treinados a gostar de certos alimentos, a simples visão deles pode ativar uma resposta de dopamina no cérebro: ao enxergar a casca amarela de uma banana, os macacos disparam uma resposta de dopamina, prevendo que terão uma recompensa.[24] A antecipação da liberação de dopamina é o incentivo que faz com que os ratos de laboratório se esforcem para obter outra guloseima pressionando uma alavanca.

Não é preciso dizer que os seres humanos não são ratos de laboratório.* Em nossas vidas, o comportamento estímulo-resposta em torno da comida é tão infinitamente complexo quanto o mundo social no qual aprendemos a comer. Calcula-se que, ao completarmos dezoito anos, teremos vivido 33 mil experiências de aprendizagem com alimentos (considerando-se cinco refeições ou lanches por dia).[25] O comportamento humano não é apenas uma questão bem definida de estímulo e consequência, pois os homens não são objetos passivos, mas seres profundamente sociais. Nosso condicionamento muitas vezes é indireto. Aprendemos não só com as comidas que colocamos na boca, mas ao ver os outros comerem, seja em nossa família, na escola ou na televisão.

À medida que observam e aprendem, as crianças assimilam muitas coisas sobre a comida, além de seu gosto. Um rato pode acionar uma alavanca para receber um doce, mas só um animal tão estranho e deturpado como o ser humano poderia injetar emoções como culpa e vergonha no ato de comer. Antes de dar a primeira mordida em determinado alimento, podemos tê-la ensaiado diversas vezes na cabeça. Nossos estímulos sobre quando, quanto e o que comer vão além de impulsos como a fome e os hormônios, e se estendem para o território do ritual (ovos no café da manhã), da cultura (cachorro-quente num jogo de beisebol) e da religião (peru no Natal, cordeiro no Eid, que marca o fim do jejum do Ramadã).

EM POUCO TEMPO, ficou claro para mim que não iria encontrar as respostas que procurava sobre como aprendemos a comer sem pesquisar nosso ambiente alimentar mais amplo, que é uma questão de refeições e tipos de culinária, criação e gênero, bem como de neurociência.

---

* Estranhamente, nos seres humanos, ao contrário do que acontece com os ratos, a obesidade parece estar associada a uma liberação de dopamina reduzida, e não elevada, sugerindo mais uma vez a complexidade das nossas respostas ao prazer.

Introdução

O ambiente alimentar moderno é cheio de contradições. Embora o peso da culpa religiosa esteja progressivamente se atenuando em nossas vidas privadas, ele tem se intensificado cada vez mais no campo da alimentação. Como pregadores hipócritas da temperança, demonizamos muitas das coisas que consumimos com mais avidez, criando um conflito com o nosso próprio apetite. Inúmeros alimentos que antes eram restritos aos momentos de celebração – de carne a doces – tornaram-se itens de consumo diário, o que significa não só que os consumimos em excesso, mas também que eles perderam muito da antiga aura de prazer de celebração.[26] A ideia de não comer entre as refeições agora parece tão desatualizada quanto pensar que é preciso colocar um chapéu para sair de casa.

No entanto, embora o conteúdo nutricional de nosso suprimento alimentar tenha mudado bastante ao longo dos últimos cinquenta e poucos anos, outros aspectos da alimentação não evoluíram rápido o suficiente para acompanhar o ritmo da vida moderna. Os pais ainda usam uma série de métodos de alimentação tradicionais – como incitar as crianças a limpar o prato – concebidos para uma situação em que a fome estava sempre à espreita. Como veremos, essas técnicas estão contribuindo diretamente para a obesidade infantil em culturas tão diversas quanto as da China e do Kuwait.

O tema a que mais voltei foi a família. A maior parte do que aprendemos sobre comida acontece na infância, enquanto somos alimentados à mesa da cozinha (se a sua família tiver a sorte de ter uma mesa na cozinha). Cada mordida é uma memória, e as lembranças mais fortes são as primeiras. Nessa mesa, recebemos tanto comida quanto amor, e podemos ser desculpados se, mais tarde, tivermos dificuldade em distinguir uma coisa da outra. É nela que desenvolvemos nossas paixões e aversões, e nela estabelecemos se é pior deixar algo no canto do prato ou comer tudo mesmo quando não estamos com fome.

Nossos pais – assim como governos – esperam que aprendamos noções sobre comida a partir das coisas que nos dizem, mas o que vemos e provamos é mais importante do que aquilo que ouvimos. De muitas maneiras, à mesa, as crianças são impotentes. Não podem controlar o que é colocado na frente delas, onde sentar ou se os adultos vão se dirigir a elas com carinho ou severidade enquanto comem. Seu único grande poder é a capacidade de rejeitar ou de aceitar. Uma das principais coisas que muitas crianças aprendem à mesa é que nossa escolha de comer ou não desencadeia emoções profundas nos adultos à nossa volta. Descobrimos que podemos agradar ou irritar nossos pais apenas recusando uma sobremesa. E aí os adultos reclamam que *nós* é que somos difíceis na hora das refeições!

Depois de um certo ponto na vida, somos nós, e não os nossos pais, os responsáveis por colocar comida na nossa boca. Descobrimos a libertação maravilhosa que é escolher o que queremos ingerir – conforme o orçamento. Mas nossos gostos e escolhas alimentares ainda são formados pelas experiências da primeira infância. De maneira bastante alarmante, parece que os hábitos alimentares de quando tínhamos dois anos – se brincávamos ou não com a comida no prato, se éramos enjoados para comer ou quantas frutas consumíamos – são um medidor muito preciso de como vamos nos alimentar quando chegarmos aos vinte anos.[27]

A aquisição de hábitos alimentares é uma habilidade muito mais misteriosa do que outras que aprendemos na infância, como amarrar o sapato, contar ou andar de bicicleta. Aprendemos a comer em grande parte sem perceber que é isso que estamos aprendendo. Do mesmo modo, nem sempre percebemos quando a forma como aprendemos a comer é disfuncional, porque ela se torna uma parte muito familiar de nós mesmos. Ter gostos particulares é uma das maneiras pelas quais sinalizamos para os outros que somos únicos e especiais. Ficamos conhecidos como a pessoa na família que gosta de mascar casca de limão ou a que come até as sementes da maçã.

Podemos dizer que as aversões por comida não importam muito: cada um tem a sua. Não pego no seu pé por odiar a casca peluda de pêssego se você não ligar para o meu nojo pela clara gosmenta dos ovos quentes. O perigo é quando você cresce sem gostar de grupos alimentares inteiros, tornando-se incapaz de obter de sua dieta a nutrição de que precisa. Os médicos que trabalham na linha de frente da obesidade infantil dizem que, nas duas últimas décadas, é comum para muitas crianças de até três anos não comerem nenhum tipo de fruta ou verdura. Essa é uma das razões

Introdução

pelas quais a prisão de ventre é hoje um problema tão grande – embora tão pouco mencionado – nos países ocidentais, responsável por 2,5 milhões de consultas médicas por ano nos Estados Unidos.[28]

Alguns defendem que não importa muito se as crianças têm hábitos pouco saudáveis, pois, uma vez que crescerem, facilmente irão adquirir o gosto pela salada, junto com a voz mais grave e opiniões políticas mais maduras. Às vezes isso acontece. Amor e viagens são impulsos poderosos de mudança. Nos anos 1970, rejeitar a comida tradicional própria de uma infância vivida na década 1950 e adotar ingredientes exóticos era um rito de passagem comum. Muitos gostos – por chá verde, por exemplo, ou vodca – são adquiridos, quando o são, na idade adulta. Quando aprendemos a apreciar essas substâncias amargas, mas gostosas, experimentamos o que os psicólogos chamam de "adaptação hedônica" da dor ao prazer.[29] Você pode superar sua repulsa infantil pelo amargor do café expresso quando descobre seus efeitos maravilhosos, como ele desperta todo o seu corpo e lhe infunde o desejo de trabalhar. A grande questão é o que é preciso para nos submetermos a uma "adaptação hedônica" semelhante e passarmos a desfrutar de uma dieta moderada de alimentos saudáveis.

O processo varia de pessoa para pessoa, porque cada um de nós aprendeu a sua maneira específica de se alimentar. Porém, de onde quer que você comece, o primeiro passo para comer melhor é reconhecer que nossos gostos e hábitos não são fixos, e sim mutáveis.

AQUI HÁ O PERIGO DE que eu esteja fazendo esse processo de mudança parecer fácil. Não é. Sobretudo para os que têm um orçamento limitado. Muitos já ressaltaram que, nos países desenvolvidos, a obesidade afeta desproporcionalmente as pessoas de baixa renda. De várias maneiras, a pobreza dificulta a manutenção de uma dieta saudável. Não só porque, comparativamente, é muito mais caro comprar legumes e verduras frescos do que carboidratos altamente processados. Talvez você viva num "deserto alimentar" em que é difícil encontrar ingredientes nutritivos; ou numa casa que não tenha uma cozinha adequada. Crescer pobre pode gerar uma vida de hábitos alimentares pouco saudáveis porque, mesmo que seu rendimento aumente depois, é provável que uma dieta reduzida na infância limite suas escolhas alimentares como adulto. Quando os sabores do pão branco e da carne processada se relacionam, na sua memória, com o carinho e a autoridade de um pai e a camaradagem dos irmãos, parar de comê-los talvez pareça uma traição.

No entanto, é surpreendente que algumas crianças de famílias de baixa renda comam muito melhor do que outras e, às vezes, melhor do que crianças de famílias mais ricas. Os atuais problemas com a forma como nos alimentamos atravessam fronteiras de classe e renda. É possível criar refeições decentes e saudáveis com um orçamento apertado. Da mesma forma, talvez se tenha recursos para comprar cogumelos e linguado, mas nenhuma inclinação para fazê-lo. De acordo com os terapeutas alimentares com quem conversei, há executivos bem-sucedidos que preferem desmaiar – literalmente – de fome em suas mesas a ingerir uma comida que desconhecem, quando sua junk food preferida não está à disposição. Supondo que você não esteja vivendo em estado de fome, o maior determinante de quão bem você come é a forma como aprendeu a se comportar em relação à comida.

Esse comportamento muitas vezes é extremamente complexo. À medida que crescemos, nos tornamos capazes de estabelecer também preferências de segunda ordem, além das de primeira. Preferências de primeira ordem são simples: você adora batatas assadas crocantes, banhadas em manteiga e sal. Preferências de segunda ordem são mais complicadas: você *quer gostar* de cenoura, em vez de batata, porque acha que engorda menos e é mais saudável. Na verdade, você pode até se limitar a comer vegetais crus, ao menos de vez em quando, em lugar de batatas, ricas em carboidrato. Mas a verdadeira questão é o que acontece em seguida. Em 1998, o psicólogo social Roy Baumeister fez uma experiência famosa. Conhecido por seu trabalho no campo de comportamentos autodestrutivos, Baumeister descobriu que o empenho necessário a um grupo de pessoas que foi convidado a comer alimentos "bons", como rabanete, em vez do que elas realmente queriam, como chocolate e biscoitos, produziu ganhos

Introdução 29

marginais decrescentes.[30] Elas ficaram tão esgotadas pelo esforço do empreendimento que, quando confrontadas com outra tarefa difícil – resolver um quebra-cabeça complicado –, desistiram mais depressa. O esforço emocional de não comer os biscoitos teve um "custo psíquico".

Mudar nossos hábitos alimentares é uma das coisas mais difíceis de se fazer porque os impulsos que regem nossas preferências com frequência são ocultos, inclusive de nós mesmos. No entanto, ajustar o que você come é inteiramente possível. Fazemos isso o tempo todo. Caso contrário, as empresas alimentícias que todo ano lançam um produto novo estariam desperdiçando seu dinheiro. Depois da queda do Muro de Berlim, pela primeira vez em décadas as donas de casa da Alemanha Oriental e da Alemanha Ocidental puderam provar os produtos alimentícios umas das outras. Não demorou muito para as mulheres da Alemanha Oriental perceberem que preferiam o iogurte ocidental.[31] Da mesma forma, as do Ocidente descobriram um gosto pelo mel e os wafers de baunilha do Oriente. De ambos os lados do Muro, essas donas de casa alemãs mostraram notável flexibilidade em suas preferências alimentares.

O fato de continuarmos a ser crianças em nossos hábitos alimentares traz esperança e também preocupação. Somos crianças em nossas frescuras e no amor pelas besteiras. Mas também permanecemos crianças no sentido de que podemos aprender truques novos, habilidade pela qual raramente nos damos o devido crédito. Muito embora a maioria de nós tenha adquirido suas preferências ainda muito jovens, mesmo assim podemos mudar.

QUANDO EU ERA ADOLESCENTE, era capaz de comer um pote de meio litro de sorvete e repetir todos os pratos uma ou duas vezes. Onde quer que eu estivesse, a comida clamava por mim. Talvez isso fosse uma resposta ao fato de viver com minha irmã mais velha, que era anoréxica, embora isso nunca tenha sido mencionado, porque em nossa família não falávamos dessas coisas. Ou talvez uma consequência de crescer numa casa em que as conversas de cunho emocional fossem um tabu. A situação definitivamente piorou quando eu tinha quatorze anos e meus pais se separaram. As pessoas que comem demais frequentemente dizem que estão engolindo seus sentimentos.

Lá pelos vinte anos, alguma coisa mudou. Eu me apaixonei, fiquei mais feliz, e minhas refeições tornaram-se mais estruturadas. Diminuí do tamanho grande para o médio sem nunca ter feito dieta. Passei a consumir um monte de legumes e verduras, não porque tinha que comê-los, mas porque eram deliciosos e faziam eu me sentir bem. Então, tive filhos. A partir daí, eu era capaz de fazer um bolo de chocolate inteiro, comer uma fatia pequena e deixar o resto. Recentemente descobri a ioga. Aquela antiga adolescente teria achado a minha versão atual uma chata.

O estranho, porém, é que meu comportamento mudou sem que eu percebesse. Ao contrário das dietas da adolescência, às quais eu me submetia de forma consciente e autorreguladora, essa vida nova e mais saudável veio se instalando de surpresa. Não que eu não coma mais batatas chips muito depois de estar satisfeita, principalmente quando tenho uma taça de vinho na mão. Posso manter o controle diante de um bolo de chocolate, mas não me arriscaria com um queijo Vacherin Mont d'Or na cozinha. No entanto, definitivamente, alcancei o ponto em que minhas preferências alimentares de segunda ordem – quero gostar de verduras – e minhas preferências alimentares de primeira ordem – gosto de verduras – estão bem sincronizadas. A comida já não clama, só fala comigo. Ajuda muito o fato de que nosso conceito de alimentação saudável ter se ampliado nos últimos anos, passando a incluir refeições satisfatórias, como sopa de frango com grão-de-bico, panquecas de trigo-sarraceno, torrada com abacate ou ovos mexidos na manteiga com ervas. Estou numa rotina de comer almoços menores e jantares maiores, mas, pequenas ou grandes, as refeições agora são ocasiões de prazer, e não de angústia. Isso é bom. Devo ter reaprendido a me alimentar em algum momento ao longo do caminho, tratando a mim mesma com um pouco do cuidado que dedico aos meus filhos.

E.P. KÖSTER, psicólogo comportamental que passou décadas estudando o motivo por que fazemos as escolhas alimentares que fazemos, diz que os

Introdução

hábitos alimentares "podem ser alterados quase que exclusivamente pela reeducação através da experiência".[32] Ou seja, para reaprender a comer, precisamos nos tornar crianças de novo. Só é possível modificar maus hábitos alimentares transformando a "comida saudável" em algo prazeroso. Se experimentarmos comidas saudáveis por coerção – como algo que requer força de vontade –, elas nunca vão ser gostosas.

É difícil mudar um hábito, sobretudo se ele estiver muito relacionado às memórias da família e da infância, mas, qualquer que seja a nossa idade, parece que comer bem é uma habilidade surpreendentemente fácil de ensinar. Isso não quer dizer que todo mundo vai acabar com os mesmos gostos. A vida seria monótona se todos preferíssemos tangerinas a mexericas. Mas há certos aspectos gerais da alimentação que podem ser aprendidos e, em seguida, adaptados às nossas próprias paixões e necessidades específicas. Existem três grandes coisas que beneficiariam a todos nós: manter horários estruturados para as refeições; responder aos sinais internos de fome e de plenitude, em vez de depender de sinais externos, como o tamanho da porção; e se dispor a experimentar comidas diversas. As três podem ser ensinadas às crianças, o que sugere que os adultos também podem aprendê-las.

Para que a nossa dieta mude, e para nos educarmos quanto à nutrição – e, sim, para aprender a cozinhar –, é preciso reviver as experiências alimentares que nos moldaram inicialmente. A mudança não acontece por argumentação racional. É uma forma de recondicionamento, refeição por refeição. Chega-se a um ponto em que não comer quando não se está com fome – ou seja, a maior parte do tempo – é tão instintivo e habitual que seria estranho se comportar de outro jeito. Os governos poderiam fazer muito mais para nos ajudar a modificar nossos hábitos alimentares. Em vez de todas as suas recomendações, eles poderiam remodelar o ambiente alimentar para nos auxiliar a aprender a ter hábitos melhores por nossa própria conta. Daqui a algumas décadas, a atual leniência com o açúcar – presente hoje em 80% dos alimentos comercializados em supermercados – poderá parecer tão imprudente e estranha quanto permitir que os carros não tivessem cinto de segurança ou fumar nos aviões.[33] Uma vez que nossas escolhas alimentares são fortemente determinadas pelo que está prontamente disponível, regular a venda de alimentos não saudáveis faria automaticamente com que muitas pessoas comessem de forma diferente. Banir lojas de fast-food de hospitais e das ruas próximas a escolas seria um começo. Um estudo demonstra que é possível reduzir o consumo de chocolate a quase zero na cantina escolar exigindo que os alunos entrem numa fila diferente para comprá-lo.[34]

Mas, num nível individual, não vamos alcançar muita coisa esperando por um mundo em que haja pouco chocolate. A questão é saber o que é preciso para se tornar parte desse (cerca de) um terço excepcional da população que consegue prosseguir no mundo moderno com todas as suas seduções doces e salgadas e não viver em agonia ou cair em tentação. Ter um relacionamento saudável com a comida pode ser como um colete salva-vidas, uma proteção contra os piores excessos do mundo obesogênico que habitamos atualmente. Você vê o hambúrguer gorduroso e não acha mais que ele tem muito a lhe dizer. Não é uma questão de ser magro. Trata-se de chegar a um estado em que a comida é algo que alimenta e nos faz felizes, em vez de nos causar repugnância ou nos atormentar. Trata-se de se alimentar como um bom pai ou mãe fariam: com amor, variedade, mas também com limites.

Mudar a forma como se come está longe de ser simples; tampouco, sobretudo, é impossível. Afinal, como onívoros, não nascemos sabendo o que comer. Todos nós, sem exceção, tivemos que aprender isso quando crianças, sentadas, esperando ansiosamente por nossa comida.

1. Comida de criança

> Lanche! Antes de brincar. Lanche! No parque. Lanche! Com os amigos.
>
> RETIRADO DE UMA EMBALAGEM DE BISCOITO[1]

ARROZ-DOCE É UMA comida infantil que provoca calafrios em alguns e delírios de prazer em outros. É uma tigela que pode trazer conforto ou punição, disfarçada de sobremesa. Para meu marido, um dos benefícios de ser adulto é estar liberado da obrigação de comer mingau ou arroz-doce. Quando alguém pede a ele para explicar as razões para tanto desgosto, a palavra "pegajoso" sempre aparece. Se eu argumento que arroz-doce tem a mesma textura que risoto – que ele adora –, meu marido responde que ninguém nunca o obrigou a comer risoto no colégio. Não importa se a sobremesa foi assada até adquirir uma casquinha com sabor de noz-moscada no topo ou se foi feita na panela, com uma fava de baunilha e raspas de casca de limão (meu jeito preferido). A simples visão e o cheiro o fazem querer sumir. Quando eu e as crianças nos deliciamos com colheradas de arroz-doce com creme e açúcar mascavo, ele é capaz de sair da sala.

Se aprendemos a comer sobretudo quando crianças, então a comida com a qual aprimoramos nossas habilidades é a infantil. No entanto, a educação que essa curiosa categoria da cozinha oferece tende a reforçar de várias maneiras a crença profundamente arraigada de que a alimentação saudável nunca é gostosa. Ao longo dos séculos, os adultos que desenvolvem comida para crianças raramente prestam muita atenção ao fato de que sua composição não importa apenas a curto prazo, mas define como essas crianças vão se alimentar na vida adulta. As comidas infantis modernas passam a mensagem de que, se você é uma criança, ninguém espera que você se divirta com uma coisa tão chata quanto comida nutritiva de verdade. Nos supermercados, os produtos infantis, repletos de açúcar e decorados com personagens de desenhos animados, ensinam ao seu público que o que ele come tem de ser uma forma de entretenimento, embalagens portáteis de alegria. Por outro lado, antigamente, os pais não tentavam tornar a comida dos filhos agradável, quanto mais divertida, porque havia uma virtude quase religiosa em ser o tipo de criança capaz de engolir uma refeição insípida. Como a autora de culinária Ruth Lowinsky observou, em 1931: "Quando éramos crianças, ser continuamente alimentado com qualquer coisa que odiávamos era considerado bom para as nossas almas, assim como para os nossos corpos."[2]

O principal método para aprender a gostar de uma comida nova é a exposição repetida a ela. Mas o exemplo do arroz-doce – e da comida infantil em geral – acrescenta uma nova condição a essa regra. Se um alimento é provado repetidas vezes em condições de coerção ou de estresse, a exposição pode ter o efeito de reforçar a aversão, e não de revertê-la. Para as pessoas de certa idade e de certas culturas, o problema do arroz-doce é que era o alimento que as crianças *tinham* de comer. Nenhuma delas conseguia escapar. "Carneiro frio e arroz-doce" é o menu mais temido pelos irmãos Bastable no livro infantil de E. Nesbit *Os caçadores de tesouro* (1899), porque era inevitável. No início do século XX, nas escolas norte-americanas mais pobres, arroz-doce era um dos alimentos básicos, servido de diversas formas. Às vezes vinha acompanhado de pão, como se fosse sopa; em Cincinnati, as crianças o recebiam numa casquinha, como se fosse sorvete. Mingaus de todo tipo – tapioca, sagu, sêmola, arroz moído, arroz integral – apareciam com tanta regularidade nas refeições escolares que as melancólicas crianças obrigadas a comê-los deviam imaginar que nenhum adulto jamais tinha parado para considerar se estava certo tratar uma criança daquele jeito.

Talvez elas se surpreendessem ao descobrir que, por dois anos seguidos, em 1912 e 1913, antes de a Primeira Guerra Mundial desviar a atenção das pessoas, alguns dos principais educadores do Reino Unido reuniram-se no prédio da Guildhall, em Londres, para debater intensamente o papel

Comida de criança

do arroz-doce como alimento para as crianças.[3] Ao discutir o arroz-doce, o que esses educadores abordavam de fato era a questão mais ampla da dieta infantil. É por isso que vale a pena voltar a esse momento na história, para esclarecer um pouco da nossa própria confusão a respeito de como alimentar as crianças.

Os debates de 1912-13 aconteceram no fim de meio século de intensas discussões ao redor do mundo a respeito da dieta das crianças, suscitadas pela crescente inquietação com a fome infantil. A visão dominante naquele momento era de que as crianças – como animais – precisavam ser alimentadas com qualquer forragem saudável que os mais velhos decidissem, em vez de terem liberdade de escolha. Esse dogma, no entanto, começou a ser contestado por professores, médicos e ativistas sociais relatando que os problemas das crianças pobres com a comida iam além da fome. O dr. Hall, que trabalhou com crianças em zonas carentes da cidade de Leeds, no norte da Inglaterra, descobriu que muitas delas não tinham ideia de como mastigar: "Elas botavam a comida na boca", descreveu ele, "e ela descia, como se fosse uma carta entrando numa caixa de correio."[4] Havia relatos de crianças que não sabiam segurar a colher; outras, aos dois anos, estavam viciadas em picles e chá forte. O que elas precisavam, sugeriram o dr. Hall e muitos outros, era de uma comida que as educasse a comer.

Impulsionado pela difusão da educação gratuita e obrigatória, o período que vai de meados do século XIX até a Primeira Guerra Mundial foi um raro momento em que melhorar a alimentação infantil tornou-se uma questão de política séria. A partir da década de 1860, surgiu um movimento pela alimentação escolar, para resolver o problema do grande número de crianças que chegavam às escolas famintas demais para estudar. Como as autoridades podiam forçar as crianças a frequentar a escola durante o horário das refeições sem se responsabilizar de alguma forma pela alimentação delas? Em 1912, a merenda escolar já havia passado por uma reformulação na Suíça, Alemanha, Itália, Dinamarca, Noruega, Suécia e no Reino Unido. Paris abriu as portas com as Cantines Scolaires, refeitórios na cidade que até hoje oferecem refeições boas e baratas para estudantes e crianças em idade escolar. Em 1867, na cantina escolar original francesa, as crianças mais pobres podiam trocar o vale-refeição por um almoço substancial, como vitela assada e macarrão com queijo, ou caldo de carne seguido por carne ensopada com lentilha.[5]

No Reino Unido, as opções eram bem menos variadas. O Provision of Meals Act, de 1906, estabeleceu um novo sistema de merenda escolar, mas o principal alicerce era o "eterno arroz-doce", como descreveu o jornal *Daily Mail*. Em 1912, o cardápio de sobremesas de uma escola secundária de Manchester era o seguinte:

Segunda-feira: compota de frutas com creme de ovos, arroz-doce

Terça-feira: arroz-doce e geleia

Quarta-feira: arroz-doce, cuscuz de tapioca com geleia

Quinta-feira: arroz-doce e compota de frutas

Sexta-feira: arroz-doce e geleia[6]

O arroz-doce – que na Inglaterra eduardiana do início do século XX era tido como um alimento saudável – tinha muito a seu favor para ser recomendado como refeição para as crianças. Enchia barrigas. Era barato. E era rico em leite e "farináceos", os quais, de acordo com os melhores especialistas em nutrição, constituíam uma merenda saudável para os pequenos.

Mas será que as crianças gostavam? Os debates de 1912-13 em torno da sobremesa integraram duas conferências sobre o futuro da alimentação escolar no Reino Unido, abordando a questão premente de como a saúde das crianças podia ser melhorada. Isso se deu mais de uma década depois de a Guerra dos Bôeres revelar que muitos jovens britânicos estavam subnutridos demais para lutar. O objetivo declarado das conferências era a "criação de uma raça imperial". Apesar das refeições escolares supostamente nutritivas, muitas crianças britânicas continuavam numa condição física chocante de tão pobre, com cáries dentárias generalizadas, raquitismo e mal-estar gástrico. Em algumas escolas, os professores relatavam que, na verdade, os alunos estavam perdendo peso após a introdução das novas refeições, pois se recusavam a prová-las, preferindo a comida pesada que já conheciam.

Comida de criança

Foi aí que o arroz-doce entrou na conversa. Os participantes erguiam-se e debatiam a questão posicionando-se contra ou a favor do mingau de leite. O que estavam discutindo, na verdade, era se a comida deveria ser pensada para atender ao gosto das crianças. Naquele momento, a visão predominante, herdada dos vitorianos, era a de que as crianças tinham de comer o que fosse bom para elas, mesmo que não achassem gostoso. *Principalmente* se não fosse gostoso: ingerir refeições sem graça sem reclamar demonstrava que a criança tinha fibra moral. Mas, em 1912, na Guildhall de Londres, algumas pessoas fizeram uma proposta nova e radical: e se a melhor comida para as crianças fosse a que elas mais gostassem de comer?

Diversos professores proeminentes defendiam que era hora de abolir o arroz-doce das escolas. Eles não contestavam o fato de que a sobremesa fosse saudável, mas a encaravam como um precedente para a questão de se o gosto das crianças deveria ser levado em conta na hora de escolher o que comiam. A resposta deles – ligeiramente audaciosa para tempos pós-eduardianos – era "Sim".

O sr. W.A. Nicholls, diretor de uma escola numa zona carente de Portsmouth, alegava que forçar a criança a comer arroz-doce era um "tipo de crueldade especializada" (não lhe ocorreu que a criança podia querer comer arroz-doce por vontade própria). Ele admitiu que detestava a sobremesa e que nunca a comia.[7] O sr. George Rainey, que dirigia uma cantina infantil em Londres, disse que, quando servia arroz-doce para quarenta meninos pobres, a maior parte voltava intocada. Na sua opinião, as crianças "gostam de comida que dê para mastigar" e "têm aversão a alimentos que não são líquidos nem sólidos, como sopa grossa ou arroz-doce". No extremo oposto do espectro social, o dr. Clement Dukes, da Rugby School, concordava. "As crianças querem doces", observou ele, "e eu também." Em vez dos mingaus de leite saudáveis, mas insípidos, elas deveriam ter direito a comer guloseimas como bolo com cobertura de geleia.

Porém, os membros da conferência que tinham vindo de Bradford, centro industrial no norte da Inglaterra, ofereceram uma visão diferente a respeito da sobremesa. Na época, sob a orientação de um médico visionário chamado Ralph Crowley, Bradford era a grande pioneira da boa alimentação escolar no país. Antes de a merenda escolar ser implantada, a cidade sofria com alguns dos piores casos de desnutrição infantil no Reino Unido. O dr. Crowley supervisionou uma equipe de médicos que examinaram todas as 60 mil crianças em idade escolar da cidade. E declarou que mais de 6 mil, ou 11%, estavam desnutridas. Crowley argumentou que as novas refeições estabelecidas em 1906 precisavam atacar a "deficiência de proteína" das crianças, e não uma carência generalizada de alimentos. A política fabianista Margaret McMillan, que trabalhava com Crowley, afirmou que o grande objetivo das merendas na cidade era evitar a "alimentação estúpida".[8]

Crowley insistia em que os almoços tinham de ser variados, atraentes e, acima de tudo, educativos: as refeições deveriam ensinar higiene às crianças (mãos e rostos limpos!), como se sentar à mesa e comer com calma, sem "ruídos indevidos ou agitação", e, mais importante, como adquirir gostos novos, em lugar da dieta de comida enlatada e café a que estavam acostumadas. Todos os dias, os alunos de Bradford recebiam uma merenda de dois pratos, que se alternavam num ciclo de três semanas e eram ricos em proteínas, gordura e vegetais, mas sem muito açúcar. Crowley era um homem profundamente humano. Quando as pessoas falavam das dificuldades para alimentar as crianças, ele respondia que "só uma coisa" importava: "elas não devem sofrer".[9] Sob a supervisão de Crowley, todas as mesas dos refeitórios das escolas de Bradford eram postas com uma toalha e um vaso de flores ou plantas no centro. Fazia-se de tudo para convencer as crianças a experimentar pratos novos. Inclusive arroz-doce. Ao contrário do sr. Nicholls, os participantes de Bradford não consideravam que servir arroz-doce para os alunos fosse uma crueldade.

A diferença era que os participantes de Bradford eram os únicos que pareciam ter compreendido que a comida infantil deve ser concebida tendo em vista o desenvolvimento futuro da pessoa. Eles partiam do pressuposto de que, quando a qualidade da comida fornecida é boa o suficiente, as crianças podem adquirir hábitos novos e mais benéficos. Uma colega de Crowley, a srta. Marion E. Cuff, que projetou os cardápios de Bradford, ergueu-se para defender o arroz-doce entre o grupo reunido na Guildhall.

Comida de criança

"Ela observou que, embora ele talvez não fosse o favorito em Londres, em Bradford, 'é a sobremesa de que as crianças mais gostam'."[10]

Quando a srta. Cuff terminou de falar, ficou claro que o arroz-doce das escolas de Bradford era algo muito mais gostoso que a sobremesa servida sob o mesmo nome em Londres. Os equipamentos de cozinha usados para preparar as merendas de Bradford tinham a fama de ser os melhores entre todas as escolas do mundo, com bacias de porcelana para lavar legumes e verduras e caldeiras de vapor especiais, com isolamento térmico. Em Bradford, o arroz-doce era cozido em fogo muito baixo, por três horas, com bastante leite e noz-moscada, até ficar grosso e cremoso. Já o arroz-doce de Londres era "uma questão econômica", segundo ouviram os presentes na conferência: aguado e feito sem muito cuidado.

Outra grande diferença era a maneira como a sobremesa era servida. Tanto em Londres quanto em Bradford, as crianças muitas vezes rejeitavam mingaus de leite quando os provavam pela primeira vez. Mas Crowley e Cuff não encaravam essa rejeição inicial como sinal de que o arroz-doce fosse uma comida da qual as crianças jamais iriam gostar. Eles sabiam que alguns dos meninos pobres que chegavam à escola não estavam acostumados a comer em casa nada além de pão, e que, portanto, precisavam de um leve incentivo para se habituar ao arroz-doce. Em Bradford, os mingaus de leite eram apresentados com o máximo de variedade possível – arroz, sagu, arroz moído e outros. Criança nenhuma era forçada a experimentá-los, mas, depois de um pouco de encorajamento, explicou a srta. Cuff, "elas acabam gostando de todos". Comidas novas eram servidas em porções pequenas e com uma atenção individual prestada aos mais relutantes. Cada mesa tinha uma "monitora": uma menina mais velha que usava avental e tinha sido cuidadosamente treinada para ajudar as crianças mais novas a comer, sem apressá-las. O objetivo era conduzir os alunos a um ponto em que eles apreciassem ativamente alimentos "formadores de tecidos" que os ajudariam a crescer.

Isso sugere uma verdadeira sabedoria a respeito da alimentação infantil. Os pioneiros da merenda escolar de Bradford compreenderam que a comida das crianças não tinha de ser algo saudável do qual elas não gostassem (como o tradicional arroz-doce aguado), nem algo pouco nutritivo do qual elas gostassem (como bolo com cobertura de geleia). Com bom preparo e, durante as refeições, uma abordagem paciente, mas persistente, ela podia ser algo bom para as crianças e saboroso. Crowley entendia que sua tarefa era a formação de hábitos alimentares saudáveis a longo prazo, e não simplesmente entupir "pequenos selvagens" com o que quer que eles estivessem habituados a comer.

Esse crucial momento de perspicácia não durou muito. A comida infantil, mais do que a dos adultos, tende a tratar prazer e saúde como inimigos. Ou você está "engolindo" seus legumes e verduras por obediência e pelo bem da sua saúde, ou está se permitindo o luxo de consumir guloseimas "do mal". Quando se internalizam essas lições como criança, o mais provável é que você nunca consiga se livrar completamente delas.

No final, as discussões sobre o arroz-doce não deram em nada. A Primeira Guerra Mundial desviou a atenção dos detalhes a respeito do paladar das crianças. Por décadas depois das conferências, os alunos das escolas britânicas continuaram a receber mingaus de leite de qualidade variável, com pouca expectativa de que fossem gostar da sobremesa. Nascido em 1950, o chef de cozinha Rowley Leigh comeu mingau "pelo menos duas vezes por semana" durante toda a infância, "em casa ou na escola", e recordava que, enquanto "os moleques mais gulosos como eu lambiam os beiços, outros se encolhiam de horror".[11] Portanto, pouca coisa havia mudado.

Ainda assim, os debates de 1912-13 foram notáveis. Não era só uma questão de analisar o arroz-doce. Foi uma conversa de alto nível para saber se a alimentação infantil deve ser prazerosa ou simplesmente saudável. Para a maioria das crianças até então, ela não era nem uma coisa nem outra. Um jornalista do *Evening News* que participou da conferência de 1912 ficou "espantado" diante de tanto debate sobre o que exatamente os alunos devem comer. No seu tempo de colégio, ele ouvia que tinha de "engolir o que conseguisse e se dar por satisfeito".[12]

EXISTEM TRÊS FORMAS BÁSICAS de encarar a alimentação infantil. Todas elas podem transmitir atitudes a respeito da comida que vão se manifestar

Comida de criança 41

mais tarde. A primeira – que vou chamar de "comida familiar" – é quando, após o período do leite da pequena infância, a criança come o mesmo que os outros: todo mundo dentro de casa, adulto ou criança, pega o que pode da panela comunitária. Isso nos ensina a comer depressa e a não dar bobeira quando há comida à disposição. A comida familiar é a forma como as crianças têm se alimentado tradicionalmente – e ainda o fazem, na maioria das culturas ao redor do mundo. A segunda forma – que poderíamos chamar de "comida planejada" – defende que a refeição das crianças deve ser diferente da dos pais, mas que os adultos precisam selecionar cuidadosamente os alimentos, com foco no que acreditam ser saudável, em vez de atender ao gosto da criança. Isso nos ensina que engolir aquilo de que não gostamos é uma forma de bom comportamento. A terceira forma – que vou chamar de "comida infantilizada" – prega que as crianças devem receber exatamente o que gostam, independentemente da quantidade de açúcar ou de quão artificial seja a comida. Isso nos ensina a satisfazer todos os nossos caprichos, e que é normal comer empanados e itens altamente processados em todas as refeições.

A comida infantil ideal deveria ter elementos de todos esses métodos de alimentação. A melhor comida de criança seria tão divertida quanto a "comida infantilizada", mas tão saudável quanto a "comida planejada". E também não ficaria muito longe da dieta dos pais – como na "comida familiar". Há indícios de que as crianças comem melhor quando sua dieta tem a mesma variedade de paladar que a dos adultos. Mas isso só funciona quando a comida familiar consiste em um cardápio bom e variado, afinal de contas, se seus pais só comem o que não presta, talvez você se dê melhor ingerindo uma comida planejada diferente. A melhor comida de criança é aquela em que os adultos controlam a nutrição, mas as crianças controlam o que colocam na boca. Desde que toda a comida na mesa seja razoavelmente nutritiva, as crianças devem ser encorajadas a explorar os sabores de que gostam. Que podem ou não incluir arroz-doce.

Na maioria dos lugares, ao longo da maior parte da história, depois do desmame, a comida das crianças não constituía uma categoria independente. Se você analisar os primeiros manuais de educação infantil dos séculos XVII e XVIII, vai perceber que as preocupações giravam principalmente em torno do que a mãe deveria ingerir para produzir um leite materno saudável, e não de qualquer comida especial para os bebês. Em 1662, o herborista Nicholas Culpeper escreveu sobre "como produzir leite com aroma e cor agradáveis, que não tivesse gosto forte ou 'ruim'".[13] Para Culpeper, uma lactante devia comer muita salada e rabanete, quantidades moderadas de vinho e se abster de cebolas fritas, carne temperada e de momentos de raiva, pois tudo isso poderia fazer com que o bebê adoecesse. Mas Culpeper não falou uma palavra sobre o que a criança deveria ingerir depois que passava do leite para os alimentos sólidos.

Esse silêncio em torno da alimentação infantil reflete o fato de que a amamentação prolongada era a norma. Tirando alguns alimentos ricos em amido – mingau, nacos de pão ou arroz cozido em algum caldo –, a questão de como alimentar as crianças era solucionada com o leite. A análise óssea de algumas das crianças Médici enterradas na basílica de San Lorenzo, em Florença, confirmou que elas eram amamentadas até quase os dois anos. Nessa idade, estavam prontas para comer o mesmo que o restante da família – com algumas exceções.

Historicamente, a maioria das regras a respeito da alimentação infantil eram negativas. Muitas sociedades tinham tabus em torno das substâncias que as crianças deveriam evitar, em geral carne. No século XVIII, o princípio básico em algumas partes das ilhas britânicas era de que não se deveria ingerir carne alguma até a segunda dentição – seis ou sete anos. Entre os Maia da Guatemala, havia uma crença de que todos os alimentos de origem animal – fossem ovos, leite ou carne – eram ruins para crianças de até cinco anos, convicção que muitas vezes resultou em atrofia por falta de proteína. Para os Chaga, da Tanzânia, o tabu da carne era mais específico. As crianças deveriam evitar comer língua, para não se tornarem briguentas; e cabeça, que poderia deixá-las teimosas.[14]

Tirando essas proibições, no entanto, a comida das crianças não era em geral tratada como categoria especial. Uma vez desmamadas, elas consumiam o mesmo que os adultos, mas em menor quantidade e de pior qualidade. A comida infantil poderia ser resumida pela palavra "restos".

Na hierarquia de uma família trabalhadora, elas ficavam abaixo do pai na alocação de nutrientes – particularmente de proteína –, embora talvez pudessem estar acima da mãe, dependendo de quão altruísta ela fosse. Havia uma lógica dura por trás disso. Sem a capacidade do homem para desempenhar o trabalho manual pesado e de ganhar dinheiro, ninguém mais iria comer.

O fato de os petiscos mais apreciados estarem reservados aos pais ou aos filhos revela muito sobre a dinâmica de poder de uma família. As famílias hoje podem esbanjar com refeições especiais para as crianças em fase pré-escolar, incluindo frutas orgânicas e filé de frango macio, enquanto, poucas horas depois, os pais exaustos se contentam com uma torrada com alguma coisa em cima. Por outro lado, antigamente, eram os filhos que ficavam com os restos depois que os adultos tinham pegado a sua parte. Em seu livro de memórias sobre a infância como escravo numa fazenda da Virgínia, Booker T. Washington lembrou que, em sua família, as refeições das crianças eram feitas de forma *ad hoc*. "Era um naco de pão aqui e um pedaço de carne ali. Às vezes, um copo de leite, outras, algumas batatas. De vez em quando, uma parte da nossa família comia direto da frigideira ou da panela, enquanto outra pessoa equilibrava um prato de metal nos joelhos, com frequência sem nada além das mãos para pegar a comida."[15]

A vida durante a escravidão não era típica. Mas a natureza aleatória da alimentação infantil também era uma realidade entre os trabalhadores livres. As mães davam aos filhos o máximo de comida, mas só depois de atender às necessidades do homem da casa. As classes trabalhadoras inglesas usavam o termo *relishes* (literalmente, "prazeres"), que eram uma prerrogativa do homem. *Relish*, aqui, não tinha o significado atual de picles ou condimento, como na Gentleman's Relish, uma pasta de anchova de gosto forte comercializada para os ricos desde 1828. O *relish* do homem era o que talvez considerássemos o prato principal, ou seja, a proteína da refeição: bacon, *faggots* (uma espécie de almôndega), peixe frito ou salgado, camarão, bife ou ovo. Quando havia alguma dessas coisas, ela ia automaticamente para o pai, tanto para acrescentar sabor à sua dieta insípida de pão com batata quanto para lhe dar forças para trabalhar. As crianças e as mulheres não esperavam ganhar *relishes*, a menos que o pai pensasse em lhes dar uma prova. Quando, em 1907, o dr. Ralph Crowley analisou a condição física dos alunos de Bradford, ele descobriu que estavam sofrendo não tanto pela falta geral de comida, mas tinham "deficiência de proteína".[16]

Quando recebiam dinheiro para comprar o almoço, as crianças não se saíam necessariamente muito melhor. Apesar da carência de proteínas, elas procuravam os carboidratos mais baratos. Em Londres, tendiam a comprar lanches fritos nas lojinhas da esquina. Em Nova York, na virada para o século XX, o progressista John Spargo (autor de *The Bitter Cry of Children*, 1906) observou um grupo de alunos ir até uma delicatéssen para gastar o dinheiro da merenda.[17] Das quatorze crianças (oito meninos e seis meninas), sete compraram pão com picles, quatro compraram só picles, duas compraram pão de centeio com mortadela e uma comprou pão com peixe em conserva. Em 1910, uma ativista da saúde pública, Louise Stevens Bryant, acompanhou crianças nova-iorquinas comprando almoços em lojas e carrocinhas perto da escola. "Os almoços adquiridos foram os seguintes: um cachorro-quente mínimo, de um centavo; um sanduíche de queijo suíço, de dois centavos; duas bananas pequenas e duas balas de alcaçuz, por dois centavos; dois bolinhos com cobertura de açúcar, por três centavos." Bryant enviou as comidas para serem analisadas num laboratório de nutrição. A salsicha do cachorro-quente era fortemente tingida com corante. Consistia em parcos 5 gramas de proteína. O "almoço" de banana com bala de alcaçuz equivalia a mero 0,6 grama de proteína.[18]

Quando servida ao estilo familiar, com demasiada frequência, a comida infantil falhava na função primordial da alimentação, que é nutrir. Na década de 1910, Maud Pember Reeves realizou uma pesquisa de quatro anos a respeito das condições de vida de famílias "respeitáveis" da classe trabalhadora do bairro de Lambeth, em Londres, que viviam com "cerca de uma libra por semana".[19] Tratava-se de homens casados, com empregos como cozinheiro de lanchonete ou ajudante de encanador, e não as pessoas mais pobres da região. Mas o dinheiro era tão apertado que toda a proteína que entrava na casa era muito bem policiada: "A carne é comprada para os homens", observou Reeves. Uma das famílias que ela visitou era formada

Comida de criança

por um carroceiro, sua esposa e quatro crianças de menos de cinco anos. O café da manhã habitual era um pão de forma inteiro, a ser dividido entre os seis, trinta gramas de manteiga, chá e "arenque extra para o sr. X". Ao longo da semana, as crianças consumiam pouca coisa além de pão, chá, batatas, molho e verduras. Quase não havia "variedade". O aparecimento ocasional de um tomate, quando os tomates estavam baratos, era um evento digno de nota.

A maneira como as crianças comem sempre dependeu bastante da classe e da renda. Reeves observou que nas casas de pessoas "abastadas" havia duas dietas: uma para os adultos e outra para as crianças. Nas creches de classe média, as crianças recebiam as misturas cremosas e sem sabor consideradas tão boas para elas. Nas famílias em que o orçamento semanal para a alimentação era de 10 xelins (cerca de US$50 em dinheiro atual, baseado no poder de compra), todo mundo tinha de comer a mesma coisa, ditada pelas necessidades do homem. Quase não se comprava leite, porque era muito caro. O preço era o mesmo tanto em Lambeth quanto em Mayfair. Portanto, não havia arroz-doce. "Os filhos dos pobres, que só recebem os restos da comida dos adultos, não sabem o que é comida planejada."[20]

O principal alimento das crianças de todas as famílias da classe trabalhadora que Maud Pember Reeves visitou era pão.

> É barato, elas gostam, já chega em casa pronto, está sempre à mão e não precisa de prato nem de colher. Basta passar manteiga, geleia ou margarina, de acordo com o tamanho da carteira da mãe; as crianças nunca se cansam disso, desde que estejam em seu estado normal de saúde. Recebem o pão nas mãos e podem se dar ao luxo de comer onde e como quiserem. Isso faz do pão o único artigo no cardápio de duas refeições do dia.[21]

A comida das crianças pobres no interior não era necessariamente melhor. Um médico que vivia no sudoeste da Inglaterra observou que as famílias mais pobres viviam de pão com manteiga, batatas, empadas "indigestas" e chá velho.[22] Essa rotina de alimentar as crianças com o mesmo que as outras pessoas da casa não era totalmente impensada. Dadas as elevadas taxas de mortalidade infantil, muitas famílias acreditavam – com ou sem razão – que a casa era o único lugar em que as crianças estavam a salvo.

A "comida familiar" que as crianças consumiam podia não ser muito nutritiva, mas sentar-se à mesma mesa e comer dos mesmos pratos dava à família um sentimento de solidariedade. No século XIX, o historiador Siân Pooley, de Oxford, pesquisou famílias da classe trabalhadora em três regiões diferentes do Reino Unido e descobriu que um dos temores mais comuns entre os pais era o de que seus filhos consumissem alimentos fora de casa, sobretudo frutas.[23] Os registros públicos locais frequentemente indicavam "óbito por ingestão de frutas" como causa de mortes infantis. Isso em parte se dava porque era mais fácil colocar a culpa do falecimento de uma criança num fator externo do que encarar a terrível possibilidade de que ela pudesse ter sido causada por algo que os próprios pais tivessem feito. Mas a crença no "óbito por ingestão de frutas" ia mais longe que isso. Durante muito tempo, todas as pessoas, ricas ou pobres, concordavam em que as frutas cruas eram uma substância perigosa para os mais jovens.

O medo das frutas provavelmente advém de sua natureza intensamente sazonal. Depois de meses de privação, sem nenhuma fruta fresca disponível, as pessoas, sobretudo as crianças, se fartavam de frutas tiradas do pé durante o verão e ficavam doentes. Numa época em que havia pouco conhecimento a respeito de epidemiologia, as frutas cruas pareciam uma das poucas causas claras e visíveis de doença infantil, algo concreto capaz de explicar por que tantos morriam durante a infância. O medo das frutas também estava relacionado a ideias antigas a respeito do equilíbrio dos humores por meio da dieta. No Renascimento, as frutas eram vistas como "corruptíveis" e praticamente venenosas, sobretudo as mais doces e tentadoras, como pêssegos, uvas doces e melão.[24] Um livro de orações e canções do século XVII para mães e filhos adverte as crianças para não comerem muitas

Ameixas, peras, nozes e tal,
Por mais que estejam maduras,

Para que não embrulhem tuas barrigas,
Não adoeçam teu sangue nem que tenhas cólica
Pêssegos deixam a criança melancólica.

Havia também a questão dos caroços. Durante boa parte do século XX, os livros sobre alimentação infantil davam muita atenção à necessidade de se retirarem as sementes de todos os pratos de frutas oferecidos às crianças. A fruta cozida era considerada mais segura que a crua, porém, e mais segura ainda era a fruta que não só fora cozida como também privada do máximo de fibras possível. Uma autoridade alertava que "polpa ou sementes" de framboesa ou de morango podiam "provocar um grave distúrbio" na criança.

O pavor de que as crianças pudessem passar mal ao comer frutas às vezes tinha algum fundamento. As frutas que elas comiam não vinham numa embalagem esterilizada de melão já cortadinho, nem era uma maçã cuidadosamente lavada. Muitas vezes as crianças a colhiam do pé antes de estar madura – um cesto de damascos verdes pode causar uma dor de barriga poderosa. Outros meninos talvez adoecessem ao apanhar frutas sujas ou contaminadas do solo. Ainda assim, o medo dos pais – como todos os medos que envolvem comida – não era inteiramente racional. A principal razão para duvidar de que as frutas servissem de alimento para as crianças era o fato de serem tão deliciosas. Elas eram as balas daquele tempo, algo que as crianças escolhiam comer, longe do controle do adulto. O fato de que tivessem uma paixão especial por frutas – a polpa macia, a doçura suculenta – era amplamente conhecido. Os relatos de infância costumam descrever a colheita de frutos vermelhos e a volta para casa num fim de tarde de verão, com os dedos sujos e a barriga cheia. A colheita de frutas silvestres – amora, mirtilo – sempre foi uma das formas pelas quais as crianças podiam complementar sua dieta sem os adultos saberem. Pequenas e com os dedos ágeis, eram especialmente habilidosas com os arbustos baixos. Algumas famílias usavam as crianças para colher frutas e aumentar um pouco a renda da casa, embora nem sempre se pudesse confiar em que não iriam comer metade da colheita no caminho de casa. Quando o escritor Henry Thoreau era criança, costumavam mandá-lo catar mirtilos pretos para a sobremesa. Ele ficava maravilhado com a liberdade da cultura selvagem: "Sadia, abundante e livre." Os adultos, no entanto, nem sempre ficavam tão felizes em contemplar as crianças assumindo o controle do próprio prazer no reino das frutas. Algo tão apetitoso para jovens paladares certamente não era confiável.

No século XIX, surgiu uma nova versão de comida para crianças que estendia a desconfiança tradicional das frutas frescas para todas as comidas de adultos. A nova "comida planejada" das classes média e alta se enraizava nas noções vitorianas de que as crianças eram quase que uma espécie diferente e deviam se conservar física e moralmente puras. A comida planejada fazia parte de uma mudança maior de atitude em relação ao cuidado com as crianças. A historiadora da família Christina Hardyment cita "a crescente separação entre pais e filhos" da década de 1870 em diante, à medida que os pais começaram a confiar mais nos conselhos científicos de especialistas do que nos próprios instintos. Em gerações anteriores, os filhos da classe média eram criados em estreita proximidade com os pais; agora, no entanto, eles eram empurrados pelas babás em carrinhos de bebê, banidos para o espaço separado do quarto das crianças e alimentados com dietas "científicas" especializadas que supostamente não iriam perturbar seus estômagos minúsculos.

A comida planejada era algo tanto do campo moral quanto do físico. Médicos especialistas criticavam os pais pobres por não prepararem uma refeição diferente para os filhos. O médico Thomas Dutton proclamou que um dos grandes "erros" na alimentação das crianças era lhes oferecer "alimentos adequados apenas para adultos".[25] Segundo Dutton, a "maioria" das mães fazia exatamente isso e depois ficava se perguntando por que seus filhos estavam sempre doentes: "A resposta para a pergunta 'O que você dá para o seu bebê comer?' frequentemente é… 'Ah! Ele come o mesmo que a gente – um pouco de batata e molho, chupa um pedaço de carne e às vezes dá um gole na cerveja do pai.' É assim que milhares de crianças são criadas."[26]

Comida de criança 49

Com suas porções cuidadosamente calculadas, a comida planejada era uma reação à liberdade geral e indisciplinada da comida familiar. Ela abordava a questão do que dar às crianças na hora do jantar com a racionalidade da ciência. Por trás dos pratos simples e insossos – mocotó, sopa de osso –, havia uma forte consciência do quão vulneráveis as crianças eram à doença e à morte. Como afirmava um autor vitoriano sobre a digestão, a maioria das "doenças infantis" surgia de "alimentos impróprios"; a implicação era a de que dar "comida adequada" às crianças poderia salvar vidas.[27]

Quando surgiu como categoria separada, no século XIX, a comida planejada veio com sua própria terminologia. Os alimentos aprovados – muitos dos quais pertenciam à família do arroz-doce – eram citados nos manuais de cuidados infantis como *saudáveis, racionais, adequados, seguros, digeríveis*. Certas coisas podiam "ser dadas *com segurança*" ou "ser *aceitáveis*". Um livro de receitas de 1874, por exemplo, dizia que "achocolatados, se não forem muito fortes, são ... bem aceitáveis" para as crianças.[28] Outras comidas eram tidas como *inadequadas, censuráveis, impróprias, excessivas* ou causavam *transtornos biliares*. Como regra geral, as comidas mais inadequadas eram as que as crianças mais queriam, as mais substanciais, mais doces ou extremamente saborosas ("altamente temperadas"). Temia-se que qualquer molho muito estimulante pudesse causar uma crise hepática. Cogumelos, alcaparras, molhos intensos, creme de leite, nada disso era recomendado para crianças. As opções mais seguras eram simples e sem graça. A seção infantil dos livros de receitas vitorianos, quando havia, em geral vinha depois das receitas para inválidos. A comida planejada tratava as crianças como se estivessem permanentemente à beira de um colapso nervoso.

Luther Emmett Holt foi enaltecido na capa de seu livro como a "maior autoridade em bebês nos Estados Unidos". Seu guia de alimentação infantil se tornou um best-seller e teve muitas edições depois da primeira, em 1894.[29] Os editores de Holt se vangloriavam de que centenas de milhares de norte-americanos tinham sido criados de acordo com o livro, e agora o usavam como guia para criar seus próprios filhos. O mantra de Holt é a simples comida "comum", sem nada muito tentador para o apetite de uma criança.

Perpassando todos os seus conselhos há uma convicção severa de que o que é bom para os pais não é bom para os filhos. "Muitos alimentos são úteis para os adultos, mas indigestos demais para as crianças", adverte ele.

Pode-se dar "tomate cozido", por exemplo, para as crianças, mas só depois dos sete ou oito anos. As tais sementes irritantes de novo. Holt pregava que se deviam peneirar todos os legumes e verduras até a criança completar três anos, e então continuar amassando-os com um garfo até os sete ou oito. Da mesma forma, a maioria das omeletes era "questionável" antes dos sete anos. Ovos só deveriam ser servidos se cozidos bem de leve, fervidos ou *pochés*, nunca fritos. Holt também era contrário a carnes fortes e curadas, como "presunto, salsicha, carne de porco, fígado, rim, carne de caça, carne-seca e salgada, peixes; o melhor é evitar tudo isso até que a criança tenha dez anos". Mais arriscado ainda eram as saladas, que, sendo "um pouco difíceis de digerir", só deveriam ser servidas depois que a criança completasse onze anos.[30]

O mais perigoso de tudo, segundo o livro de Holt, eram todos os tipos de sobremesa, massa doce ou torta, principalmente as que levassem geleia, xarope, oleaginosas e frutas secas. Algumas pessoas diziam que um pouco de doce não faria mal, mas Holt discordava, porque esse um pouco estava "a um passo de virar muito". As únicas sobremesas em que Holt acreditava eram "coalhada, arroz branco, mingau de amido de milho ou de sêmola sem passas, creme de ovos cozido". Podia-se dar uma porção moderada de sorvete por semana. No entanto, estavam expressamente proibidos: "Qualquer pão fresco, panquecas de trigo-sarraceno ou outros tipos preparados em frigideira, waffles, bolos recém-saídos do forno, principalmente se tiverem cobertura de açúcar e frutas secas. Biscoitos champanhe, biscoitos doces comuns e de gengibre são o máximo que se pode permitir para crianças de até sete ou oito anos."

Holt não estava sozinho no medo de que as crianças comessem produtos recém-saídos do forno. Especialistas em comida infantil muitas vezes afirmavam que as crianças jamais deveriam comer pão fresco. A lógica – tal como no caso das frutas frescas – era a de que o pão fresco era ao mesmo tempo tentador e difícil demais de digerir. Um pão de dois dias era conside-

Comida de criança 51

rado seguro, mas, se contivesse passas, seria ainda mais garantido esperar oito dias. Idealmente, o pão deveria "secar" um pouco mais no forno, até que estivesse crocante o suficiente para dar trabalho aos dentes.

A comida planejada tinha duas texturas: muito dura ou muito macia. Por um lado, a maioria dos alimentos "mais seguros" tinha a consistência de mingau. A ideia era que as coisas fossem moles o suficiente para a criança comer de colher. Papinha de aveia, pudim de pão, mingau de leite e de creme de ovos eram *aceitáveis*. Quando cozidos para crianças, os legumes e verduras deveriam ficar tão macios que pudessem "virar um purê quando passados por um coador", segundo afirmou um especialista.[31] Era necessário peneirar muito a comida antes que ela fosse considerada inofensiva para o estômago delicado de uma criança. A carne tinha de ser socada e não podia ser cozida de modo a ficar dura (em épocas anteriores, as babás prémastigavam a carne antes de dá-las à criança). Cereais e grãos deviam ser cozidos até virar uma maçaroca pegajosa. Vagens, como ervilhas, feijões e lentilhas, por vezes eram consideradas valiosas pelo alto teor de proteína, mas apenas se fossem cozidas e peneiradas com cuidado. Ainda assim, havia o medo de que não fossem facilmente "digeridas".

Por trás das palavras "digerível" e "indigesto", havia um mundo de ansiedade em relação ao funcionamento do intestino da criança e o que ele poderia representar para suas chances de sobreviver. Mingau de leite era digerível; tomate era indigesto. Antes do século XIX, considerava-se saudável que as substâncias se movessem livremente pelo corpo. De acordo com a mentalidade pré-moderna dos purgantes e das sanguessugas, a diarreia infantil não era um motivo de preocupação; muitos a enxergavam como um sinal de que o corpo estava se corrigindo. Na década de 1890, no entanto, a náusea e a diarreia foram enfim reconhecidas como sintomas preocupantes em crianças muito pequenas, e surgiu uma neurose a respeito de qualquer comida que tivesse efeitos muito "laxantes".[32] O medo das consequências das perturbações gástricas nas crianças era bem fundamentado, mas levou os defensores da comida planejada para o campo da paranoia quanto a qualquer coisa remotamente fibrosa.

Em 1909, Eric Pritchard, médico britânico, expressou seu terror pelo "problema intestinal" que poderia advir de se permitir que a criança comesse geleia de laranja, por causa da casca da fruta.[33] Ele também foi veemente em seu alerta contra o espinafre, que, segundo observou, com um leve tom de surpresa, era "uma verdura altamente popular nas cozinhas infantis". Foi Pritchard quem descobriu que, "se examinarmos as fezes de uma criança após refeições que contenham espinafre, vamos encontrar praticamente toda a verdura num estado completamente não digerido". Hoje, os manuais de cuidados com o bebê podem em alguns casos avisar, em termos ligeiramente jocosos, do que você encontrará na fralda do seu filho depois que ele comer milho, mas não há sugestão alguma de que isso possa prejudicá-lo. No entanto, para os defensores da comida planejada, qualquer alimento que passasse muito depressa pelo trato digestivo representava perigo para a criança.

Todas essas papinhas mantinham as crianças na condição de permanentes bebês. Os intermináveis legumes e verduras peneirados e os mingaus de leite aguados não diferiam muito das papinhas e sopinhas de pão que serviam de primeiro alimento sólido dos nenéns. Por outro lado, afirmava-se que as crianças deviam receber muita comida bem sólida – torrada crocante e outras coisas do tipo – para exercitar a mandíbula e os dentes. Dava-se grande ênfase à mastigação. A criança que não aprendesse a mastigar com a alimentação corria o risco de sofrer muitos "males", de dores de barriga a adenoides. O dr. Wallace, do London Hospital, ressaltou que a maioria dos problemas de digestão eram causados por dentes ruins; por isso, era muito importante incluir na dieta das crianças bastante comida "que limpasse a boca", como casca de pão, torradas e sequilhos.[34] Como com todas as comidas da alimentação planejada de uma forma geral, a função desses alimentos para exercitar a mandíbula era fazer bem à criança, e não dar prazer.

A autora de livros de culinária Elizabeth David, que nasceu em 1913, numa família de classe média alta, recordava o tédio desesperador da alimentação planejada da década de 1920. "A gente comia muito carneiro e carne de vaca sem tempero, com legumes insossos", lembrava ela.[35] Havia

Comida de criança

"sobremesas detestáveis" de arroz moído ou tapioca, "aparentemente inventadas só para atormentar as crianças". Ela "odiava" os legumes cozidos e aguados que recebia: "folha de nabo, espinafre, girassol-batateiro, pastinaca". Tudo o que Elizabeth David comia – concebido por sua mãe "em conluio com a babá" – era projetado para ser nutritivo. Ninguém esperava que ela gostasse das "canecas obrigatórias de leite". Isso não era função da comida infantil.

Em retrospecto, esse parece um jeito excêntrico de cuidar das crianças: alimentá-las com coisas que adulto nenhum toleraria se pudesse evitar. O escritor italiano Angelo Pellegrini reclamou que tinha de comer "coisas terríveis" quando menino: uma polenta aguada com sardinha em conserva "de cheiro podre e repugnante".[36] O avô de Pellegrini "tentava consolar [a criança] em tais ocasiões", dizendo que, em seu tempo de menino, também tinha de comer polenta com sardinha, e que era muito pior, já que as sardinhas ficavam penduradas por uma corda acima da mesa e eram reutilizadas de uma refeição para outra. No tempo da comida planejada, o horror da comida infantil era algo que todas as gerações tinham de suportar antes de fazer os próprios filhos sofrerem como tinham sofrido.

Talvez ainda haja vestígios dessa mentalidade à nossa volta. Em algumas famílias, a regra de se evitar sal na dieta das crianças durante o primeiro ano se estende para o sabor de uma forma geral, como se o bebê de dez meses não pudesse lidar com a pungência do alho ou da páprica. Jantar com os pais de crianças pequenas pode significar uma refeição de brócolis cozidos sem tempero com frango assado sem molho, sal ou pimenta, tudo separado. Um número surpreendente de pessoas – mesmo as que apreciam sabores complexos – acha que criança nenhuma vai comer um prato de macarrão, a menos que seja feito apenas na manteiga. Na maioria das vezes, no entanto, quando se serve uma refeição sem tempero hoje, o objetivo não é frustrar o gosto da criança, mas satisfazê-lo.

Os últimos cinquenta anos ou mais têm testemunhado uma transformação quase total de nossa definição de comida para criança no Ocidente e, cada vez mais, em outros lugares também. O tempo do arroz-doce ficou para trás. Uma vez que a escassez da guerra enfim foi superada, o setor alimentício se industrializou depressa, e surgiu nas prateleiras uma série de novos produtos comodamente destinados às crianças que tinham muito pouco a ver com os antigos alimentos básicos de uma família. Cada década posterior à guerra presenciou inovações no setor dos alimentos infantis. Os mingaus de leite quentes deram lugar às embalagens de plástico com iogurtes adoçados e frios. O peixe – a partir de 1953 – passou a vir congelado e pronto para cozinhar, em nuggets de cor laranja fosforescente. As tortas transformaram-se em Pop-Tarts (lançadas em 1963), retângulos de massa recheada com geleia que as crianças podiam colocar na torradeira sozinhas, quando chegavam da escola. As batatas foram reinventadas como waffles, e os waffles doces foram incrementados com flocos de chocolate. O chantili passou a vir em tubos. E, em pouco tempo, o queijo também.

Se, no passado, os fabricantes voltavam suas mensagens para os pais que compravam a comida, agora eles descobriram que dirigir-se diretamente às crianças dava mais dinheiro. De alguma forma, uma nova geração de crianças se tornou capaz de fazer os pais comprarem exatamente a comida que elas queriam, que era a que viam ser anunciada na televisão. O fato de muitos pais atenderem esse desejo era um sinal de como as atitudes em relação à educação dos filhos tinham mudado, com um afastamento da postura antiquada do tempo da guerra e cada vez mais mulheres trabalhando fora de casa. A nova bíblia do cuidado com os bebês no Reino Unido era o *Guia completo das mães*, de Penelope Leach, publicado originalmente em 1977. Leach acreditava – e, de muitas maneiras, essa era uma atitude libertadora – que a resposta para criar melhor seus filhos estava na "diversão". Enquanto o dr. Spock, autor do best-seller *Meu filho, meu tesouro*, de 1946, dizia aos pais para não ter refrigerante em casa e reforçava que as crianças só deveriam lanchar frutas, Leach tinha uma abordagem descontraída a respeito dos lanches industrializados. O "modesto salgadinho de batata", insistia, era "uma fonte surpreendentemente boa de proteína vegetal". Para ela, era uma injustiça afirmar que os salgadinhos eram "todos uma porcaria": "Um cachorro-quente, por exemplo, é um item bem balanceado. O sorvete a base de leite produzido por um fabricante respeitável é uma comida excelente, ao menos tão boa para o

Comida de criança

seu filho quanto creme de ovos ou mingau de leite caseiro."[37] Dessa forma, Leach perdoava seus leitores do remorso que poderiam sentir por comprar as novas comidas prontas voltadas para as crianças, em vez de preparar para elas uma refeição caseira do zero.

Desde os anos 1950, a comida das crianças deixou de ser algo nutritivo, mas que não proporcionava prazer algum, para se tornar algo cujo principal objetivo é agradar ao paladar infantil. Espinafre e geleia de laranja ainda não são considerados alimentos ideais para as crianças, mas, ao contrário do que pregava o dr. Pritchard em 1909, não porque temos medo de que irão produzir coisas terríveis no corpo delas, mas porque não somos capazes de imaginar que uma criança possa apreciar o sabor ferroso do espinafre ou o amargor da casca de laranja. A "comida infantilizada" dos tempos modernos é projetada para agradar; e assim, dado o poder de reforço próprio da exposição positiva, é exatamente isso que ela faz. A "comida infantilizada" baseia-se na pressuposição de que as crianças têm uma preferência natural por carboidratos simples, gordura, açúcar e não muito mais que isso. Como vimos, não é verdade que elas tenham um impulso inato que as faça gostar automaticamente de hambúrguer mais que de peixe grelhado, ou de bolo mais que de fruta. Mas se você comer refeições "infantilizadas" o bastante durante a infância, a pressuposição de que possui um paladar limitado pode se tornar uma profecia realizada.

"Os CARDÁPIOS INFANTIS só querem saber de comida divertida", descreveu um relatório de 2001 sobre as opções para crianças nas redes de restaurante dos Estados Unidos.[38] Em outras palavras, "não espere espinafre nem brócolis". Um jornalista do ramo de hotelaria avaliou um banco de dados com os cardápios infantis dos quinhentos maiores restaurantes em rede americanos. Como seria de esperar, batata frita era uma ocorrência comum. A surpresa é o *quão* comum. Das cerca de 2 mil opções que esses restaurantes ofereciam, 710 eram batata frita. Elas apareciam nos cardápios mais do que o dobro de vezes que qualquer outro item, como acompanhamento de qualquer coisa, de cachorro-quente a espaguete. Se você fosse criança em 2001 e seus pais sugerissem jantar fora, pode ter certeza de que iria ter a chance de pedir batata frita.

No prato principal, eles provavelmente o deixariam comer mais fritura: mais da metade das opções compiladas era fritura, e as demais, em geral, eram hambúrguer ou macarrão. O prato mais comum era frango empanado e frito, apresentado sob diversas roupagens, para ficar mais atraente para as crianças: palitinhos, gurjão, nuggets e até pipoca de frango. As sobremesas em geral eram sorvete, com frequência com algum confeito adicional. A rede de restaurantes Ragazzi's servia "Terra de sobremesa: musse de chocolate com *choc chips*, chantili e uma minhoquinha de goma" (por apenas US$0,99 – uma pechincha!).[39]

Refeições feitas num restaurante – como parte de um evento especial – talvez não sejam uma representação típica do que a criança consome no resto do tempo. Afinal, quem não gosta de sentar num lugar fora de casa de vez em quando e comer algo quentinho, crocante e frito? Quando janto fora, costumo pedir tempura ou lula empanada, embora quase nunca prepare esse tipo de coisa na minha própria cozinha. Para muitas crianças, no entanto, a batata frita – mais o sorvete e as minhocas de goma – de uma típica refeição de restaurante em rede são equivalentes à comida do dia a dia. As três principais merendas escolares no Reino Unido em 2000 eram pizza, hambúrguer e batata frita.[40] "O que ele gosta de comer?", perguntei à mãe de um dos amigos do meu filho, por volta de 2005. "Ah, comida normal de criança, sabe?", foi a resposta. Com isso, ela queria dizer nuggets de frango, batata frita de forno, macarrão sem molho, ketchup. Nada de verduras ou legumes.

Toda a motivação da comida comercial infantil do pós-guerra era fazer parecer "normal" para uma criança jamais comer qualquer coisa nutritiva. Os pais que cresceram aturando arroz-doce não iriam submeter sua prole a isso. Os produtos alimentares para crianças foram projetados para serem tão divertidos e estimulantes quanto brinquedos. Até as batatas tinham carinhas felizes.

Sempre houve comida infantil que brincasse com a forma e a cor. No passado, no entanto, elas tendiam a cair na categoria das guloseimas ocasio-

Comida de criança 57

nais, como as tirinhas compridas e pretas de bala de alcaçuz e pirulitos de coração. Nos anos do pós-guerra, no entanto, os grandes nomes da indústria de alimentos começaram a perceber que podiam despejar sua criatividade visual em produtos infantis feitos – supostamente – para serem consumidos como refeições propriamente ditas. Grande parte dos produtos alimentícios hoje lembra doces, tanto no conteúdo nutricional quanto na forma.

Samira Kawash, autora de *Candy: A Century of Panic and Pleasure* (2013), observa que os pais ficaram confusos no que diz respeito aos doces. Existe, hoje, em muitos círculos, uma histeria em torno do consumo de doces propriamente ditos, como a jujuba, que é basicamente açúcar e corante. Há um "sentimento nebuloso de que os doces podem ser perigosos, talvez até fatais", comenta Kawash.[41] Sabemos que deixar que nossos filhos os comam em demasia nos torna pais ruins, daí o ritual inútil do Dia das Bruxas, em que os pais permitem que os filhos saiam de porta em porta acumulando um monte de guloseimas, só para confiscá-las no final da noite, porque não querem que eles tenham cáries. No entanto, apesar dessa ansiedade, os pais não têm o menor problema em oferecer aos filhos barrinhas de cereal com alto teor de açúcar e cereais matinais que equivalem a um doce em tudo, exceto no nome. Por que uma tigela de sucrilhos com marshmallows coloridos conta como "café da manhã", e não como "doce"?

Hoje os produtos comercializados para crianças vêm em uma infinidade de formas. Como os biscoitos caseiros de gengibre da Idade Média, os nuggets de frango adotaram diversos desenhos: dinossauro, girafa, nave espacial, elefante, números... e Buzz Lightyear. O antigo macarrão de letrinhas, um quebra-galho na década de 1960, agora ganhou a companhia dos macarrões enlatados em forma de Teletubbies, Barbie ou Homem-Aranha. Ah, e os cereais! As bolinhas cobertas de açúcar, cheias de chocolate, e os flocos em embalagens pop art divertidas. Um relatório sobre o mercado de alimentos para crianças informou que "a evolução da tecnologia de modelagem" estava gerando uma "crescente variedade de formas e texturas possíveis" para os cereais infantis. Da mesma maneira, em meados da década de 1990, a batata frita tradicional foi perdendo espaço para produtos "modelados" que tinham mais "apelo infantil", por virem na forma de ursinhos de pelúcia ou de fantasmas.[42]

No entanto, embora a forma da "comida infantilizada" seja mais variada do que nunca, o conteúdo está longe disso. Os produtos comercializados especificamente para as crianças tendem a apresentar teor de sal, açúcar e gordura mais elevado que a média. Se você quer um cereal matinal com bastante açúcar, escolha algum voltado para as crianças. Em 2000, várias marcas de cereal infantil disponíveis no mercado continham mais de 50% de açúcar refinado por peso. Um estudo de 2013 envolvendo 577 propagandas de comidas destinadas a crianças concluiu que quase três quartos delas promoviam alimentos de "baixa qualidade nutricional", apesar de mais da metade delas também incluir algum tipo de mensagem sobre saúde.[43]

Algo estranho estava acontecendo aí. Os comerciantes falavam de uma nova tendência em "entreter e divertir os filhos com a comida".[44] Crianças sempre gostaram de brincar com a comida. Talvez você tenha cortado um croissant ao meio e fingido que as pontas eram chifres de diabo; ou tenha segurado um cachinho de cereja junto da orelha, como se fossem brincos; ou usado uma casca de tangerina para fazer dentes de vampiro. Outra brincadeira divertida era usar ketchup para tingir o purê de batata de diferentes tons de vermelho, misturando com os dentes do garfo. Eu juntaria a isso o prazer de comer vagens abrindo uma por uma, para encontrar as ervilhinhas lá dentro, como pérolas verdes.

A diferença das novas comidas de criança comercializadas a partir da década de 1990 é que se, no passado, brincar com a comida era algo que parecia meio subversivo, as brincadeiras de agora já foram determinadas pelos fabricantes. Você tem de brincar, e as regras já foram criadas com antecedência. As novas comidas infantis podiam ser torcidas, esticadas ou mergulhadas em molho.[45] Tiras de queijo convidavam a criança a desmembrá-las em tiras mais finas, e havia embalagens que incluíam os biscoitos e o molho de queijo no qual mergulhá-los.[46] Tais produtos foram criados levando em consideração não as necessidades do corpo da criança, mas após extensa pesquisa de mercado sobre o que elas querem. Não é preciso ser gênio para saber que elas não vão dizer nas pesquisas qualitativas que

Comida de criança 59

querem mais brócolis e arroz-doce. Os painéis de consumidores mostraram que as crianças desejavam produtos só "delas".[47] Queriam cores fortes, texturas suaves, sabores doces. Queriam alimentos que – ao contrário da antiga comida familiar – não precisassem ser compartilhados com ninguém. Os fabricantes responderam com produtos como sobremesa num tubinho que podia ser aberto e esguichado direto na boca, ou iogurte com granulados na tampa para a criança salpicar por cima.

Em seguida, vieram os Lunchables (lançados pela Kraft em 1988): refeições bem embaladas em bandejas de plástico que tratavam as crianças como se fossem passageiros apinhados num voo de longa duração, onde não houvesse produtos frescos disponíveis. Em 2002, um típico pacote de Lunchable consistia em três compartimentos separados com salsichas minúsculas ("nem precisa esquentar"), três pães brancos, umas fatias de alguma espécie de queijo ("boa fonte de cálcio") e um sachê de ketchup.[48] Supostamente, isso era um almoço completo e balanceado para uma criança, e ela nem precisava da assistência de um adulto para *comer*. O que as crianças queriam mesmo era serem tratadas como se fossem mais velhas do que de fato eram. Um pesquisador de mercado que trabalhava com uma média de 4 mil crianças por ano descobriu que o maior anseio delas era ter "o controle".[49] Quanto mais o produto correspondesse a essa aspiração, maiores eram suas chances de sucesso. Esse desejo de autonomia em relação aos produtos alimentícios explica, em parte, o sucesso dos cereais matinais como comida infantil. "O simples ato de servir uma tigela de cereal e acrescentar o leite dá a seu filho o controle", observou o pesquisador.[50] Da mesma forma, o ketchup se tornou uma das comidas preferidas das crianças em parte porque é um dos poucos elementos de uma refeição que elas podem servir sozinhas.

Em meados dos anos 1990, 77% das crianças francesas de quatro a sete anos tinham o poder de decidir qual era o cereal matinal da casa, e 58% podiam escolher o próprio iogurte.[51] E isso na França, onde os pais ainda têm um controle maior sobre a alimentação da família – ou assim imaginamos. Como a comida planejada nutritiva pode competir com centenas de misturas novas e altamente propagandeadas, calculadas para agradar o senso de novidade de uma criança? Os rótulos estão cheios de mensagens destinadas a atenuar qualquer sentimento de culpa dos pais. Há biscoitos doces "aprovados pelo pediatra" e bebidas de frutas sem açúcar recomendadas por dentistas, para não falar das intermináveis declarações de "contém cálcio" em iogurtes açucarados e queijos processados que podem fazer você achar que está até negligenciando a saúde do seu filho ao não comprar aquelas fatias de uma coisa laranja brilhante parecida com queijo.

A noção de que as crianças precisam de suas próprias comidas especiais, excepcionalmente sedutoras e diferentes da dieta humana convencional – como ração para os animais de estimação –, começa cedo, com a comida industrializada para bebês. Para pais novos e ansiosos, é fácil ter a sensação de que se está fazendo a coisa certa ao recorrer a potes e frascos para alimentar seu bebê, em vez de fazer uma papinha caseira. Uma pesquisa com 5 mil mães britânicas descobriu que apenas 35% delas haviam alimentado o filho no dia anterior com algo que elas mesmas prepararam.[52] Oitenta e dois por cento deram comida comprada, que, apesar das várias alegações nutricionais no rótulo, provavelmente é muito menos nutritiva que a papinha caseira. Uma análise das "comidas fortificadas pós-desmame" demonstrou que elas contêm menos vitaminas e minerais do que a velha batata amassada com uma gema de ovo da época da comida planejada.[53] Ao escolher o que dar a um bebê que ainda não fala, os pais não podem usar o argumento de que estão sendo controlados pelo poder da "encheção de saco". Mas eles podem se sentir pressionados pelos bebês perfeitos das embalagens de papinha, com suas bochechas rosadas e contentes de comer sua sobremesa de maçã com morango.

Nas pesquisas qualitativas, os pais dizem que um dos motivos por que cedem à "encheção de saco" é o custo. Mesmo que a criança não esteja fisicamente com você, sentada no carrinho do supermercado, pegando as coisas e vermelha de raiva porque você não quer comprar o queijinho do personagem favorito dela agora, agora, AGORA, há a preocupação de que, se você não escolher produtos com apelo infantil, vai cometer erros caros que ficarão intactos na despensa. A empresa de pesquisa americana Langbourne Rust acompanhou mães durante as compras de supermercado

Comida de criança 61

e descobriu que mesmo crianças de um ano podiam influenciar o que era adquirido. Os pais negavam a demanda dos filhos por um alimento específico apenas uma em três vezes. Isso coincide com a experiência do dr. Keith Williams, diretor do programa alimentar do Penn State Hershey Children's Hospital. Segundo o dr. Williams, "embora o ideal fosse 'as crianças comerem o que os pais servem', nossa experiência clínica nos diz que 'os pais servem o que as crianças comem'".[54]

Não é verdade que todos os pais hoje alimentem os filhos com "comida infantilizada". A última década tem assistido a uma reação modesta contra os cardápios infantis menos saudáveis. Uma pesquisa de 2009 descobriu um número crescente de legumes e verduras – nem todos eles batata frita – nos cardápios infantis dos Estados Unidos.[55] Até o McDonald's agora serve palitinhos de cenoura para as crianças. Em 2005, graças aos esforços de Jamie Oliver, a merenda escolar do Reino Unido foi reformulada de novo, e os nuggets de peru e outras formas de carne processada foram eliminados do cardápio. Nos Estados Unidos, Michelle Obama promoveu dietas mais saudáveis para as crianças por meio do programa Let's Move. Tanto no Reino Unido quanto nos Estados Unidos, a introdução de refeições escolares saudáveis foi motivo de controvérsia, pois muitos dos novos legumes, verduras e frutas, como descreveu um artigo, iam da "bandeja para o lixo" intactos, já que as crianças que só conheciam a "comida infantilizada" rejeitavam pratos que nunca tinham experimentado.[56] Alguns tomaram essa rejeição como sinal de que elas naturalmente preferem "comida infantilizada" a refeições caseiras saudáveis. A verdadeira lição, no entanto, é que, para ser eficaz, a reforma alimentar deve caminhar lado a lado com mudanças na maneira como as pessoas aprendem a comer. Uma criança só vai se beneficiar de um almoço saudável e balanceado quando desenvolver o gosto por comida saudável e balanceada.

O esforço de evitar as porcarias comercializadas sob o rótulo de comida para criança, juntamente com a epidemia de alergias alimentares infantis, tem deixado alguns pais afluentes um tanto baratinados. Há famílias em que a comida das crianças agora é policiada com mais rigor do que L. Emmett Holt teria no início do século XX, nas quais se serve couve no lanche, açúcar é algo absolutamente proibido e qualquer coisa que contenha farinha branca é tratada como algo apenas ligeiramente menos suspeito do que drogas pesadas. A jornalista Zoe Williams descreve "pais saúde" que se referem a uvas-passas como "crack de bebê, para enfatizar sua natureza incrivelmente deliciosa e ilegal".[57] Em tempos alarmantes, a comida pode parecer um jeito de manter seu filho a salvo do perigo, e não há dúvida de que temos boas razões para considerar que as crianças estejam correndo um risco diante do atual ambiente alimentar.

Mas mantê-las numa bolha em que todos os alimentos sejam nutricionalmente perfeitos não é a maneira de protegê-las. As crianças precisam desenvolver a habilidade de navegar nesse ambiente por si mesmas. O problema dessa versão purista da comida para crianças, da mesma forma que com a comida infantilizada e não saudável, é: o que acontece quando elas crescem? Toda "comida para criança" vem com uma pressuposição de que um dia você vai deixar de ser criança e passar a comer outra coisa.

As pessoas de lugares que ainda não se curvaram completamente à dieta ocidental comentam como acham estranho todo esse conceito de "comida para criança". Uma coisa é a comida dos bebês. Ao contrário do que muitas vezes se diz, na Índia os bebês não passam do leite direto para comidas muito condimentadas. Durante o primeiro ano, eles podem ser alimentados com diversas papinhas insossas de vegetais bem cozidos no *ghee* (manteiga clarificada), para aumentar as calorias; ou cereais cozidos por muito tempo no leite. *Suji kheer* é considerado um bom alimento para os bebês; trata-se de semolina cozida com açúcar e leite – em outras palavras, algo não muito diferente de arroz-doce. No entanto, quando a criança está com aproximadamente um ano, passa a comer mais ou menos a mesma variedade de alimentos que o resto da família, tanto em textura quanto em sabor, embora com o cuidado adicional para que ela receba proteína suficiente. Na Índia, comida de criança é simplesmente comida. Dependendo de em que família você teve a sorte de nascer, essa comida pode ser boa ou ruim, suficiente ou escassa. A diferença crucial desse método é que a comida da sua infância não é algo que você um dia vai ter de

Comida de criança 63

superar. No Ocidente, lidamos com ela como se um dia fôssemos superá-la. Mas a verdade é que muitas vezes não é isso que acontece.

DURANTE A SEGUNDA GUERRA MUNDIAL, a antropóloga norte-americana Margaret Mead era secretária executiva do Comitê de Hábitos Alimentares do Conselho Nacional de Pesquisa. Uma das questões que Mead tinha de avaliar era o problema de como as pessoas poderiam modificar seus hábitos alimentares.[58] O motivo era a preocupação de como encorajar os cidadãos a aceitar a escassez de alimentos em tempo de guerra, sobretudo de carne. Mead sabia que de fato as pessoas mudavam com frequência seu comportamento alimentar. A pegadinha era que, toda vez que uma dieta parecia restritiva, as pessoas tendiam a oscilar na direção oposta sempre que tinham a chance. Ela deu o exemplo da infância. As famílias criavam os filhos com uma dieta com menos carne, mais leite e mais legumes e verduras do que os pais:

> Geração após geração, as crianças são criadas aprendendo que a dieta costumeira contém alimentos, alguns mais, outros menos, aprovados, e são estimuladas a escolher os que são "bons para você" como uma questão de escolha moral. Ao mesmo tempo, as formas de persuasão e recompensa deixam implícita a expectativa de que, à medida que envelhece, a maioria das crianças, principalmente os meninos que vão se tornando homens, vai insistir em escolhas deliberadas em favor de comidas que não sejam boas para elas.[59]

Como reconheceu Mead, o conceito da comida planejada estava baseado num sistema de dois pesos, duas medidas. Se era verdade que havia uma fase em que era vital não ingerir nada que não fosse nutritivo, seria de supor que, numa fase posterior, essas coisas não nutritivas de repente passassem a ser permitidas ou até incentivadas. O exemplo mais flagrante é o álcool. Em muitas famílias, embebedar os filhos era um rito de passagem. Da mesma forma, uma vez que se tornava homem, você podia comer um bife com segurança e dispensar verduras sem que ninguém lhe desse uma bronca. Pelo contrário, aquilo só aumentava sua masculinidade. Demonstrava que você não era mais filhinho da mamãe.

As regras da alimentação também mudavam para as meninas prestes a se tornar mulheres. Elizabeth David, autora de livros de culinária, recordou o momento maravilhoso em que pôde deixar o quarto das crianças e tomar chá lá embaixo, na sala de estar, com os adultos.[60] De uma hora para outra, havia elegantes bolos doces e deliciosos sanduíches pequenos que tinham de fato gosto de alguma coisa. Ela nunca mais seria obrigada a beber leite ou a comer arroz-doce de novo. Era relativamente fácil superar a "comida planejada", porque nunca houve qualquer expectativa de que você gostasse dela.

Mais difícil de entender é o que acontece quando as pessoas superam a dieta não saudável e com muito sabor da "comida infantilizada" do pós-guerra. Se é que elas chegam de fato a superá-la. Você já reparou que quando alguém quer dizer que algo é extremamente maravilhoso muitas vezes invoca a infância? Sundaes podem ser descritos como "tão bons que você vai achar que é criança de novo", o que indica não apenas que o chantili é saboroso e a calda de chocolate é deliciosamente escura, mas que você pode saboreá-los sem o peso da culpa dos adultos. Os restaurantes Momofuku, de David Chang, em Nova York e em Toronto, têm uma sobremesa chamada "leite de cereal" que promete ter o gosto do leite que fica no fundo da tigela depois que terminamos de comer o cereal. E tem: maltado, leitoso e doce. Você pode pedir a versão normal ou congelada, como se fosse um sorvete.

Em teoria, todos nós deveríamos alcançar um nível de maturidade em que deixamos os gostos infantis para trás. Trocamos o hábito de comer doce pelo de tomar um café. Saladas passam a fazer parte de nossas vidas, e começamos a apreciar sabores amargos: expresso, chicória, Campari e refrigerante. As sobremesas tornam-se cheias de bebida alcoólica (*tiramisù*) ou utilizam ingredientes desafiadores, como cardamomo, como se para torná-las à prova de criança. Muitos pratos sofisticados de festa envolvem o uso ostentoso de ingredientes antes detestados: *crostini* de fígado de frango, couve-de-bruxelas caramelizada, *gratin* de funcho. É o que acontece com uma minoria sortuda, ao menos.

Comida de criança   65

Mas, a julgar pelo que conhecemos da dieta mundial nas últimas décadas, está claro que um grande número de adultos, bem como de crianças, já se habituou a comer uma versão da "comida infantilizada" por toda a vida: doce, salgada, que não seja difícil de mastigar e de engolir e altamente processada. Os cardápios que você vê em geral nas redes de restaurante sugerem que, quando os adultos saem para comer, querem o conforto da infância: costelinhas salgadas e adocicadas, frango empanado, macarrão com queijo.

O professor Barry Popkin reuniu dados sobre a mudança alimentar ao redor do mundo ao longo das últimas décadas. Popkin descobriu que: "Em todo o globo, a nossa dieta está se tornando cada vez mais doce e mais cheia de energia. Ao mesmo tempo, alimentos ricos em fibra estão sendo substituídos por versões processadas. Existe uma enorme variabilidade nos padrões alimentares no plano mundial, mas os grandes temas parecem ter se mantido na maioria dos países."[61]

Isso sugere que a "comida infantilizada" nos deu gostos que são persistentemente estreitos, cada vez mais homogeneizados e muito insalubres. A "comida infantilizada" tem um poder mais permanente em nosso paladar que a "comida planejada", não porque alimentos como cereal açucarado e tiras de queijo sejam objetivamente mais gostosos que arroz-doce, mas porque são oferecidos sem um senso de "obrigação" a eles associado.

Nos últimos cinquenta anos, os gostos alimentares globais estão se restringido progressivamente a um paladar conhecido como SFS, sigla em inglês para açúcar, gordura e sal [*sugar/fat/salt*]. Independentemente do que você pedir numa lanchonete de fast-food, do hambúrguer à torta de maçã, passando pelo molho da salada, o mais provável é que tudo tenha um sabor comum: salgado-adocicado, com um quê de gordura. Isso é importante porque, como vimos, o sabor tem uma capacidade notável de deixar uma marca em nossa memória e, portanto, guiar nossas futuras escolhas alimentares. A exposição repetida a alimentos SFS no início da vida nos ensina que esse é o gosto que toda comida deve ter. Esse salgado-adocicado homogêneo é onipresente hoje em muitas guloseimas supostamente de adultos, dos croissants sabor *pretzel* ao caramelo salgado, passando pelos sanduíches de porco desfiado com molho *barbecue*.

O legado da "comida planejada" era criar adultos ansiosos para deixar as limitações dos anos do arroz-doce para trás e passar a algo mais gostoso. O legado de crescer consumindo "comida infantilizada" pode ser um estado de desenvolvimento interrompido no que diz respeito à alimentação. Em 2002, uma equipe de pesquisadores elaborou um estudo que acompanhou setenta famílias durante cinco anos para determinar se o gosto de determinados alimentos permanecia constante entre as idades de cerca de três e oito anos. Como esperado, em quase todos os casos, as crianças estudadas continuavam a gostar das mesmas comidas aos três e aos oito anos. A descoberta verdadeiramente surpreendente, no entanto, era como o gosto das crianças de oito anos correspondia ao de suas mães. Não há dúvida de que as mães tinham aprendido a parar de detestar alguns dos alimentos que traumatizavam as crianças de oito anos: elas se mostravam mais corajosas diante de cebolas cruas, por exemplo, e ervilhas. Mas as comidas das quais as mães "gostavam" com mais fervor eram exatamente a mesma "comida infantilizada" que seus filhos de oito anos preferiam, e a lista parece uma receita para o desastre nutricional. Quase todos eles, adultos ou crianças, tinham preferência por: pipoca, pão branco, batata frita, biscoito de chocolate, carne moída, hambúrguer, *donuts*, queijo processado, panqueca, caldas doces, bolo, pizza, açúcar branco. A única comida obviamente saudável era maçã crua, presente na lista de preferências de 69 crianças e setenta mães.[62]

Se tanto os pais quanto os filhos estão comendo "comida infantilizada", talvez seja hora de chamá-la de outra coisa. A "comida infantilizada" começou como algo separado e diferente da comida normal. Agora, está perto de ser a nova normalidade para todos os grupos etários. O perigo é que, quando os adultos também têm gostos infantis, torna-se muito difícil para qualquer um quebrar o ciclo e aprender os prazeres da comida de verdade.

BOLO DE ANIVERSÁRIO

Há pouco tempo, começou a pipocar por aí um sorvete com sabor de bolo de aniversário. Trata-se de um sorvete de um multicolorido fantástico, com granulados e pedaços de cobertura entremeados de massa de bolo. A ideia é remeter ao maravilhoso bolo com cobertura de açúcar que sua mãe fez em seu aniversário de seis anos, e cujas fatias você entregou aos amigos, para levarem para casa, enroladas em guardanapos de papel. Só que você não tem mais seis anos e não é seu aniversário.

Isso parece um símbolo de como a nossa alimentação deu errado (o mesmo vale para o sorvete de "massa de biscoito"). O sorvete de bolo de aniversário foi projetado para tocar pontos especiais de sua memória, você soprando as velinhas e comendo uma guloseima com a família, o que só se repetiria no ano seguinte. Mas se, num capricho, você pode comer a mesma guloseima numa casquinha a qualquer dia do ano, perde-se o sentido. A existência do sorvete de bolo de aniversário sugere que não podemos mais distinguir entre a comida dos momentos de celebração e a comida cotidiana. E que também não sabemos ao certo se somos crianças ou adultos.

Com a vida das crianças tão cheia de tantos outros doces, o bolo de aniversário deve ter perdido algo do seu peso emocional. No mínimo, hoje há muito mais em jogo. O bolo de aniversário se transformou num puro símbolo do amor parental. Nicola Humble, autora de *Cake*, afirma que "todo ano juro que não vou exagerar no bolo de aniversário do meu filho, e a cada ano a construção é mais complicada, mais ambiciosa, mais absurda": um baú do tesouro, um planeta com alienígenas de marzipã, uma pirâmide contendo uma tumba secreta.[63]

O bolo de aniversário é das comidas infantis que temos mais dificuldade de abandonar. "Eles não têm o poder de nos transportar de volta para todas aquelas festas?", pergunta a heroína do conto "Festa ao ar livre", de Katherine Mansfield, diante de um prato de carolinas recheadas com creme. Muitas dietas são quebradas porque parece cruel recusar uma fatia de bolo no aniversário de um amigo. Ninguém quer ser desmancha-prazeres.

O problema não é o bolo de aniversário em si. É a cultura em torno da comida, na qual guloseimas doces são onipresentes, consumidas sem cerimônia. Na França, de acordo com Pamela Druckerman, autora de livros sobre educação infantil, o bolo de iogurte caseiro é usado como uma lição sobre gratificação adiada. A criança ajuda a fazer o bolo de manhã e tem de esperar até a tarde para comê-lo. É um exercício útil; para os adultos também. A alimentação saudável não deve excluir o bolo ocasional. Mas é bom ser capaz de esperar: se não por um ano inteiro, ao menos por uma hora ou duas.

2. Alimentando os outros

> A memória que sobressaía dos seus primeiros anos de vida era a de sua mãe o incitando a comer, sempre com uma invocação severa: *"Iss, iss, ich sterbe weg"* (Coma, coma, ou eu morro).
>
> HILDE BRUCH, 1974 (sobre um médico de meia-idade em Nova York que tinha sofrido um ataque cardíaco mas não conseguia perder peso)

DEPOIS QUE MEUS PAIS se separaram, meu pai me levava com frequência até a estação para pegar o trem de volta para a casa da minha mãe. Embora, em geral, a gente tivesse acabado de comer, ele se oferecia para me comprar uma revista e "mais uma coisinha" para comer antes de nos despedirmos. Eu podia escolher o que quisesse. Comecei a perceber que, naqueles momentos de ansiedade na estação, eu podia pedir qualquer coisa que ele sempre me atendia, podia ser até uma caixa inteira de Maltesers, aquelas bolinhas de leite maltado cobertas de chocolate, o tipo de iguaria que em outros anos da vida familiar só era comprada em raras idas ao cinema ou ao teatro, e cuidadosamente dividida entre nós quatro. Agora, as regras da comida tinham mudado. No trem a caminho de casa, enquanto folheava minha *Marie Claire*, meu céu da boca ficava ferido de tanto chupar o recheio crocante de cada esfera de chocolate, sem ninguém para me dizer que era hora de parar.

A princípio, eu enxergava essas negociações na estação de trem principalmente em termos do meu próprio apetite e da onda satisfatória de carboidratos que eu buscava. Nas palavras de Homer Simpson, "Hum, gordura!". Mais tarde, a situação se complicou. Por volta dos dezesseis anos, comecei a me preocupar com meu peso, que só aumentava. Quando chegava a hora de meu pai me oferecer "mais uma coisinha", uma voz em minha cabeça me dizia para responder que eu não estava com fome ou pedir uma Coca diet. Mas quase nunca eu conseguia. O prêmio das guloseimas era bom demais. Não era só o sabor. Era a sensação de mérito; se um adulto o recompensa com comida, você deve ter feito algo de bom. Por anos depois disso, sempre que eu viajava de trem minha ação automática era comprar uma guloseima ou outra.

Só muito mais tarde, eu mesma já mãe, ansiosa para distribuir biscoitos com leite toda vez que meus filhos apareciam com amigos em casa, é que percebi que a pessoa que meu pai estava recompensando era, basicamente, ele próprio. Ele se sentia angustiado com o divórcio. Colocar-se no papel do generoso, daquele que dá guloseimas, suavizava as despedidas para ele, e para mim também. Dar a uma criança as coisas que ela adora comer provoca uma espécie de alegria heroica. É quase tão bom quanto o próprio ato de comer. Ver a criança alimentada o tranquiliza, sugerindo que você cumpriu seu papel como pai, assim como a mãe passarinho que leva minhocas para o ninho. Nos anos após a separação, minha irmã em geral recusava as ofertas de comida, fossem iguarias ou não. A única criança que sobrava para entupir de guloseimas era eu, e eu as aceitava de muito bom grado e bico aberto.

MUITO DO QUE APRENDEMOS sobre comida vem da maneira como nossos pais nos alimentam. Como criança, você presume que os adultos sabem o que estão fazendo. Mas, na maioria das vezes, eles estão aprendendo o melhor que podem, refeição a refeição, valendo-se das convicções e dos preconceitos que herdaram da própria criação. Alguns pais usam a comida como uma chupeta, para manter os filhos quietos. Outros castigam o mau comportamento proibindo guloseimas. E outros se preocupam com alimentos que são fortes ou estranhos demais para estômagos pequenos, e transmitem uma ansiedade generalizada a respeito da alimentação. As tendências alimentares mudam de uma década para a outra, mas nossos padrões básicos de alimentação são em grande parte uma resposta às

Alimentando os outros 71

complexas atitudes que uma geração mais antiga tinha diante da comida. Quase todo pai quer o melhor para o filho, mas, frequentemente, está preso demais às humilhações do passado para ver o problema de verdade diante do seu nariz e distinguir as necessidades da criança de seus próprios impulsos. Um pai que foi forçado a comer legumes e verduras sob uma atmosfera de repressão pode ter prazer ao ver os filhos desfrutando de jantares anárquicos diante da televisão, do jeito que bem entendem. Da mesma forma, qualquer pai que lembra o que é fome vai ter uma satisfação especial de ver a criança comer. Assim como comer, alimentar os outros é um comportamento aprendido, e os métodos que a maioria dos pais absorve para fazê-lo se baseiam nos valores de tempos anteriores, quando a criança precisava ser protegida da escassez, e não da abundância. Insistir para que a criança coma mais uma colherada não é mais a forma de mantê-la em segurança.

Nem todas as crianças são alimentadas em excesso. Quando uma criança é negligenciada, um dos sinais mais certos é a desnutrição. Cerca de 5 a 10% de todas as crianças nos Estados Unidos entre dois e cinco anos apresentam problemas de crescimento relacionados à alimentação escassa, e não a uma causa orgânica (como doença celíaca).[1] O termo médico é "retardo do desenvolvimento", o que significa que a criança não está recebendo comida suficiente para crescer e se desenvolver como deveria. O maior fator de risco para o retardo do desenvolvimento no mundo é a pobreza. Nesses casos, a alimentação falha é inevitável ou, ao menos, não intencional. Mas também existem outras razões. Alimentar é uma interação complexa entre pais e filhos, e, às vezes, o retardo no desenvolvimento é causado em parte pela recusa da criança a comer, o que, por sua vez, deixa a mãe mais ansiosa a respeito da alimentação. Em muitos casos, no entanto, o retardo do desenvolvimento é um sinal de que outras coisas deram muito errado no cuidado com a criança.[2] Um estudo sugere que até 80% das mães cujos bebês tiveram retardo no desenvolvimento por causas não orgânicas tinham um histórico de maus-tratos no próprio passado.[3] Frequentemente, o fato de a criança não comer o suficiente sugere um lar em que existe abuso de álcool ou drogas, ou violência doméstica.

Nos piores casos, a pessoa pode privar o filho de comida propositalmente. Trata-se de uma ideia tão perturbadora que não surpreende que às vezes lidemos com o ato de alimentar os outros como se fosse o mesmo que lhes dar amor.

Alimentar uma criança é uma responsabilidade imensa. Assumir o ônus da nutrição de outra pessoa até que ela tenha idade para cuidar de si mesma é uma tarefa cara, ingrata e por vezes indesejada. Em tempos de recursos escassos, ter outra boca para alimentar pode significar sacrifícios e ajustes para todos os moradores da casa. (A comercialização de leite em pó para bebês em países em desenvolvimento é um escândalo não apenas por causa do perigo de se usar mamadeira quando não há água limpa, mas também pelo imenso custo para as famílias. Em Bangladesh, um operário pode gastar um terço do salário em leite em pó.)

No entanto, quando a comida tem um preço acessível e se torna abundante, as emoções associadas à alimentação das crianças começam a mudar consideravelmente. Tudo bem, ver tigelas de espaguete viradas de cabeça para baixo continua não tendo a menor graça, e nenhum chef merece encarar o golpe dilacerante para o ego que é uma caçarola preparada com todo o amor e carinho ser cuspida sob a alegação de que está "cheia de pedacinhos". De pé junto do balanço do parquinho, os pais estão sempre trocando queixas sobre a hora da refeição. Reclamamos do tédio de carregar lanches "saudáveis" por aí até a bolsa virar uma mistura de farelo de biscoito de arroz e damascos amassados. É enlouquecedor quando seu filho fica só beliscando o almoço e, meia hora depois, diz que está com fome. E está sempre na hora de preparar a refeição. "Já não fiz isso ontem?", você pensa, toda vez que tem de servir outro café da manhã quando mal acabou de fazer isso.

Em meio a toda essa reclamação amistosa, no entanto, quase nunca se ouve alguém sussurrar a verdade secreta de que alimentar as crianças pode ser bem divertido – sobretudo com guloseimas, quando a questão dos gostos e das aversões não pesa tanto. A sensação é a da afeição paternal em sua forma mais pura. Alguns de nós satisfazem esse prazer no portão da escola, com um abraço e um chocolate. É emocionante ver o brilho nos olhos de

Alimentando os outros

uma criança diante da chegada de um bolo de aniversário, ou ser a pessoa que compra o sorvete na carrocinha num dia de calor. Depois de passar uma década ou mais fantasiando sobre o algodão-doce de quando a gente era criança – aquela nuvem fofa de doçura –, é uma delícia poder comprá-lo de novo. Quando algo é fácil, dizemos que é "mais fácil que roubar doce de criança" – mas na verdade, os dedinhos protegem suas guloseimas com bastante força, como descobri... O fácil mesmo é *dar* doce para uma criança.

Alimentar alguém pode ser uma diversão simples, algo tão agradável que até as próprias crianças querem fazer, brincando de comidinha. Da mesma forma que comer, alimentar também pode ser uma compulsão. Ver aquelas criaturinhas devorando guloseimas é muito gratificante. O prazer de possuir animais de estimação, por exemplo, tem muito a ver com trazer para casa a comida de que seu bichinho gosta e vê-la desaparecer, seja ela a ração de peixe que você polvilha num aquário ou o muesli que o hamster devora e armazena em suas bochechas. Frequentemente presumimos que o impulso de empurrar comida para outra boca faz parte de um profundo instinto maternal (ou paternal), e que o ato de alimentar os outros é uma espécie de sacrifício obediente: você está colocando as necessidades de outra pessoa antes das suas. E muitas vezes é isso mesmo. Mas ainda precisamos levar em conta o fato de que alimentar é visto como uma atividade agradável também por algumas das pessoas menos maternais e altruístas que se pode imaginar. Estou falando de jogadores de videogame.

Em 1980, foi lançado no Japão e nos Estados Unidos o jogo Pac-Man, um sucesso instantâneo que modificou toda a indústria de videogames. O nome vinha da expressão japonesa *paku-paku*, que se refere ao som de uma boca se abrindo e se fechando. Se você jogar por tempo suficiente, vão aparecer na tela cerejas, morangos, laranjas, maçãs e uvas. Quando o Pac-Man come uma dessas frutas, elas funcionam como um "poder", ou seja, por um tempo depois disso cada bolinha branca que ele consome vale mais pontos. O Pac-Man não está comendo no sentido humano normal. No entanto, o apelo fundamental do jogo, que foi replicado por muitos outros desde então, é o prazer hipnótico de ver uma criaturinha consumindo gulodices.

Entre os designers de jogos, há um idioma comum das guloseimas. Não importa se você está jogando na Cidade do México ou em Moscou, há itens que são imediatamente reconhecíveis como coisas boas com as quais alimentar os personagens na tela. Pode ser um hambúrguer ou um cachorro-quente com ketchup, porém o mais provável é que seja algo doce: uma barra de chocolate, um sundae, um *donut* com casquinha de açúcar. "Uma coisa que qualquer pessoa de qualquer cultura do mundo sabe é que doces são o máximo", afirmou Luis Gigliotti, numa manhã de outono, sentado numa cafeteria. Gigliotti trabalha como diretor criativo na indústria de videogames e tem vinte anos de experiência no desenvolvimento de jogos para praticamente todas as plataformas – de consoles a jogos on-line para tablets. Eu o conheci nesse mesmo café, quando entreouvi uma intensa conversa sua sobre como seria "legal" ver um cachorro comendo manteiga de amendoim. Gigliotti, que usa brincos e um boné do LA Dodgers, tem os braços fartamente tatuados e é chamado de "Lu" ou, às vezes, de "Dumpsta". Ele trabalhou em jogos como Grand Theft Auto e Devil May Cry (um misto de fantasia e jogo de combate) e em produções *free-to-play* menores e "viciantes", com personagens fofinhos e recompensas rápidas.

Gigliotti enxerga potencial de jogo em qualquer lugar. Quando olha para uma padaria, vê um símbolo de felicidade. "Por que isso fica exposto no balcão?" – pergunta, gesticulando para uma série de pães doces e croissants. "Estão tentando deixar a gente com fome." Ao longo dos anos, ele desenvolveu uma compreensão clara do que os jogadores aceitam como recompensa em termos de comida. A cor, por exemplo, é importante. "Rosa é sempre bom", argumenta (não importa se o jogador é homem ou mulher), vermelho e até azul também são atraentes, mas verde em geral não, porque nós associamos essa cor ao vômito. Essa é uma das razões – embora não a única – pelas quais você não vai encontrar muitas verduras usadas como guloseimas em jogos de computador. Basicamente, não é tão gratificante ver os personagens comendo espinafre quanto observá-los devorar um

Alimentando os outros 75

bolo cor-de-rosa. Por outro lado, coisas assadas, marrom-escuras, funcionam muito bem. "Um peru ou um frango assado soltando fumaça, com todos os acompanhamentos. É sinônimo de banquete." Mas o jeito mais rápido de representar "recompensa" é recorrer a algo doce.

Alimentar um personagem de computador com guloseimas não é – óbvio – o mesmo que alimentar uma criança de verdade. Muitas vezes, você se identifica tanto com o herói que é como se você mesmo estivesse comendo. Embora nem a comida nem o personagem sejam verdadeiros, algumas das recompensas o são. Você quer ver a guloseima sumir e a cara feliz aparecer, e, quando isso acontece, fica satisfeito. Segundo Gigliotti, o mais importante em qualquer jogo é criar uma conexão com o protagonista e seu mundo. Os sentimentos são reais, mesmo que as imagens não sejam. "Depois que você cria empatia, então todas as coisas normais que lhe dão alegria ou tristeza vão se aplicar ao que acontece com esse personagem na tela."

Quando se encontrou comigo, Gigliotti estava trabalhando num jogo novo sobre uma personagem chamada Shark Baby. Ela é uma menina graciosa de trancinhas no cabelo, mas, quando vê algo de que gosta, seus olhos giram para trás, ela se transforma num tubarão e devora tudo em seu caminho, seja coisa de comer ou não. A tarefa do jogador é tentar aplacar Shark Baby com guloseimas para que ela não cause muita devastação em suas aventuras, tanto para si própria quanto para os outros. Numa das cenas, ela tenta atravessar uma ravina perigosa. Seu amigo, um tigre de faz de conta, carrega um saco mágico cheio de "bolos deliciosos" que vão ajudá-la a prosseguir em segurança. O jogador tem que tirar o bolo do saco e usá-lo para guiá-la pela ravina. Ao dar o bolo a ela, nós nos tornamos heróis. A emoção que sentimos com isso, sugere Gigliotti, é muito semelhante à de apoiar uma instituição de caridade ou ajudar um estranho.

Na vida real, Gigliotti não subsiste à base de bolo cor-de-rosa, nem tem um tigre como amigo imaginário. Ele e sua esposa têm um filho, que só alimentam com "tudo orgânico". Segundo ele, a esposa é contra pais que compram fast-food para os filhos todos os dias. Mas, quando está desenvolvendo jogos, ele se vale de outro sistema de valores. Gigliotti nasceu na Argentina, de mãe italiana, excelente cozinheira. O dinheiro muitas vezes era curto, e carne era um luxo raro. A família só se mudou para os Estados Unidos quando ele tinha nove anos. Depois que construíram uma nova vida americana, sua mãe não conseguia entender quando o filho aparecia em casa com amigos vegetarianos. Carne era a principal coisa a se aspirar, então por que rejeitá-la voluntariamente quando ela estava bem ali na sua frente?

Quando imagina seus jogos, Luis Gigliotti raciocina como sua mãe ítalo-argentina sem muito dinheiro, para quem comer demais nunca seria um problema com o qual se preocupar. A razão pela qual queremos dar doces para os personagens, afirma ele, é porque doce "não é uma coisa cotidiana. Por que a sobremesa é a última coisa de uma refeição? Ela é uma recompensa. Açúcar é um item de luxo. Se você é pobre, não come doce. Se pode pagar por um doce, está bem de vida." Ele abre seu sorriso californiano largo e branco e fita novamente a pilha de guloseimas no balcão da cafeteria, doces pelos quais nós dois podemos pagar, mas que nenhum dos dois está comendo.

Nosso hábito de recompensar as crianças com comida vem da memória popular de um alimento que, por décadas, não existiu no Ocidente, quando o açúcar branco era tão raro que parecia brilhar feito neve. O impulso de alegrar as crianças com comida vem do amor – um docinho para o meu docinho –, e, como o motivo é a generosidade, é difícil perceber que o que estamos fazendo não tem mais muito sentido. Em *Uma casa na campina*, de Laura Ingalls Wilder, um amigo da família, o sr. Edwards, arrisca a vida para atravessar um riacho turbulento e trazer doces de Natal para Laura e sua irmã, Mary. Ao verem as balas de menta em formato de bengalas listradas e os bolinhos de coração, "feitos de farinha branca pura e adoçados com açúcar refinado", as meninas, que só saboreavam doces uma vez ao ano, são tomadas de alegria. "Imagine a sensação de se ter uma xícara de chá, um bolo e uma bala." Laura não aguenta e dá uma lambida na bengala de menta. "Mas Mary não era tão gananciosa." Uma guloseima não pode ter o mesmo significado numa era em que existem bolos de farinha

Alimentando os outros 77

branca em todo canto e uma dúzia de bengalas doces custa menos que um pacote de pão de forma. A criança moderna recebe tantas variedades de doce que, na minha experiência, a reação comum a uma bengalinha de menta no Natal não é de alegria, mas um leve ressentimento de que a doçura esteja contaminada por um sabor mentolado de pasta de dente. O problema de muitos pais hoje não é o temor de que não haja doces no Natal, mas de que, quando os doces do Natal chegarem, as crianças ainda não tenham terminado o último lote do Dia das Bruxas. Ainda assim, o espírito generoso do sr. Edwards permanece.

Continuamos a acreditar que faríamos "qualquer coisa" para dar guloseimas às crianças, embora provavelmente não seja mais necessário atravessar riachos turbulentos para obtê-las. Ainda existem famílias em que os adultos sacrificam seus próprios prazeres para ver as crianças alimentadas. Na China, muitos filhos ficam sob os cuidados dos avós, enquanto os pais saem para trabalhar. Nas cidades, a parcela de crianças sob a responsabilidade dos avós pode alcançar de 50 a 70%. Trata-se uma geração que, em prol da família, abriu mão do lazer que sonhou desfrutar na velhice. Sem sua abnegada dedicação aos netos, muitos lares talvez não funcionassem, e a economia chinesa se desaceleraria até estancar. O ditado chinês *Han yi nong sun* ("Brincar com os netos com doces na boca") evoca uma velhice feliz, na qual um avô ou uma avó relaxa comendo um doce enquanto assiste ao neto brincar. Na realidade, o mais provável é que o neto desfrute do doce, enquanto os idosos trabalham. Um estudo de 2009 realizado em Xiamen, grande cidade na costa sudeste da China, concluiu que, depois de uma vida de trabalho, a geração mais velha muitas vezes agora trabalhava mais que nunca: lavando a roupa, supervisionando os deveres de casa, levando e buscando os netos na escola.[4]

Em geral, os avós são os responsáveis por comprar e preparar a comida. Quando se trata de si próprios, a norma é a frugalidade. Um avô de Xiamen relatou aos pesquisadores que comia vegetais em conserva baratos para poupar dinheiro para a educação do neto de nove anos. No entanto, os avós são muito menos parcimoniosos quando se trata de alimentar os netos, e a política do filho único significa que todas as guloseimas da casa vão para a mesma boca. Entre 2003 e 2004, uma equipe de especialistas em saúde pública suecos e chineses entrevistou os pais e os avós de crianças que frequentavam quatro jardins de infância em dois distritos diferentes de Pequim.[5] Os netos tendiam a ter as mesmas preferências alimentares dos avós, fosse entre comidas salgadas ou doces, ou entre macarrão de trigo ou de arroz. O tamanho das porções também era determinado pelos avós, que expressavam "amor e carinho" por meio da comida. O que significa que, em muitos casos, estavam superalimentando as crianças drasticamente.

Essa alimentação exagerada não era acidental; havia uma lógica por trás dela. Todos os avós de Pequim entrevistados tinham memórias vívidas da escassez de comida e da fome. Como vimos, essas memórias inevitavelmente afetam o relacionamento da pessoa com a comida a longo prazo. Uma avó disse: "Felicidade é comer o que você quer, o quanto quer e sempre que quer." Outra avó descreveu o prazer maravilhoso de assistir a uma criança comer. "Minha neta sempre se alimentou muito bem. Abre a boca todas as vezes em que lhe dou de comer. Gosto tanto de alimentá-la."[6] Essas famílias compartilhavam a percepção de que o desejo da criança por comida deveria ser satisfeito a qualquer custo: valia a pena gastar um monte de dinheiro para comprar carne suficiente a fim de deixar a criança "forte". Alguns levavam lanches todas as tardes, quando buscavam o neto querido no jardim de infância. Outros usavam a comida como recompensa por algum êxito. Um prêmio numa competição de piano, para a avó, era motivo para comprar "um monte de batata frita".

Mais da metade das crianças estudadas – que tinham, em média, quatro anos e meio – era obesa. Vários dos avós expressaram a opinião de que era bom ser uma criança gorda, porque ela vai crescer alta e forte. Essa crença estava enraizada em suas memórias de tempos de fome. Em gerações anteriores, eles não estariam errados em considerar a gordura nesses termos. Em todo o mundo, bebês gordos eram – e em alguns lugares ainda são – vistos como uma espécie de garantia contra a desnutrição na fase de crescimento. Os franceses tinham um provérbio: *Pour avoir assez, il faut avoir trop* – "Para ter o suficiente, é preciso ter demais". Em 1912, um médico britânico argumentou que superalimentar a criança era muito menos pe-

Alimentando os outros 79

rigoso que a subalimentar, mesmo que houvesse o risco de se "exceder um pouco". Qualquer gordurinha a mais iria desaparecer no próximo estirão de crescimento, pois, "embora seja muito fácil superalimentar um adulto, a nutrição excessiva é quase impossível nos que ainda estão crescendo".[7]

Esse era um raciocínio sólido na época. As pessoas mais gordas tinham mais chance de sobreviver à fome. Entre 108 a.C. e 1911 d.C., houve mais de 1 800 grandes fomes na China. E Mao Tsé-Tung trouxe novos ciclos. Os avós de Pequim tinham sobrevivido à da década de 1960 e talvez se lembrassem de terem sido eles próprios crianças gordas. É difícil para qualquer um escapar de uma crise de escassez, ainda mais para uma criança. "Elas parecem literalmente nascidas para morrer", descreveu um comentarista acerca dos católicos irlandeses em Boston, na década de 1840, que haviam escapado da fome em casa apenas para serem recebidos com mais escassez nos Estados Unidos. A menos que os pais aumentassem as reservas de tecido adiposo do filho depois de uma colheita, quando havia comida em abundância, as crianças teriam dificuldade para resistir ao "intervalo da fome" da primavera, quando os estoques ficavam baixos.[8] Na Gâmbia atual, num ano ruim, os adultos chegam a perder 5 ou 6 quilos, ou 50% da gordura corporal, durante a "temporada de fome"; se a criança perder tudo isso, é provável que morra, a menos que tenha um pouco de gordura em excesso antes de a fome chegar. Considerando que períodos de excesso e de escassez eram a norma para os nossos antepassados, aqueles de nós que vieram depois parecem ter herdado o que Hales e Barker batizaram de "genes econômicos", bons em conservar gordura. Todos nós somos descendentes de sobreviventes, e os que sobreviveram foram os gordinhos.[9]

"Se ele está gordo, ... pelo menos isso significa que trato meu neto bem", argumentou uma avó chinesa.[10] Outra avó tinha "pena" da própria neta magra. Essa incompatibilidade entre o peso da criança e o que os avós veem não é exclusividade da China. A ideia de que a criança gorda é uma criança saudável é comum entre os mais velhos de muitas comunidades étnicas. Baldeesh Rai é uma nutricionista que trabalha para convencer famílias do sul da Ásia que vivem no Reino Unido a adotar dietas mais saudáveis. Ela percebeu que, como na China, o preparo da comida da família em geral é feito pela sogra. Quando Rai sugere delicadamente que uma criança está acima do peso, muitas vezes encontra resistência por parte dos parentes fora da família nuclear, para quem as crianças com bochechas rechonchudas e fofinhas, boas de beliscar, são uma coisa positiva – não importa o que a ciência ou a medicina digam.[11]

Entre as famílias de Pequim, muitos pais expressavam frustração por não serem capazes de influenciar a forma como os avós alimentavam seus filhos. Como passavam o dia no trabalho, havia pouco que pudessem fazer. Uma mãe proibiu o filho de comer doces e ouviu: "Tudo bem, eu como depois que você sair." Um pai implorou à sua mãe para não dar comida demais à neta, mas ela respondeu que sabia como alimentar as crianças, afinal, tinha criado três filhos. Num caso mais extremo, uma das mães disse que ela e o marido tinham decidido sair da casa dos sogros. "Foi o único jeito de evitar que minha sogra alimentasse meu filho em excesso."

Há uma geração, era raro encontrar alguém com sobrepeso na China. Isso mudou. O vertiginoso crescimento econômico do país nas últimas três décadas tem sido acompanhado por um rápido aumento no peso dos cidadãos. Em 2010, as estatísticas oficiais indicavam que havia 100 milhões de pessoas obesas na China, mais de cinco vezes acima dos valores de 2002. Em termos de percentual da população total, a obesidade ainda é muito menos prevalente que no Ocidente. Em 2010, apenas 4,1% dos homens chineses tinham índice de massa corporal (IMC) acima de 30kg/m², comparados com 30,3% na Grécia e 44,2% nos Estados Unidos.[12] No entanto, como o jornalista Paul French e o estatístico Matthew Crabbe analisaram no livro *Fat China*, de 2010, o preocupante é que as taxas de obesidade estão crescendo muito mais rápido do que em qualquer outra parte do mundo, sobretudo nas cidades. Pelo tamanho da China, o país agora representa um quinto das pessoas obesas do planeta. "Ir da fome à gula em duas gerações é um feito e tanto", observaram French e Crabbe.[13]

De certa forma, a crise de obesidade na China parece uma versão acelerada da crise no Ocidente, consequência da mudança de dieta, da indústria alimentícia moderna e do estilo de vida sedentário (a bicicleta cedeu lugar ao carro, e o sistema competitivo de educação faz com que muitas crianças

Alimentando os outros 81

não tenham tempo para os exercícios físicos). A cozinha tradicional chinesa – com seu equilíbrio ímpar de sabores e texturas – sempre pareceu uma boa forma de alimentação, seja em termos de prazer ou de saúde. Mas, nos últimos trinta anos, surgiram novos alimentos, e com eles novos sabores. O aumento da renda dos habitantes das cidades e a abertura dos mercados significam que é possível comprar uma quantidade e uma variedade de alimentos incomuns para as gerações anteriores. A China desenvolveu um gosto pelas novidades: frango frito, supermercados, cerveja, comida congelada, hambúrguer, batata frita, molhos e refeições prontas, refrigerantes, cereais matinais, geleia e pizza. Talvez o mais surpreendente seja o sucesso das grandes franquias de café em persuadir uma nação de consumidores de chá (calorias do chá preto: valor desprezível) a trocá-lo pelo café com leite (calorias de um *mocha* grande com chantili: quase 400).

Dado o influxo desses estranhos itens novos, seria fácil colocar a culpa do recente problema da China com o sobrepeso no distanciamento da dieta tradicional. "Não coma nada que sua bisavó não reconhecesse como comida" é uma das regras de Michael Pollan para a alimentação saudável.[14] Uma criança chinesa que comesse *muffins* de mirtilo e bebesse milk-shake sem dúvida estaria quebrando essa regra. Mas não devemos nos apressar em atribuir o problema à modernidade. Embora muitos dos alimentos possam ser novos, as atitudes em relação à alimentação são do tempo dos antigos camponeses: se você está em situação de abundância, a coisa certa a fazer é se fartar, a fim de se preparar para os tempos de fome. Entre os avós urbanos estudados por um grupo de pesquisadores do Centro Nacional de Saúde das Mulheres e das Crianças, em Pequim, certas noções sobre alimentação eram universais: as crianças deveriam ignorar a sensação de saciedade e limpar a tigela; restos eram um pecado; e o bom comportamento merecia recompensa em forma de guloseimas.[15] Em alguns aspectos, a obesidade na China é um sintoma do fato de que as atitudes diante da alimentação não mudaram rápido o suficiente para se ajustar a uma nova situação. Sua bisavó não saberia como alimentar as crianças hoje porque nunca deparou com tanta abundância. Como o restante de nós, ela teria de dar um jeito e – caso tivesse sorte – se adaptar. A situação chinesa é uma versão mais radical do que está acontecendo no mundo inteiro, onde a nova oferta de alimentos colide com um corpo de conhecimentos sobre a alimentação ultrapassado.

Todas essas práticas alimentares vieram de um desejo de proteger as crianças e vê-las crescer. Esses avós, sobreviventes da fome, queriam que seus descendentes desfrutassem das coisas que nunca haviam tido. No entanto, os pesquisadores que os entrevistaram concluíram que os padrões generosos de alimentação dos avós estavam fazendo seus netos queridos ganharem peso. Essas crianças obesas não estavam sofrendo de falta de afeto. Não eram negligenciadas. Pelo contrário, eram amadas com uma determinação excessiva.

O caso chinês nos diz que precisamos inventar, e com urgência, novos modelos de generosidade. Devemos encontrar um modo de fazer com que uma porção pequena transmita tanto amor quanto a grande. O desejo de proteger nossas crianças por meio da comida – uma das formas mais potentes de afeto – hoje requer novas manifestações. "Conforte-me com maçãs", diz o Cântico dos Cânticos. Alimentar alguém com amor é uma sensação tão magnífica que não admira que depositemos tanta confiança nisso. Esse amor se desenrola de diversas formas. Num cenário ideal, você ama uma criança dando-lhe alimentos cuidadosamente escolhidos e saudáveis. Saber que seu filho tem uma garrafa térmica com sopa caseira num dia frio faz bem, principalmente se você se sentir culpado porque não chegará do trabalho a tempo de preparar uma refeição quentinha. Mas expressar amor paternal por meio da comida nem sempre funciona tão bem. O prazer dos pais em alimentar parece tão certo que achamos que irá nos conduzir inexoravelmente às verdadeiras necessidades da criança, quando, muitas vezes, ele nos leva a outro lugar.

Ao longo da história, as crianças vêm sofrendo com a obrigação de limpar o prato. Em alguns casos, a situação desanda para uma terrível batalha de vontades: ela passa horas sentada diante de um prato de comida gelada, enquanto o pai ou professor insiste em que coma a tão odiada refeição.

Alimentando os outros 83

Esse é um cenário que não tem como acabar bem para nenhum dos lados, sobretudo quando a criança sente uma repulsa genuína pelo que está sendo forçada a engolir.

Charles Fourier (1772-1837) cresceu na França provinciana do início do século XIX. Menino delicado, com gostos e aversões fortes, suas memórias de infância eram dominadas pela "tirania" dos pais e professores em matéria de gosto. "Quantas surras de vara não recebi por me recusar a comer nabo e repolho, cevada, *vermicelli* e outros medicamentos morais que me faziam vomitar, para não falar do nojo que sentia."[16] Fourier recordava que, quando almoçava com a professora, muitas vezes era obrigado a comer nabo, que detestava. Uma vez, a professora o pegou tentando jogar o nabo fora, e o forçou a comê-lo, só que agora coberto de sujeira.

Em casa, seu pai com frequência também o fazia terminar refeições das quais Fourier não gostava. Em uma ocasião, ele o obrigou a comer alho-poró até o filho ter uma indigestão violenta. A memória deixou marcas. Mais tarde, já adulto, Fourier trabalhou como caixeiro-viajante, mas, em seu tempo livre, escreveu livros de teoria social. A base de sua filosofia era a de que ninguém deve ser forçado a fazer nada que vá contra suas inclinações. Ele criou uma utopia – Harmonia – na qual o alimento básico não seria o pão, mas uma mistura de frutas e açúcar mais próxima do paladar das crianças. Para ele, forçar alguém a comer algo que não tolera é uma forma de abuso infantil.

Já a irmã mais velha de Fourier, Lubine, lembrava as coisas de forma ligeiramente diferente. Charles era o caçula – tinha quatro irmãs mais velhas – e, segundo Lubine, o preferido do pai. Para ela, a exigência do pai de que Charles comesse tudo era um sinal de carinho especial. Ela percebeu que o irmão era "muito delicado quanto à sua comida". O objetivo do pai em fazê-lo se habituar a "limpar o prato" vinha da ideia de que "ninguém sabe em que situação pode se encontrar na vida".[17] Ele o forçava a comer na esperança de o endurecer para um mundo cruel, já que "o amava como a um filho único". De acordo com Lubine, assim que viu o filho querido vomitando, o pai se arrependeu de suas ações e prometeu deixar o menino "fazer o que bem entendesse quando o assunto era comida". Mas para o pequeno Charles já era tarde demais. Ele nunca esqueceria a crueldade do pai e jamais conseguiria comer alho-poró.

Quantos pais e filhos já não se viram presos em batalhas como essa? Começa com uma criança delicada que reluta em comer. O pai fica preocupado de que o filho não esteja ingerindo coisas saudáveis o suficiente – nesse caso, nabo e alho-poró. Tenta forçá-lo, o que só aumenta a relutância da criança e transforma a suspeita que ela tem dos alimentos saudáveis em ódio ativo. Quer a comida seja engolida ou não, ninguém vence no final.

Esse parece um estranho comportamento para um pai, mas, ao longo da história, muitas vezes ele tem sido impulsionado pelo medo genuíno da escassez. Para qualquer pessoa sortuda o bastante por só ter conhecido a abundância do pós-guerra, é difícil reconstruir o grande horror que as gerações anteriores tinham do desperdício. A visão de alimentos nutritivos empurrados para o canto do prato nunca é agradável, mas, num tempo de guerras mundiais, com uma Grande Depressão no meio, algumas pessoas passaram a encarar esse hábito como um egoísmo que beirava o crime. Em 1940, o *Times* publicou um editorial em que defendia que o desperdício de comida deveria ser considerado "uma ofensa". Minha avó nasceu em 1908 e, sempre que comíamos batata assada em sua casa, ela recitava esses versinhos (meio séria, meio de brincadeira):

> Queridos irmãos,
> Não é um pecado
> Devorar batata assada,
> Mas deixar a casca de lado?
> A casca alimenta os porcos,
> Os porcos alimentam vocês
> Queridos irmãos,
> Um, dois, três.

Por sorte, eu achava a casca a parte mais gostosa, principalmente quando tinha bastante manteiga para passar nas rachaduras crocantes. Além do mais,

Alimentando os outros 85

eu era o tipo de criança que nunca precisava ser forçada a limpar o prato. Mas talvez eu tivesse gostado ainda mais dela se não me tivessem dito que era pecado não comê-la.

O prato limpo – e o ato de obrigar as crianças a comer contra a vontade – é apenas uma de uma série de técnicas tradicionais de alimentação calcadas no medo de que a escassez de alimentos possa chegar a qualquer momento. Trata-se de técnicas impacientes, criadas por pais que não tinham tempo a perder com gostos e aversões (embora, ironicamente, a determinação de esperar que a criança limpe o prato possa prolongar a refeição por um dia inteiro). Na Nigéria rural, as mães ainda usam as mãos para alimentar os filhos com um mingau de milho fermentado e diluído chamado *eko*.[18] Elas levam o *eko* até a boca das crianças com a mão porque é mais rápido do que usar a colher, o que não é pouca coisa para quem trabalha oito horas por dia como feirante. Quando as crianças resistem, as mães recorrem à alimentação forçada. Pesquisadores observaram uma mãe cobrir o nariz do filho com uma das mãos em concha, para que ele não respire, forçando-o a abrir a boca e engolir o mingau de milho.

Por trás dessas técnicas está a pressuposição de que os pais sabem do que os filhos precisam melhor que eles próprios. A psicóloga Leann Birch identificou uma série de "práticas tradicionais de alimentação" que têm por base proteger as crianças da escassez. Entre elas estão:

1. Dar comida às crianças com frequência.
2. Servir porções grandes.
3. Oferecer comida como primeira reação diante do choro.
4. Coagir as crianças a comerem quando há comida disponível.[19]

Quando a comida é escassa, tais estratégias podem ser uma maneira de proteger a criança em fase de crescimento. Mas quando a obesidade é uma ameaça maior que a fome, elas perdem o sentido.

Leann Birch realizou diversos experimentos cujos resultados sugerem que esses métodos tradicionais de alimentação são ativamente prejudiciais no mundo moderno, resultando "em alimentação em excesso e ganho de peso acelerado", bem como emoções ruins na hora das refeições. Alimentar crianças com uma frequência muito grande pode fazê-las esquecer o que é a fome. Porções grandes levam a excessos. E oferecer comida para acalmar uma criança aflita ensina que infelicidade é motivo para comer. Este último item explica muita coisa. Se sua mãe interpretou todos os seus choros como vontade de comer – em vez de vontade de brincar, de dormir ou de ter a fralda trocada –, então faz sentido que, na vida adulta, você se sinta inclinado a agir da mesma forma consigo próprio, silenciando a tristeza com açúcar.

Obrigar as crianças a limpar o prato ensina um monte de coisas, e nenhuma delas é muito útil. Ter nojo do que quer que se esteja sendo forçado a comer faz com que você tenha medo da comida no seu prato e da pessoa que a está oferecendo. Um estudo envolvendo 140 universitários descobriu que a principal aversão que eles tinham por alguma comida advinha, em geral, de um incidente de "consumo forçado".[20] Mesmo que você não tenha nojo, a alimentação forçada o treina a obedecer ao prato, e não ao seu próprio apetite. Você aprende a medir quando parar de comer não pelo que seu corpo lhe diz, mas por forças externas.

Não que as pessoas – ao menos os especialistas em educação infantil – não soubessem que a alimentação forçada é má ideia. Os manuais sobre alimentação de jovens e crianças alertavam repetidamente contra forçar a criança a comer o que não queria. Em 1923, o pediatra L. Emmett Holt insistia em que "as crianças não devem ser continuamente incentivadas a se alimentar se não estiverem inclinadas a fazê-lo em seus horários regulares de alimentação, ou se o apetite for habitualmente pobre, e, em circunstância nenhuma, deve-se forçar a criança a comer."[21] Holt defendia que o resultado da alimentação forçada era que a criança "passa a ter cada vez menos vontade de comer e pode até desenvolver ataques de vômito". Da mesma forma, um artigo de psicologia de 1944 sobre alimentação observou que forçar a comida e "a preocupação exagerada por parte do adulto" a respeito da ingestão de alimentos poderiam "obstruir o progresso alimentar da criança".[22]

Ainda assim, a alimentação forçada pode ser uma estratégia tentadora. Eu sei porque, para minha grande vergonha, fiz isso com um dos meus

Alimentando os outros

filhos. L. Emmett Holt estava certo ao afirmar que tudo começa com o "desespero" de que a criança "não tenha bom apetite". Ou pelo menos foi o que aconteceu comigo. Meu terceiro filho nasceu com uma fissura de palato, o que dificultava a deglutição. Quando era pequeno, cada mamada podia levar uma hora ou mais, e, no final, com frequência, a maior parte do leite voltava pelo nariz e era desperdiçada. Antes da operação para fechar o palato, aos seis meses, eu o alimentava no peito ou com leite materno em mamadeiras com bicos especiais. Embora a sensação fosse a de que eu passava o dia inteiro dando de mamar ou tirando leite, ele parou de ganhar peso o suficiente. Os especialistas ficaram preocupados. Quando revejo as fotos em que ele estava com três ou quatro meses, me espanta como era magro, uma cabecinha pálida com grandes olhos ingênuos.

Assim que começamos a dar um mix de leite em pó e leite materno, ele voltou a ganhar peso. Seguindo o conselho médico, passamos dois meses antes da operação alimentando-o com papinhas na colher. Ele aceitou sem problemas. Foi um alívio vê-lo comer algo mais pastoso que leite. Meu filho adorava cenoura, banana amassada, qualquer tipo de papa. A operação foi bem-sucedida e, enfim, graças aos pontos no palato, ele podia engolir como todo mundo. Os especialistas disseram que, assim que estivesse comendo bem, poderia ir para casa. Ele aprendeu a comer mingau de aveia, brócolis, ensopado de carne e sopa de lentilha. Meu filho estava bem.

O problema era eu. Em retrospecto, claro que nunca perdi a ansiedade inicial a respeito de sua alimentação. Aos dezoito meses, ele desenvolveu a relutância clássica que a maioria das crianças pequenas tem em relação à comida. E isso piorou quando viajamos para o exterior por dez semanas, por causa do trabalho do meu marido. Ele era mais enjoado do que seus irmãos mais velhos jamais tinham sido. Passou a cuspir coisas que antes adorava. Ao mesmo tempo, ficou obcecado por doces, implorando por Danoninho e biscoito de gengibre. Em vez de ficar quieta e aguentar firme – como todos os livros de bebê teriam recomendado, para não falar do meu bom senso –, comecei a forçar as coisas.

Primeiro, eu o fazia comer "só um pouquinho", enfiando na sua boca uma colherinha mínima de algo que eu "sabia" que ele gostava e dizendo

"Que delícia!", numa vozinha infantil. De início, funcionou. Depois de sentir o gosto do espaguete à bolonhesa ou do que quer que fosse, ele se lembrava de que estava tudo bem e seguia comendo sozinho. Mas, com o tempo, fui percebendo que cada vez mais ele continuava balançando a cabeça agitado depois da primeira colherada. A ideia de vê-lo pulando uma refeição era horrível. Talvez ele precisasse provar mais uma vez, eu pensava, forçando a colher entre seus pequenos dentes cerrados. "Lembra! Você gosta de cenoura!" Mas ele não se lembrava.

"Achei você uma péssima mãe", comentou comigo, durante um almoço, alguém que já me vira enfiar comida na boca de meu filho. Quanto mais eu fazia isso – como seria de esperar –, mais limitado ficava o repertório alimentar dele. Meu filho começou a rejeitar até bolo. Eu ficava doente só de pensar em quão pouca proteína e no tanto de açúcar que ele estava consumindo. Num determinado momento, ele só aceitava comer banana, biscoitos de gengibre, *muffins*, cereal sem leite e iogurte. Eram as únicas coisas que eu não o forçava a engolir, e, portanto, as únicas das quais ele podia desfrutar com segurança. Hoje tenho calafrios ante a ideia de como deve ser ofensivo alguém grande e poderoso se curvando sobre você e enfiando uma colher dura por entre seus dentes. "Para mim", observou Germaine Greer, numa palestra, em 1989, "o pior aspecto do desmame é, de longe, aceitar o aço frio."[23] Fingir que a colher é um trem ou um avião só piora as coisas: você gostaria que sua boca fosse usada como pista de pouso? Quando perguntados se lembram qual a sensação de serem forçados a comer, os adultos relatam emoções como raiva, humilhação e traição. A alimentação forçada é um crime passional impulsionado pelo desejo dos pais de ver o filho comer. Tal como em outros crimes passionais, seu autor perdeu de vista a autonomia do ente querido.

Aquele que força a alimentação do filho sempre acha que, em algum nível, ele tem razão (eu sei que eu achava). Em 2001, psicólogos convidaram um grupo de alunos a revisitar os momentos de sua infância em que foram forçados a comer.[24] Mais de dois terços dos alunos tinham passado por isso pelo menos uma vez. Em quase todos os casos, eles relataram que a figura responsável "declarou que o objetivo era beneficiar a criança". As razões

Alimentando os outros

mais comuns eram evitar o desperdício, variar a dieta do filho e garantir que ele comesse coisas saudáveis ("Ficamos preocupados com sua saúde quando você não come"). Em algumas situações, a razão declarada era a tradição. Nada menos que cinco alunos – que frequentavam a Southern Methodist University, perto de Dallas – tinham sido obrigados a comer lentilha no dia de Ano-Novo, ritual religioso para dar sorte. Um dos alunos fora chamado de "antiamericano" por não querer comer cachorro-quente no feriado de Quatro de Julho. Os alimentos mais frequentemente forçados eram verduras (49,5%) e carne vermelha (15,9%).

No nosso caso, rompemos o hábito da alimentação forçada. Eu cedi, e meu filho aos poucos foi ampliando seus horizontes. Poucos meses depois, ele redescobriu as cenouras. Eu fiz uns palitinhos no vapor, levei num passeio com o carrinho de bebê e os apresentei como uma surpresa que ele poderia experimentar caso quisesse, em vez de uma coisa obrigatória. Fiquei bem longe, como quem solta fogos de artifício, e ele pegou alguns palitinhos sozinho.

Tenho certeza de que você jamais se comportaria de forma tão burra e cruel com um filho. Mas existem outras maneiras, mais sutis, de coagir a criança a comer, que são muito mais comuns. Em 2011, a partir de entrevistas realizadas com um grupo de mães de crianças em fase pré-escolar, constatou-se que 86% usavam "encorajamento verbal", e 54% usavam "estímulo físico" para fazer o filho comer.[25] Encorajamento verbal pode ser falar algo como: "Você não vai sair da mesa até terminar." Estímulo físico pode ser dar comida na boca de crianças que não precisam mais disso ou botar no garfo para elas. Outro estudo concluiu que muitos pais acreditavam que pressionar e persuadir a criança a comer era uma estratégia positiva a se usar na hora das refeições. De fato, parece perfeitamente razoável. Qualquer um é capaz de entender que existe uma diferença enorme entre ameaçar dar uma surra na criança caso ela não coma todo o alho-poró do prato e forçá-la a engolir mais três garfadas.

No entanto, as pesquisas sugerem que mesmo a coerção verbal mais leve muda a forma como a criança encara a comida. Leann Birch e seus colegas fizeram um experimento de onze semanas no qual colocavam crianças em idade pré-escolar do estado da Pensilvânia para tomar sopa, com e sem pressão.[26] Eles escolheram duas sopas para o experimento: abóbora e milho. Metade das crianças era pressionada a tomar só a sopa de abóbora, e a outra metade era pressionada a tomar a de milho. Na situação de pressão, um adulto advertia as crianças, calmamente, quatro vezes – uma vez a cada minuto –, para "terminar a sopa". A situação sem pressão era exatamente igual, só que o adulto não fazia nenhuma advertência sobre ingerir tudo. Os pesquisadores mediam quanto as crianças tomavam da sopa e anotavam todos os comentários que elas faziam. O efeito da pressão variava de criança para criança. Uma minoria gostava do desafio, dizendo coisas como: "Uau. Sopa amarela! Acho que posso tomar sopa amarela!", e mostrando, orgulhosa, a tigela vazia para os pesquisadores. Mas a grande maioria dos comentários feitos sob pressão (157 deles) era negativa. As crianças diziam coisas como: "Eca, sopa amarela de novo", ou "Já falei que não gosto disso". Ao ouvir a ordem para tomar tudo, uma criança respondeu: "Você sempre diz isso pra gente, e não quero tomar. É tão irritante."[27]

Fora as emoções negativas, as crianças consumiam uma quantidade significativamente maior de sopa – não importa o sabor que ingeriam – quando não estavam sob pressão. Com o tempo, as crianças se tornaram menos dispostas à sopa que associavam à pressão para terminar.

Em outras palavras, como tantas vezes ocorre com o ato de educar, o efeito de pressionar é exatamente o oposto do esperado. Nosso desejo de ver a criança comer bem, que vem do amor, muitas vezes é tão cego que não enxergamos que somos nós os responsáveis por impedi-la de alcançar isso. Os avós de Pequim julgavam que alimentar os netos o máximo possível os tornava saudáveis. Os que recorrem à alimentação forçada acham que vão conseguir ensinar a criança a ser menos exigente. Em ambos os casos, as estratégias são um tiro no pé.

Então, o que realmente funciona quando se trata de alimentar uma criança?

Alimentando os outros

A QUESTÃO DE COMO o modelo de alimentação que os pais adotam influencia os hábitos alimentares da criança é tão complexa que se imagina estar além dos domínios da ciência. Olhando de fora, ninguém sabe ao certo o que se passa em cada mesa de jantar. Toda família tem suas próprias regras distintas e códigos tácitos idiossincráticos. Como criança, você aprende o que distingue um "lanche" de uma "refeição", e se pedir para repetir vai agradar ou não aos seus pais. Não é fácil explicar essas questões a estranhos, muito menos quantificá-las.

No entanto, há um número surpreendente de trabalhos a respeito da relação entre a forma como a criança é alimentada e sua saúde, e os resultados são relativamente óbvios. Alguns estudos pediram para as crianças descreverem como os pais as alimentavam; outros perguntaram isso aos próprios pais, por meio de uma série de formulários e questionários. Outros, ainda, observaram pais e filhos durante as refeições. Os investigadores então relacionavam esses dados a diversos efeitos de saúde observados nas crianças, como, por exemplo, se estavam acima do peso e quantos legumes e verduras comiam. Diante de todas essas pesquisas, há fortes indícios de que alguns métodos de alimentação têm resultados melhores do que outros.

Para simplificar as coisas, os pesquisadores tendem a dividir os estilos de educação adotados pelos pais em quatro modelos principais, de acordo com o quão receptivos ou sensíveis eles são às necessidades da criança (às vezes, os pesquisadores se referem a isso como afeto), e o quão exigentes se mostram quando se trata do comportamento do filho. A partir desses dois conceitos, temos quatro tipos básicos de educação.

1. Não envolvido: pouco afeto e baixo grau de exigência.
2. Autoritário: pouco afeto e alto grau de exigência.
3. Indulgente: muito afeto e baixo grau de exigência.
4. Participativo: muito afeto e alto grau de exigência.

Claro que existem muito mais que quatro tipos de pais. E os modelos de educação não se traduzem necessariamente na forma como os pais alimentam os filhos. Alguns pais têm variações de humor de uma refeição para outra, sendo autoritários pela manhã, quando o primeiro café do dia ainda não fez efeito, e indulgentes no jantar, com uma taça de vinho para acalmá-los. Mas essa classificação já é um começo.

Dos quatro modelos, o não envolvido é sem dúvida o pior. Se seus pais o alimentavam de forma desinteressada, provavelmente não conseguiram lhe dar a comida de que você precisava e também não conseguiram exigir que você comesse bem. Não estamos falando de um jantar isolado de comida enlatada encontrada no fundo do armário. Numa alimentação sem envolvimento, quase todas as refeições são caóticas, a geladeira é abastecida de forma errática e os pais não parecem se importar com o que você come. Vários estudos longitudinais constataram que crianças alimentadas dessa maneira são propensas a ter peso mais elevado.[28] Se ninguém se importa muito em alimentar você, é difícil aprender maneiras saudáveis de comer.

Os outros três estilos são mais complicados. O modelo autoritário de alimentar é próprio dos adeptos da alimentação forçada. São pais que têm exigências altas de que a criança coma bem ("Termine a sopa! Experimente essa abobrinha! Não coma doce!"), mas não conseguem reconhecer a pessoa diante deles e aquilo de que ela realmente gosta ou precisa. Por outro lado, os responsáveis que seguem o modelo indulgente – como os avós chineses – são superconscientes dos desejos e das preferências alimentares da criança e bons em responder à fome. Enquanto o pai autoritário tem um senso arrogante de que sabe o que está fazendo, o indulgente é carinhoso e receptivo. No entanto, o indulgente exige pouco da criança durante as refeições, seja para experimentar legumes e verduras diferentes, seja para parar de comer quando está satisfeito. O pai indulgente não diz à criança que é preciso esperar até a hora do jantar, ou que não deve passar maionese *e* manteiga no sanduíche. Eles vão assar um monte de bolos – ou, mais provavelmente, comprá-los – até encontrar aquele que produz o maior sorriso no rosto da criança.

Alguns poderiam dizer que a alimentação indulgente é uma via de mão dupla. Em determinadas famílias, as crianças aprendem muito cedo a enganar os adultos quando o assunto é comida. Elas descobrem que comer

Alimentando os outros

pode ser uma moeda de troca ou uma maneira de chamar atenção. Ou aprendem que, se você pedir alguma coisa com bastante frequência e no tom certo de choro, vai conseguir a guloseima que quer. E as guloseimas estão por toda parte. Hoje, é muito mais fácil para os pais se entregarem à alimentação indulgente do que no passado, dada a grande prevalência de alimentos expressamente concebidos para agradar as crianças.

Qualquer que seja a causa, um conjunto cada vez maior de evidências sugere que a alimentação indulgente coloca as crianças em maior risco de obesidade. Rachel Vollmer e Amy Mobley, que conduziram uma grande revisão da bibliografia existente até 2013 a respeito de como os estilos de alimentação afetam a saúde infantil, descobriram que o estilo de alimentação indulgente – por mais calcado no afeto que fosse – era um forte indicador de obesidade futura.[29] Um estudo envolvendo quase quatrocentas famílias imigrantes hispânicas concluiu que o modelo de alimentação indulgente era responsável por 26% da variação de peso nas crianças, mesmo depois do controle de variáveis do IMC parental.[30] Além do mais, o modelo indulgente era o mais popular entre as mães observadas, usado por mais de um terço das famílias. Sete estudos independentes concluíram que o estilo indulgente (às vezes chamado de "permissivo") caminha lado a lado com o maior peso infantil.[31] A alimentação indulgente também está associada ao consumo, por parte das crianças, de mais alimentos pobres em nutrientes importantes e ricos em açúcar e gordura. O que não é uma surpresa: pais indulgentes mimam os filhos.

O que talvez não fosse de esperar é que o estilo autoritário – caracterizado pelas altas demandas de que a criança coma bem e pouca sensibilidade em relação aos seus sentimentos – também se associe ao peso infantil mais elevado. Um estudo que acompanhou quase mil crianças norte-americanas desde o nascimento até os 54 meses de vida (quatro anos e meio) descobriu que, dentre os quatro métodos, o autoritário era o que criava mais risco de produzir crianças com sobrepeso.[32] Filhos de pais autoritários tinham cinco vezes mais chances de estar acima do peso no momento em que entravam na escola do que aqueles cujos pais adotavam uma abordagem mais calorosa. Pelo menos cinco pesquisas encontraram uma relação entre o estilo autoritário e o ganho de peso, embora a evidência seja mais confusa do que no caso da alimentação indulgente.[33]

Em certos contextos, a alimentação autoritária pode ter algum mérito. Há indícios de que, com crianças muito pequenas – particularmente em famílias de baixa renda –, ter exigências muito elevadas de comer frutas e verduras e evitar porcarias produz efeitos positivos, preparando crianças com hábitos saudáveis para a vida toda.[34] Um estilo ditatorial de alimentação também terá impacto diferente, dependendo dos valores da família em questão. Um estudo em Nova York concluiu que a alimentação autoritária tinha conotações menos negativas entre um grupo de famílias norte-americanas de origem chinesa do que entre famílias norte-americanas brancas. Nas famílias de origem chinesa, esse modelo de educação não tinha impacto sobre o peso das crianças, enquanto nas famílias não orientais, alimentar as crianças de forma restritiva e controladora estava associado a maior peso infantil.[35] Há sempre o perigo de que as tentativas de se controlar de forma rígida demais a alimentação de uma criança tenham efeitos negativos.

A grande desvantagem da alimentação autoritária – tirando a atmosfera desagradável que o método cria na mesa do jantar – é que ela impede a criança de aprender a reconhecer seus próprios sinais de fome e satisfação.[36] Leann Birch realizou outro experimento revelador, dessa vez envolvendo 192 meninas.[37] Os pesquisadores observaram as meninas quando tinham cinco anos e depois de novo aos sete. Eles pediram às mães para preencherem um questionário que determinava até que ponto elas tentavam controlar a alimentação da filha, respondendo a frases como "Se eu não orientar ou regular a alimentação da minha filha, ela irá comer muita porcaria", com opções de 1 ("Discordo") a 5 ("Concordo"). As próprias meninas, depois do almoço, tiveram acesso livre a diversos tipos de salgadinhos, incluindo *pretzels*, batata frita, pipoca e a biscoitos de chocolate. As que tinham as mães mais controladoras tendiam a comer mais mesmo sem ter fome. Aos sete anos, eram também as mais propensas a estar acima do peso. Birch concluiu que restrição demais promove comportamentos que tornam as crianças suscetíveis a ganhar peso. O que é proibido é mais gostoso.

Alimentando os outros

Para um pai, ler essas pesquisas talvez seja uma boa maneira de ficar deprimido. A indulgência engorda. A restrição engorda *e* deixa seu filho infeliz. Dá vontade de erguer as mãos e reclamar, como minha mãe às vezes fazia, em momentos de estresse: "Eu sei! Faço tudo errado!"

No entanto, se você tem filhos ainda em fase de crescimento, há boas notícias. É mais possível aprender a alimentar as crianças de maneiras benéficas do que o contrário. A parte complicada é que isso envolve abrir mão de muitos dos prazeres que advêm de se alimentar outra pessoa. É preciso renunciar à alegria proporcionada pela indulgência ou pelo menos reduzi-la – a felicidade de ver uma criaturinha devorando guloseimas, feito o Pac-Man. Você também tem de abandonar a ilusão de poder ou a ideia de que o estômago do seu filho é só uma extensão do seu próprio estômago: a crença de que você pode fazer a criança começar ou parar de comer porque sabe o que está fazendo.

O método de alimentação que tem demonstrado os melhores resultados para a saúde infantil em diversas pesquisas é o chamado "participativo". São pais muito "exigentes" para que a criança coma bem. No entanto, são também altamente "receptivos" aos sinais enviados pela criança (ou seja, nada de alimentação forçada ou de coerção). Outra maneira de descrever o modelo é "muito afeto, alto controle". O cenário ideal é que a criança cresça numa casa em que não haja muita porcaria, mas onde também não se faça muito estardalhaço sobre os males do açúcar e da gordura. Quatro grandes estudos envolvendo famílias norte-americanas concluíram que, quando as crianças são alimentadas segundo um modelo "participativo", elas comem mais frutas, legumes e verduras, mesmo durante a adolescência. Consomem mais laticínios, porém menos doces e refrigerantes açucarados. Fazem mais refeições em família e menos lanches comprados em restaurantes de fast-food. São menos propensas a ter sobrepeso. E, talvez o mais significativo, essas crianças de sorte têm menor chance de se voltar para a comida como consolo emocional.[38] Em 2009, os pesquisadores de um estudo entrevistaram 450 mães e seus filhos (com idade média de sete anos). Os filhos de mães participativas – calorosas, mas no controle – eram menos propensos a dizer que apelavam para a comida quando sentiam raiva.[39]

O objetivo final de alimentar a criança é muito diferente do que parece ser na confusão e correria que surgem na hora da refeição, quando os pais estão desesperados para alimentar e dar logo banho nos filhos, e passar para a fase seguinte. O verdadeiro objetivo é a independência: que a criança chegue a um ponto em que pode regular o próprio consumo de alimentos e escolher as coisas que vão lhe fazer bem e lhe dar prazer. O desmame do leite é uma coisa. Mas a verdadeira tarefa dos pais é desmamar as crianças da necessidade de serem acompanhadas por um adulto. A nutricionista e psicóloga de família Ellyn Satter fala da "divisão das responsabilidades" na alimentação. Da primeira infância à adolescência, os pais devem ser responsáveis por "o que, quando e onde". A criança é responsável por "quanto e se". A ideia de Satter é de que, ao longo do tempo, a criança que fez boas refeições em família, com liberdade de comer o quanto precisava, vai se tornar um adulto "competente" para comer.[40]

O modelo "participativo" também indica as maneiras pelas quais os adultos poderiam aprender a se alimentar melhor. Muitos de nós comemos, alternadamente, de forma negligente e rigorosa demais. Da próxima vez que você se sentar para a refeição, imagine que é um pai ou uma mãe ideal alimentando um filho querido. Não seria ótimo se você pudesse oferecer a si mesmo a comida de um jeito caloroso, estruturado e sem estardalhaço? Você não iria se punir com dietas radicais, mas também não iria se permitir comer muita porcaria. Sua prioridade na escolha dos alimentos seria sua nutrição, e você iria escolher refeições para manter seu estado de espírito em equilíbrio. Você ia querer desfrutar da comida. A despensa estaria abastecida de coisas saudáveis, e você iria confiar em si mesmo para escolher com sabedoria entre elas.

A ARTE DE ALIMENTAR, afinal, não significa enfiar "mais uma colherada" na boca de alguém, por mais saudável que seja a comida. Nem se trata de estabelecer exigências autoritárias para se abster de todas as guloseimas. É uma questão de criar um ambiente de refeições em que – como no experimento conduzido por Clara Davis – os que estão comendo sejam livres

Alimentando os outros

para desenvolver seus próprios gostos, porque todas as opções disponíveis são de comida verdadeira e saudáveis.[41]

Há um novo movimento de alimentação infantil sugerindo que é possível ensinar as crianças a se "autorregularem" a partir de uma idade muito mais jovem do que se presumia antes. Gill Rapley era uma parteira britânica e enfermeira de família que estava insatisfeita com a sabedoria convencional segundo a qual os novos alimentos devem ser apresentados aos bebês em papinhas dadas na colher. Rapley desenvolveu um sistema pioneiro chamado BLW [sigla que equivale a Desmame Guiado pelo Bebê], projetado para ser introduzido aos seis meses de idade.[42] Em vez de alimentar os bebês com todas aquelas papinhas orgânicas sofisticadas e congeladas em forminhas de gelo, você simplesmente coloca pedaços de comida na frente deles: legumes cozidos no vapor, pera macia; depois, pedaços de torrada ou até de carré de porco. Todas as comidas se tornam "beliscos", mesmo as que podem fazer sujeira, como risoto. O bebê vai pegar e tentar comer – ou não. Se ele decidir não comer, o pai não deve "interferir" com uma colher. A ideia é reproduzir as condições da amamentação, em que o bebê ingere tanto quanto precisa.

Não há dúvida de que sempre houve pais que alimentavam os filhos dessa forma. Mas, como movimento oficial, o BLW foi lançado apenas há uma década, como consequência da nova recomendação da Organização Mundial de Saúde de se esperar até os seis meses antes de oferecer alimentos sólidos. Aos quatro meses, o bebê não está pronto para pegar a comida sozinho, mas aos seis meses muitos deles já estão. Sendo assim, Rapley argumenta que é "lógico" simplesmente pular a alimentação com a colher e permitir que os bebês aprendam a comer "fazendo as coisas por conta própria".[43]

O conceito radical por trás do BLW é que, em termos de desenvolvimento, nós de fato só aprendemos a engolir de forma deliberada depois que aprendemos a mastigar. Segundo Rapley, os bebês não desenvolvem a capacidade de transportar comida para o fundo da garganta até depois de terem adquirido a habilidade de mastigar. Sua inovação foi deixar os bebês aprenderem a mastigar primeiro. Muitas das primeiras refeições nesse sistema provocam engasgos e cuspidas, mas Rapley não vê isso como coisa ruim. Se a criança regurgita uma cenoura, não há motivo para desespero, é só um sinal de que ela está explorando sabores e texturas diferentes. Quanto ao medo de que o sistema possa provocar asfixia, Rapley afirma que não é o caso, e sugere que existem boas razões para considerar que os bebês "correm menos risco de se asfixiar quando controlam o que entra em sua boca".

Nos dez anos desde que foi lançado, o BLW encontrou seguidoras arrebatadas entre mães de classe média, que dizem que o método eliminou o estresse e a preocupação do ato de alimentar os filhos. Ouvi pessoas afirmarem que ele torna as refeições uma interação mais igualitária entre pais e filhos, que se sentam lado a lado, como companheiros à mesa. Mas, como no caso do debate entre o aleitamento materno e a mamadeira, as discussões sobre o BLW em sites especializados às vezes logo descambam para o rancor de ambos os lados, com os defensores mais dogmáticos do método sugerindo que alimentar com colher equivale, de alguma forma, a retardar o desenvolvimento da criança.

O mais impressionante a respeito da bibliografia sobre o BLW é como o método retira os pais do papel tradicional de alimentador. Eles já não se veem como um fornecedor generoso de guloseimas, como a mãe passarinho que leva minhocas para o ninho. Os pais, afirma Rapley, precisam resistir à tentação de "ajudar" o bebê com dificuldade de levar comida à boca. E não devem decidir qual a hora de o bebê parar de tomar leite ou quantas mamadas dar. Rapley recomenda que se continue a amamentar depois da introdução das refeições sólidas com "petiscos", porque o bebê que mama no peito está "sempre no controle" de sua alimentação e vai mamar mais ou menos, dependendo da sede. "Não há necessidade alguma de que a mãe [do bebê] tome essas decisões por ele."[44] Ela não tem que apressá-lo ou estimulá-lo. E pode ir guardando a faca. "Não é preciso cortar a comida em pedacinhos do tamanho da boca." Além de comprar e cozinhar a comida – que pode ser qualquer coisa, menos fast-food, refeições prontas ou alimentos que podem causar engasgo, como nozes –, o principal papel dos pais é observar.

Alimentando os outros

Nem todas as evidências sobre o BLW coletadas até o momento são positivas. Pelo lado bom, as mães que o utilizam são obrigadas a se comportar de maneira menos restritiva e autoritária que as que usam a alimentação tradicional com a colher. Os bebês alimentados segundo o método são mais propensos a comer o mesmo que o restante da família, o que é uma coisa boa, presumindo-se que a família coma bem. Mas, em um pequeno estudo envolvendo mães norte-americanas que seguiam o BLW, verificou-se que os adultos – e, por consequência, os bebês – estavam ingerindo quantidades excessivas de sal e açúcar, e quantidades inadequadas de micronutrientes, principalmente ácido fólico.[45]

Há também preocupações para saber se todos os bebês estão suficientemente desenvolvidos para pegar pedaços de comida aos seis meses de idade. A professora Charlotte Wright, pediatra de Glasgow, descobriu que (de uma amostra de seiscentas famílias) apenas 40% dos bebês estavam de fato prontos para se alimentar por conta própria aos seis meses.[46] Aos oito meses, 90% estavam prontos para pegar comida espontaneamente. Isso indicou a Wright que era "irreal" esperar que eles dependessem exclusivamente da alimentação autônoma ao estabelecer o primeiro contato com os sólidos. Outro problema do método é que, quando uma criança espera até os seis meses para começar a ingerir sólidos, ela perde a tão crucial janela de sabor que vai dos quatro aos sete meses, quando estaria mais receptiva a adquirir novas preferências.

O BLW não pode ser a única maneira de alimentar a criança, porque nenhuma delas é exclusiva. Mas o método sugere que os bebês precisam de muito menos ajuda com a alimentação do que os pais geralmente imaginam, sobretudo quando muito da "ajuda" acaba sendo contraproducente. Nosso ambiente alimentar atual exige que as crianças aprendam habilidades muito diferentes das ensinadas pelos métodos tradicionais. Talvez sejam necessários anos de recondicionamento para entendermos que não é do nosso interesse dar "mais uma colherada" ou limpar o prato quando já estamos cheios; para percebermos que as pessoas que nos ensinaram a comer não eram necessariamente mestres na arte da alimentação. Conheço um adulto, o caçula de quatro irmãos, cuja mãe ainda o alimentava com potinhos de comida de bebê quando ele entrou no colégio. Hoje é um homem de meia-idade e ainda prefere alimentos infantis. Mais cedo ou mais tarde – melhor mais cedo –, todos nós temos de nos libertar da colher parental.

Alimentando os outros

LANCHEIRA

O artista Rich Gold uma vez disse que uma lancheira poderia ser definida como um "'santuário portátil da casa' que pode ser levado para o ambiente hostil da escola".[47] É um recipiente robusto e protetor, decorado com seus personagens preferidos, como o Homem-Aranha ou Hello Kitty, e cheio de comidas que transmitem a sensação de que seus pais estão logo ali.

Provavelmente depositamos fé demais na segurança que advém de se carregar uma lancheira. O problema das lancheiras é o problema da alimentação infantil em geral. Os pais acreditam que qualquer coisa que colocarem nessa caixinha mágica vai ser boa para os filhos, porque é fruto do amor. Um relatório sobre merendas infantis do Reino Unido, em 2013, observou que apenas 1% das refeições levadas de casa atendiam às exigências nutricionais seguidos nos almoços preparados nas cantinas escolares.[48] No entanto, segundo o relatório, a maioria dos pais ainda acreditava que a merenda levada de casa é mais saudável.

O conteúdo médio de uma lancheira oferece um vislumbre muito estranho do que se define como "almoço". Uma amostra de 1314 merendas consumidas em escolas primárias norte-americanas revelou que as refeições levadas de casa continham mais açúcar, calorias, guloseimas industrializadas e bebidas açucaradas, e menos proteínas, fibras e cálcio que as refeições preparadas no colégio.[49]

Essa seleção pouco balanceada é consumida num isolamento antissocial, exceto por uma troca aqui e outra ali ("Você me dá a sua barrinha de cereal se eu te der meu chocolate?"). Os pais talvez preparem o almoço dos filhos porque acreditam que eles não comeriam outra coisa, porém uma pesquisa de opinião feita em 2009 sugeriu que as crianças que comem na cantina estão mais abertas a experimentar coisas novas do que as que levam comida de casa.[50]

Mas a tal caixinha mágica tem potencial. Quando se trata de adultos alimentando a si mesmos, uma marmita pode se tornar uma ferramenta no aprendizado para comer melhor. O bentô japonês – pioneiro das caixas de alumínio no início do século XX – oferece uma estrutura desenvolvida idealmente para uma refeição saudável. Diversos sabores são organizados artisticamente nos compartimentos retangulares: arroz, legumes e verduras, proteína (tofu, peixe, frango salteado, almôndegas ou uma omelete japonesa) e uma bela fruta. As caixas – usadas para refeições de todos, de crianças a homens de negócios – servem como guia para o tamanho das porções, sem qualquer necessidade de se contar calorias. Makiko Itoh, autora de *Just Bento*, as utilizou para perder mais de 13 quilos, porque elas chamavam sua atenção para a "variedade e o tamanho das porções".[51] Se você só come o que cabe no seu bentô – 300 mililitros para crianças, 600 mililitros para adultos de apetite moderado e 900 mililitros para os mais gulosos –, é impossível comer em excesso.

3. Irmãos e irmãs

> Então, a melhor comida era servida ao pobrezinho do João, e
> Maria só recebia cascas de caranguejo.
>
> Irmãos Grimm, "João e Maria"

Nas nossas primeiras férias em família no exterior, uma semana na Bretanha, no norte da França, minha irmã mais velha descobriu o prato *moules marinières*. Ela pegava os mexilhões gordos um a um, observava como cada um era ligeiramente diferente e mergulhava sua baguete no saboroso molho de vinho. Dois anos mais nova, eu não podia gostar da mesma coisa que ela, então decidi que minha comida favorita das férias seria *escargot de mer*. Já provou caramujo? Não está perdendo muita coisa. Uma descrição comum poderia ser "caracol comestível do mar", mas "comestível" aqui é um exagero. As pequenas conchas pretas são uma adição bonita numa travessa francesa de frutos do mar, mas caramujo tem textura de cartilagem e gosto de lágrimas salgadas. Durante as férias inteiras, eu me empanturrava em todos os almoços desses moluscos borrachudos e frios – cada um tão desagradável quanto o anterior –, insistindo em voz alta que eram muito mais gostosos que a tigela cheirosa de mexilhões da minha irmã.

Irmãos sempre marcaram seu território por meio da comida. Brigar pela melhor parte de uma refeição em família é a principal forma como as pessoas aprendem a competir por recursos. Dividir a pizza é uma dura lição sobre justiça e sobre como ela precisa ser cega: um corta, o outro escolhe. Comer com os irmãos é um aprendizado precoce sobre como todo mundo acha que tem direito a uma parte maior que a dos outros. Não é só uma questão de pegar a última asinha de frango ou a última batata da travessa; é uma questão de ganhar. Você quer ser a pessoa esperta o bastante para garantir a panqueca extra antes dos outros. Meu filho mais novo, de cinco anos, é capaz de cair em prantos se descobrir que o irmão, dez anos mais velho e sempre à frente dele em tudo, acabou com seu pacote preferido de cereal. A dor em seu rosto diz: perdi de novo. Ele não chega nem perto de ficar tão chateado se for o pai quem comer o cereal.

Conforme o tempo passa, a rivalidade entre irmãos em torno da comida vai ficando mais complicada. Ou pelo menos foi o que aconteceu comigo e com minha irmã. No início, era uma questão de quem tinha mais: mais lambidas da massa de bolo, mais raspas do cantinho do pirex de suflê de queijo. Depois a competição foi ficando mais estranha e maldosa. Eu sempre soube que ela era inteligente, porque era o que ouvia dos professores quando tinha aula com eles dois anos depois e não me saía tão bem. Mas só entendi o quão inteligente minha irmã era no dia do incidente da torta de creme. Nós duas adorávamos torta de creme: daquelas que se vendem em todas as padarias inglesas, polvilhada com uma camada grossa de noz-moscada e a massa ondulada. A competição aqui era comer as tortas o mais devagar possível. Começávamos com a massa das bordas, então passávamos para o delicioso recheio de creme molinho, até chegar à base de massa úmida do fundo, a recompensa final – como a alcachofra e seu centro levemente perfumado de nozes. Em geral, era minha irmã quem vencia a corrida para chegar por último, porque minha gula era mais forte que eu. Um dia, cada uma ganhou uma torta, e, como de costume, comecei a mordiscar a minha bem devagar. Minha irmã saiu da sala, voltou e disse que tinha terminado a dela. Exultante por ter enfim ganhado, devorei minha torta depressa em poucas mordidas. Foi então que ela trouxe a dela lá do quarto, intocada, e a comeu muito lentamente, na minha frente.

No final, competir pelas mesmas coisas ficou tão tenso que comecei a dividir o mundo entre o que era meu e o que era da minha irmã. Se ela tinha algo, eu não queria aquilo para mim. Ela adotou um coelho; eu ganhei um porquinho-da-índia. Ela pintava; eu tocava música. Ela lia todos os grandes clássicos infantis; a mim, restavam as histórias em quadrinhos e livros de aventuras. Ela gostava de mexilhão; eu gostava de caramujo. Ela virou vegetariana; eu adorava carne assada. Ela beliscava lentilha e bife de soja; eu comia o cozido de carne bovina feito por minha mãe (nesse caso, na minha opinião, acho que ganhei a parada; comida vegetariana nos anos 1980 não era o banquete de sabores de hoje). Por anos, ela ficou famosa na nossa família pela velocidade com que era capaz de comer. Um de seus talentos – exceto quando se tratava de torta de nata – era limpar o prato antes que a última pessoa se servisse. Eu me alongava nas refeições, repetindo, saboreando a comida e repetindo outra vez. Ela não tinha interesse em cozinhar, o que criou uma abertura para eu brincar na cozinha, fazendo biscoitos de queijo e brioches enormes e inchados, que em seguida eu tentava convencê-la a comer. Na maior parte das vezes, ela recusava.

Na adolescência, a competição mudou, e às vezes eu sentia saudade das antigas brigas bobas. É triste ver uma travessa de pães de minuto quentinhos sem ninguém para disputá-los. Ela começou a pular as refeições – primeiro só o café da manhã, mas depois passou a pular o almoço e o jantar também, substituindo-os principalmente por maçãs verdes. Minha irmã dizia que não estava com fome e que não queria sair do quarto, e nossos pais pareciam aceitar. Eu olhava para a expressão preocupada da minha mãe, para o lugar vazio na mesa e comia ainda mais. Às vezes ela se juntava a nós, mas só brincava com a comida no prato. Eu não me importava em terminar o que ela deixava. Quanto menos ela comia, mais eu me empanturrava. Era a história do coelho e do porquinho-da-índia toda de novo. Estávamos só desempenhando os papéis que tinham sido atribuídos a nós duas, do único jeito que sabíamos.

O poder dos irmãos sobre nossos hábitos alimentares não é pouco. No entanto, quase nunca falamos desse tipo de influência familiar. O fato de você ter desenvolvido ou não o hábito de tomar café da manhã pode ser menos uma questão de temperamento do que de quantos irmãos você teve presentes durante a adolescência: um estudo sugere que quanto mais irmãos mais velhos o adolescente tem, menores as chances de ele tomar café da manhã, independentemente da renda da família.[1] Ter mais filhos em casa torna o início do dia mais caótico; além do mais, como meu caçula sabe muito bem, irmãos mais velhos têm o irritante hábito de comer todo o cereal matinal.

Na prática, comer entre irmãos e irmãs muitas vezes significa que esperamos que as pessoas recebam porções diferentes do que está sendo serviço de acordo com seu gênero. Em diversas culturas e países, crescemos com a crença entranhada – quando não absolutamente manifesta – de que meninos e meninas merecem comidas diferentes e quantidades diferentes de comida. Muitas vezes, essas convicções nos fazem alimentar nossos filhos e a nós mesmos de maneira prejudicial à saúde.

A influência da companhia que tivemos em torno da mesa durante a infância perdura por muito tempo após termos parado de comer juntos. Décadas depois, você entra numa padaria e sua escolha entre o sanduíche de atum ou o de peito de peru – ou até a opção de sair da padaria e não comer sanduíche nenhum – é parcialmente moldada pela pessoa que sentava ao seu lado todas as noites, à mesa do jantar. Segundo as pesquisas, as crianças pequenas, entre dois e oito anos, tendem a se aproximar muito mais dos irmãos que dos pais em suas preferências alimentares.[2] Isso parece verdade. Os pais se inclinam a oferecer a mesma comida para os filhos, embora talvez guardem para si alguns pratos que não oferecem às crianças, sobretudo nas famílias em que pais e filhos jantam separados. Um irmão e uma irmã sentados lado a lado enquanto comem bolo de carne moída e ervilha em lata estão estabelecendo um para o outro que aquilo é uma coisa boa de comer. Cada garfada que você vê a outra pessoa dar fortalece o seu paladar. Ou não: é difícil manter a calma e continuar a comer quando se divide a mesa com alguém que não para de resmungar que acha ervilha "nojento" e fica atirando as bolinhas na sua direção com a faca.

À medida que os irmãos envelhecem, seus hábitos alimentares vão se distinguindo mais. Um estudo realizado entre 2002 e 2003 acompanhou 415 pares de irmãos holandeses entre treze e dezesseis anos durante um ano e verificou que seu comportamento alimentar era apenas "moderadamente semelhante".[3] Como seria de esperar, a semelhança dependia muito da qualidade do relacionamento entre os pares. Irmãos e irmãs muito próximos uns dos outros – que relatavam se "divertir" bastante juntos –

Irmãos e irmãs

tinham hábitos alimentares mais parecidos do que os que eram distantes ou hostis. A descoberta realmente impressionante foi a de que, nos casos em que os irmãos copiavam os hábitos alimentares uns dos outros, eram os mais velhos que imitavam os mais novos, e não o contrário, sobretudo quanto se tratava de pares de meninas. O que é o oposto do que se poderia imaginar. Não é o mais velho que serve de exemplo? Não em nossa cultura às avessas. Os pesquisadores atribuem o resultado ao fato de que as meninas mais velhas, por já terem passado pela puberdade, não são tão magras. Com suas curvas adolescentes, elas viam as pernas magras das irmãs e concluíam inconscientemente que comer como criança poderia reverter os efeitos do tempo. O mais inquietante era a conclusão de que as mais velhas copiavam as mais novas quando usavam a comida como "consolo emocional", ou seja, quando se alimentavam em resposta ao estresse, à raiva ou ao medo. Supomos que os magros são os bem-sucedidos em termos de alimentação, mesmo que sejam magros simplesmente porque ainda não chegaram a uma certa idade.

É por meio de nossos irmãos que aprendemos o quão injusta pode ser nossa herança genética: uma pessoa parece capaz de comer o que quiser sem engordar, enquanto outra está sempre lutando para consumir menos. A desigualdade entre irmãos atinge até o intestino: nascemos com diferentes micróbios dentro de nós, e eles somam dez vezes a quantidade de células que temos no corpo. Alguns desses micróbios afetam nossas chances de nos tornarmos obesos na vida adulta, e outros afetam o quão bem digerimos nosso jantar. O que comemos muda constantemente a composição da nossa microbiota, mas, da mesma forma, a natureza dos micro-organismos dentro de nós determina quão bem respondemos ao alimento que ingerimos. Essa divergência existe até entre gêmeos idênticos. Pesquisadores do Malaui descobriram que, quando dois gêmeos com desnutrição grave e kwashiorkor – uma deficiência de proteína – recebem as mesmas rações de ajuda emergencial, um deles pode se recuperar e o outro não, e o motivo é a flora intestinal.[4] Os cientistas recolheram amostras fecais de alguns desses gêmeos "discordantes" e as transplantaram em camundongos. Os animais que receberam a microbiota do irmão saudável desenvolveram-se facilmente, mesmo com uma dieta de baixa ingestão calórica, enquanto os que receberam os micróbios do irmão que sofria de kwashiorkor perderam peso de forma alarmante.

Portanto, irmãos não são iguais; mas muitas vezes é o tratamento diferente que recebemos dos pais na mesa de jantar que consolida a desigualdade.

Refeições são um veículo para o favoritismo (ou para o favoritismo percebido, já que a maioria dos pais acredita ser escrupulosamente imparcial). Quem é servido primeiro? Quem recebe as flores do brócolis e quem fica com o talo? Quem se imagina que vai aceitar a torrada queimada, porque "não liga"? Quem ganha o copo especial? De quem é a vez de tirar a mesa? Essas decisões dos pais muitas vezes parecem injustas pelo menos para uma das crianças envolvidas, se não para todas. Em alguns contextos, para algumas crianças, elas são extremamente maléficas.

O favoritismo alimentar é especialmente gritante quando se dá porque você nasceu no sexo "errado". A ideia de que os meninos merecem porções maiores ou melhores que as meninas tem diversas implicações, algumas sutis, outras nem tanto. Em suas formas mais extremas, essa parcialidade de gênero na alimentação tem consequências prejudiciais que persistem por muito tempo além da infância.

SE VOCÊ TIVER QUE NASCER na Índia rural, sobretudo no sul, não nasça menina. Uma menina indiana de menos de cinco anos tem 75% mais chance de morrer que um menino: "O pior diferencial de gênero em mortalidade infantil do mundo", descreveu o *Times of India* em 2012.[5] Os abortos para selecionar o sexo dos filhos levaram a um desequilíbrio de gênero não natural na Índia. Em 1901, para cada cem mulheres, havia 103 homens na população. Cem anos depois, a proporção é de 107,2 homens para cada cem mulheres.[6] A situação – que também se estende a muitas outras partes da Ásia – foi descrita como "generocídio".

Para as meninas sobreviventes, a vida é muitas vezes pior do que para os meninos. Em diversas das famílias mais pobres, elas recebem menos de tudo: menos comida, menos remédios, menos roupas. Não se considera

Irmãos e irmãs

que elas tenham a mesma utilidade econômica e social que os meninos, e, portanto, os pais investem menos nelas, até na quantidade de arroz em seu prato. Claro que isso não acontece em todas as famílias, mas é comum o suficiente para transparecer nas estatísticas. Essa negligência nutricional já podia ser observada há muito tempo, no censo de 1901: "A menina recebe menos roupas que a protejam contra o frio, ... é provável que não seja tão bem alimentada quanto o menino, e, quando fica doente, é possível que seus pais não façam os mesmos esforços vigorosos para assegurar sua recuperação."[7]

Mas nem todas as meninas são igualmente desprovidas. Se você tiver que nascer menina na Índia rural, tenha o cuidado de ter irmãos mais velhos, e não irmãs. Em 2003, a economista indiana Rohini Pande decidiu quantificar os efeitos da presença de irmãos sobre a má qualidade da alimentação das meninas.[8] Ela mediu isso analisando a quantidade de meninas com "desnutrição grave", em outras palavras, com altura mais de três vezes abaixo do desvio padrão esperado em sua idade. Trata-se de um bom indicador de que a criança está sofrendo negligência nutricional de longo prazo.

Pande analisou dados de 14 715 crianças da zona rural entre seis e 47 meses de idade. A maioria das mães era analfabeta e pouquíssimas ganhavam algum dinheiro para complementar a renda do pai. Um terço das crianças vivia em lares sem nenhum bem de consumo. Eram famílias que possuíam mesmo muito pouco, nas quais se faziam escolhas brutais diante da escassa comida da qual a casa dispunha a cada dia. Nessas vilas, ninguém, nem mesmo as crianças preferidas, tinha o que poderíamos considerar "suficiente". Metade das crianças morava em cidades em que não havia sequer uma rua pavimentada.

A fome que as crianças dessas famílias sentiam dependia de quantos irmãos tinham e do sexo desses irmãos. Em geral, o número de meninas com desnutrição grave era 6% maior do que o de meninos, o que se encaixa no quadro de "generocídio". Mas Pande descobriu que algumas meninas tinham mais chances de serem alimentadas de forma adequada do que outras. As que possuíam muitos irmãos mais velhos tinham uma possibilidade menor de sofrer de desnutrição grave do que um menino com dois ou mais irmãos mais velhos. As meninas mais desfavorecidas eram aquelas com muitas irmãs mais velhas. A existência de outras meninas reduzia qualquer valor de novidade que a mais nova pudesse ter, e a limitava à menor quantidade de comida entre todos os membros da família. Uma menina com duas ou mais irmãs mais velhas tinha 38% mais chance de sofrer de desnutrição grave, indício de quão pouco seus pais valorizavam sua existência. Os meninos, por sua vez, se beneficiavam quando eram o único homem entre irmãs. Pande descobriu que, entre todas as crianças, o menino em tais circunstâncias era o que tinha menor probabilidade de sofrer de desnutrição e a maior chance de ser imunizado contra doenças, pois, como único menino entre meninas, era muito especial: muito mais digno de receber comida.[9]

Tais escolhas macabras estão – ainda bem – muito longe de nossas próprias mesas de jantar, nas quais em geral há comida em excesso, e não escassez. Quando as mesas são fartas – seja na Índia ou no Ocidente –, a dinâmica familiar já não gira mais em torno de quem merece passar menos fome. Aqui, a criança azarada pode ser a que é forçada a desempenhar o papel de lata de lixo humana, a que faz os outros se sentirem melhor a respeito das sobras que não querem consumir. Sem dúvida, não estamos contando cada grão de arroz.

No entanto, as duras escolhas dos pais descritas por Pande soam estranhamente familiares. Meu palpite é de que a competição por comida entre irmãos é uma característica central dos contos de fadas que ainda lemos para os nossos filhos na hora de dormir, ou dos filmes da Disney a que assistimos aconchegados no sofá num dia de chuva. Sabemos que a Branca de Neve da Disney é uma pessoa boa porque ela divide a comida em sete porções iguais ao servir as sete tigelinhas dos anões, sem restrições ou favoritismo. *Cinderela*, por sua vez, nos incute o conceito de famílias em que as irmãs de sangue recebem mais de tudo do que a meia-irmã negligenciada. Na história original, *Ashputtel*, o baile ao qual ela não pode ir é descrito como um "banquete". Ao impedi-la de comparecer, a sugestão é de que as irmãs malvadas estão impedindo a heroína não só de dançar, mas também de comer.

Irmãos e irmãs

O angustiante dilema de como alimentar vários filhos em momentos de crise é um dos principais temas dos *Contos de Grimm*, publicados originalmente em 1812 como *Kinder und Hausmärchen*, ou "Contos infantis e domésticos". Grande parte da maldade nas histórias gira em torno de madrastas que não estão dispostas a alimentar os enteados com a mesma quantidade de comida que reservam para si próprias ou para seus filhos, caso os tenham. O conto "João e Maria" começa numa época de "grande fome". A madrasta não chega a ser sanguinária – como a bruxa da casa feita de doces –, mas é uma pessoa muito egoísta e com medo de morrer. Ela quer abandonar as crianças na floresta, pois teme que, caso contrário, "nós quatro iremos morrer de fome".

Na interpretação freudiana convencional, meias-irmãs e madrastas más são uma fantasia. Para os freudianos, a mulher que mata deliberadamente os enteados de fome não pode ser real; deve ser uma projeção aterrorizante das ansiedades internas que as crianças têm em relação a serem abandonadas. No entanto, num artigo pioneiro publicado em 1981, o historiador francês Eugen Weber argumentou que os contos de fadas refletiam a verdade da vida na Europa do século XVIII: "fome, pobreza, morte, perigo, medo, falta de sorte".[10] Para os camponeses que inicialmente contavam essas lendas populares, a ideia de que você pudesse ser privado de pão porque era menos valorizado que um meio-irmão soava terrivelmente verdadeira. "Dadas as taxas de mortalidade, sobretudo de mulheres no parto", escreve Weber, "madrastas más não se restringiam ao mundo da fantasia mais do que as crianças abandonadas."

Vista sob esse prisma, a experiência das crianças dos contos de fadas não é muito diferente da dos jovens irmãos da extraordinária animação *Túmulo dos vagalumes* (1988), do estúdio Ghibli, que descreve a fome no Japão durante a Segunda Guerra Mundial. Quando a mãe morre, o casal de irmãos Seita e Setsuko é forçado a tentar sobreviver por conta própria. Uma tia os abriga, mas em todos os jantares ela os faz se sentir indignos da refeição, muito embora eles lhe houvessem dado toda a comida que tinham. A tia se ressente do fato de que eles não têm idade suficiente para trabalhar, como a própria filha. Ela os culpa por não contribuírem com a casa ou com o esforço de guerra. Mas dá para ver que a verdadeira raiz do seu ressentimento em relação aos alimentos é que os pobres órfãos não mantêm uma relação próxima o suficiente com ela. O cientista J.S. Haldane tem uma declaração famosa em que diz: "Daria a vida por dois irmãos ou oito primos." Em tempos de fome, ter um parentesco distante com a pessoa que controla o fornecimento de comida pode não ser o suficiente.

Os contos de fadas estão cheios de enteados azarados, forçados a sobreviver à custa de restos de comida mofada. Em alguns casos – como em "João e Maria" – a privação força os irmãos a se aliarem em busca de uma vida melhor. Em "Irmãozinho e irmãzinha", também dos Grimm, um irmão pega a irmã pela mão e diz que, como a madrasta bate nos dois e os alimenta com "restos" piores que os destinados ao cachorro, eles precisam "cair no mundo juntos". Quando as crianças de contos de fadas saem em busca da própria sorte, seu objetivo principal é encontrar comida.

Weber observa que, quando as personagens dos contos de fadas têm direito a três desejos, suas ambições em geral são modestas: nada de dominar o mundo, controlar a mente dos outros ou voar, mas uma vida na qual você nunca tenha de lutar contra os irmãos por comida: "Eles sonham, acima de tudo, com panelas que fazem mingaus intermináveis, mesas ou toalhas que se põem sozinhas, com as refeições já prontas."[11]

Há um antigo conto folclórico francês sobre uma substância maravilhosa chamada "pão das fadas". Era uma comida tão abundante que jamais terminava, desde que nunca fosse compartilhada com estranhos. Segundo Weber, "a generosidade acabava na soleira de casa". O sonho de conto de fadas – o "felizes para sempre"– é alcançar um estado de abundância tal que pai nenhum seja tentado a fazer escolhas cruéis entre as muitas bocas à mesa de jantar. Numa casa em que o pão nunca termina, meias-irmãs não precisam ser motivo de medo. Elas podem ser suas amigas. E então você só teria de se preocupar com os monstros maus de verdade – as bruxas ou os ogros, os que não fazem parte da sua família e que querem comer você.

Irmãos e irmãs 113

HÁ UMA CATEGORIA DE PESSOAS, por outro lado, que nunca teve de se preocupar com irmãos roubando a melhor parte da refeição. Os filhos únicos estão livres das disputas à mesa de jantar. Aqueles entre nós que sempre viveram sob a sombra ou a proteção de outra pessoa frequentemente se questionam se teria sido libertador ser a única criança à mesa. Como a vida seria diferente se você pudesse soprar as velas do seu bolo de aniversário em paz, sem ninguém bafejando no seu pescoço. Imagine nunca ter de dividir os doces. Quando a política do filho único foi introduzida na China, na década de 1970, a propaganda enfatizava que filhos únicos teriam uma parcela maior dos recursos: não só do Tesouro Nacional, mas do patrimônio da família. Livres do "caos sem sentido" da vida entre muitos irmãos, essas crianças seriam mais saudáveis, mais bem instruídas e alimentadas.[12] Ao menos, essa era a teoria.

Em contrapartida, o estereótipo negativo dos filhos únicos é que eles são mimados e egocêntricos. O rico empresário George Hearst (1820-91) notou um egoísmo nos hábitos alimentares do filho único, William Randolph, que viria a ser um dos maiores donos de jornal norte-americanos e a inspiração para o personagem principal de *Cidadão Kane*. "Uma coisa é certa sobre meu pequeno Bill. Andei observando meu filho e percebi que, quando ele quer um bolo, ele quer um bolo; e quer agora. E notei que, depois de um tempo, ele consegue o bolo."[13]

Esse comportamento provavelmente tinha mais a ver com a personalidade de Hearst do que com o fato de ele ser filho único. Vários estudos em grande escala a respeito de filhos únicos contestaram a pressuposição comum de que a falta de irmãos torna as pessoas socialmente desajustadas. As pesquisas sugerem que elas são muito semelhantes a outras crianças em seus comportamentos e atitudes.[14] Quanto à ideia de que não sabem dividir comida, Lauren Sandler, autora de *Primeiro e único*, uma celebração da condição de filho único, argumenta que, na verdade, eles talvez aprendam a dividir a comida de forma mais gentil que outras crianças, pois copiam o comportamento dos adultos, já treinados na arte de dar e receber, em vez de se espelharem num irmão imaturo.[15]

No entanto, há desvantagens na alimentação dos filhos únicos. Num cenário de mais abundância, não ter irmãos representa um risco maior de obesidade infantil. Segundo um estudo, o número de filhos únicos de onze anos que apresentava sobrepeso era duas vezes maior que o de crianças da mesma idade com um ou mais irmãos.[16] Por quê? A explicação óbvia é que eles ficavam com todas as guloseimas. Um adulto que adorava ser filho único lembrou a alegria de acordar na Páscoa e ter doze ovos de chocolate, e "só eu, minha mãe e meu pai para comê-los".[17] Há também indícios de que filhos únicos fazem menos exercícios, já que não têm irmãos com quem bater bola ou correr.

Mas essas são apenas tendências, e não regras. Dependendo da dinâmica familiar, quase todas as desvantagens de ser filho único podem se transformar em vantagens. Talvez você se exercite mais, e não menos, porque seus pais têm mais tempo para levá-lo a aulinhas de esporte ou para jogar no parque com você. É possível que você desenvolva hábitos alimentares *melhores*, porque todos os dias seus pais tiram um tempo para preparar um café da manhã saudável. Em última análise, nenhum de nós jamais vai saber se teríamos comido de forma diferente com ou sem irmãos.

OUTRA QUESTÃO para a qual nunca vamos ter uma resposta é se as nossas refeições teriam sido diferentes caso tivéssemos nascido no sexo oposto. Antes de eu nascer, meus pais achavam que eu seria um menino chamado Gabriel. Será que ele teria dado origem a um repertório diferente de jantares em família? Teria se angustiado menos a respeito do que ingeria? Quando minha irmã e eu estávamos no auge de nossa disfunção alimentar, às vezes eu desejava que tivéssemos um irmão mais novo, alguém para quem a comida fosse uma questão mais simples, e não um psicodrama sem fim. Ele iria comer pratos generosos de bacon com ovos e nunca se preocuparia com os efeitos da comida sobre a sua aparência. Na época, eu não sabia que meninos também tinham transtorno alimentar. Tampouco sequer considerei a possibilidade de que a presença de um menino à mesa pudesse aumentar o drama das irmãs em torno da comida.

Não é só entre as famílias pobres da Índia rural que os irmãos são incentivados a comer mais, enquanto as irmãs ficam com a impressão de

Irmãos e irmãs

que devem comer menos. Isso acontece em sociedades mais ricas também, com a diferença de que não é considerado negligência, mas uma coisa boa para as meninas. Muitas meninas aprendem em casa que seu apetite é um problema, algo que deve ser reduzido. Falamos de "rapazes em fase de crescimento", elogiando-os por sua virilidade, mas quase nunca de "moças em fase de crescimento". Talvez porque tenhamos medo e vergonha do modo como o corpo das meninas se desenvolve – mudando não só de tamanho mas também de formas. É de admirar que algumas adolescentes tentem se alimentar como as irmãs pré-adolescentes?

De muitas maneiras, à medida que os filhos crescem, os pais aprendem a parar de interferir nos seus hábitos alimentares. Quando as crianças passam a ter o próprio dinheiro, não podemos mais nos ver como o controlador geral dos lanches. Redescobrimos o prazer de planejar nossas próprias refeições, sem a preocupação de que uma das crianças não vai comer se a receita tiver pimenta, enquanto outra vai reclamar se não tiver. Em suma, quando nossos filhos crescem, relaxamos. A grande exceção é quando os pais acham que ainda é trabalho deles fazer com que o filho ou, principalmente, a filha perca peso. Nesse caso, a pressão na dieta pode continuar e até se intensificar na idade adulta.

Já presenciei uma refeição de filhos crescidos com seus pais em que um rapaz – na verdade, um homem de trinta anos que não era excessivamente magro – ouviu da mãe que ele simplesmente tinha que repetir a comida, enquanto a irmã foi repreendida por aceitar uma única batata. Segundo Pierre Bourdieu, essa cultura de dois pesos e duas medidas era parte da vida entre a classe operária francesa dos anos 1970.[18] O normal era abundância para os homens e restrição para as mulheres: eles consumiam carne vermelha aos montes; elas comiam salada e pequenos beliscos. A trajetória de um menino para a idade adulta era marcada pelo privilégio de repetir o prato. A de uma menina, por outro lado, era definida pela abnegação. Como as outras mulheres, ela tinha de aprender a dividir uma porção em duas e a ficar de pé para servir os homens enquanto eles se refestelavam em suas cadeiras.

A lógica original por trás da prática de se incentivar meninos a comer mais do que meninas era o fato de que os homens trabalhavam fora de casa mais do que as mulheres e, portanto, precisavam de bastante comida para realizar seu trabalho braçal. Em contrapartida, entre as classes superiores ociosas da Europa, às vezes era considerado legítimo que as meninas, e não os meninos, comessem demais, porque a comida em excesso melhoraria sua aparência: pense na pele branca e rechonchuda das mulheres de Veronese (c.1555-85) ou nos braços roliços e rosados das meninas pintadas por Boucher, dois séculos depois. Hoje a gordura está associada à pobreza, pois, em geral, é muito mais barato comprar comidas calóricas e ricas em carboidratos do que produtos frescos e saudáveis. Há alguns séculos, no entanto, a mulher com aparência de "bem alimentada" era um sinal de riqueza e, segundo a lógica distorcida da época, de beleza. O gastrônomo francês e filósofo da nutrição Jean Anthelme Brillat-Savarin, autor de *Fisiologia do gosto* (1825), tinha pena das mulheres magras demais, com a "palidez da doença", e as incitava a engordar, seguindo uma dieta substancial com "bastante pão", chocolate quente, ovos frescos mexidos na manteiga, muita carne, peixe, sopa com "acompanhamentos feitos com arroz ou macarrão" e sobremesas com biscoitos champanhe, babas ao rum e similares, além de frutas adoçadas e uvas.[19] E cerveja.

Mas entre o povo, a cerveja era própria – e, em grande medida, ainda é – dos homens, assim como os queijos salgados, os salames e o direito de repetir a comida. Ser do sexo masculino significava comer com liberdade e com uma noção de condescendência. "Comer, e comer bem, é parte da condição do homem", observou Bourdieu, embora isso não explicasse por que se imaginava que as mulheres não precisavam de sustento para todo o trabalho que também desempenhavam, servindo, arrumando, limpando, cozinhando.[20] Esperava-se que elas se contentassem com menos, que tivessem gostos tão "delicados" que nem sequer pensassem em beber um licor forte e comer uma carne substancial, e que se satisfizessem ao ver os irmãos e os pais bem alimentados. Por outro lado, o homem de pouco apetite ou que tivesse repulsa por carne era visto como "suspeito".

A partir da década de 1980, à medida que os padrões de trabalho foram se tornando mais equilibrados, esse raciocínio segundo o qual as me-

Irmãos e irmãs

ninas deviam comer menos que os irmãos começou a decair, substituído por uma nova ideologia da magreza que, mais uma vez, ditava que elas deviam comer menos. "Se os garotos engordam, dizem que é músculo", reclamou uma menina de onze anos para os pesquisadores que, em 1994, realizaram um levantamento sobre os hábitos alimentares das crianças europeias.[21] Ainda se espera que as meninas se contentem com menos que seus irmãos e que ocupem menos espaço à mesa. A diferença é que os pais que as pressionam para emagrecer acham que estão fazendo um favor, pois acreditam que vivemos num mundo em que as consequências do excesso de peso são piores para as meninas que para os meninos. E nisso eles não estão totalmente errados. Um estudo recente, realizado em Nova York, estabeleceu uma correlação negativa direta entre o excesso de peso das mulheres e sua renda esperada, a capacidade de conseguir emprego e até de ter uma vida familiar gratificante.[22] Nenhuma dessas correlações era válida para homens que apresentassem excesso de peso. De forma injusta, a vida era significativamente pior para as mulheres com sobrepeso do que para os homens. O curioso é que os pesquisadores não conseguiram concluir se isso acontecia porque a sociedade realmente discrimina as mulheres com sobrepeso ou porque elas têm baixa autoestima, o que, por sua vez, gera o receio de se candidatar a um novo emprego ou de pedir aumento de salário.

Não é difícil de imaginar que elas tenham baixa autoestima, afinal, meninas – com excesso de peso ou não – são forçadas a encarar sua alimentação como um problema com mais frequência que seus irmãos. As mães que pressionam as filhas para controlar o peso podem estar projetando nelas suas próprias ansiedades corporais, o que explica por que fazem isso com mais frequência com meninas do que com meninos. (Um estudo demonstrou que mães com bulimia estão mais propensas a exercer "práticas controladoras de alimentação" sobre as filhas do que sobre os filhos, independentemente de se as meninas estão acima do peso.)[23] Os pais também podem fazer isso com os filhos homens. Uma pesquisa concluiu que pais insatisfeitos com o próprio corpo eram suscetíveis a monitorar a alimentação dos filhos, mas não a das filhas. Porém, em geral, quem está no comando da alimentação da família é a mãe, e são as filhas que mais sofrem a pressão quando se trata de peso.

Tudo indica que pais e mães não sabem ao certo como se portar com os adolescentes à mesa, sejam eles meninos ou meninas. O projeto Eat, de Minnesota, acompanhou quase 5 mil adolescentes durante um período de cinco anos.[24] Desses 5 mil, havia um grupo mais jovem (no decorrer da pesquisa, entre doze e dezessete anos) e um mais velho (entre quinze e vinte anos). Liderados por Katherine Bauer, os pesquisadores entrevistaram os adolescentes para avaliar as mudanças, ao longo dos anos, na forma como seus pais os incentivavam a escolher alimentos saudáveis, a fazer exercícios e a perder peso. Com o tempo, os pais dos meninos abrandaram as três exigências. Isso reflete o crescente caráter independente da adolescência. Parece meio absurdo perguntar a alguém maior, mais forte e mais peludo que você quantos legumes e verduras já comeu hoje. Talvez haja também uma mudança de prioridades. Quando seu temor é de que seu filho adolescente possa estar se envolvendo com drogas, é difícil se preocupar tanto com um refrigerante aqui, outro ali. Pais de meninos adolescentes não querem ser muito exigentes quando o assunto são refeições em família por medo de afastá-los de vez, o que é uma pena; afinal, os dados sugerem que continuar a oferecer refeições caseiras equilibradas é uma das melhores maneiras de cuidar da saúde de seu filho adolescente. Jovens que comem refeições caseiras regularmente consomem mais frutas e legumes e parecem mais felizes, até onde é possível mensurar isso.[25]

Com as adolescentes, no entanto, o quadro foi diferente. Tal como acontecia com os meninos, elas relataram que, à medida que amadureciam, seus pais se esforçavam menos para fazê-las comer alimentos saudáveis e se manter fisicamente ativas. Mas, à medida que o grupo mais velho foi chegando ao final da adolescência – passando de quinze para vinte anos –, alguns dos pais na verdade começaram a pressioná-las *mais* para seguir dietas de perda de peso. Justamente na fase da vida em que se espera que a menina tenha total independência em matéria de alimentação – numa idade em que eram livres para dirigir o próprio carro, casar, votar –, cada vez mais mulheres diziam que ouviam dos pais que o que elas comiam ainda era responsabilidade da família.

Irmãos e irmãs

As experiências alimentares da nossa infância podem nos aprisionar em padrões destrutivos para o resto da vida. A pressão em algumas famílias para que as meninas percam peso é um exemplo disso. Há pouco tempo, conversei com uma mulher de quarenta e tantos anos que já nem lembrava mais quantas dietas fracassadas tinha experimentado. Toda vez que ela ligava para casa, não importava o que estivesse acontecendo em sua vida, com seus filhos ou sua carreira, a primeira pergunta da mãe era sempre: "Você emagreceu?" Seus amigos brincavam que ela só iria conseguir se livrar do efeito sanfona de uma vez por todas quando a mãe morresse. Ela sentia que tinha se aprisionado por muitos anos numa rotina de comer em excesso como meio de se rebelar contra sua educação, mas que aquilo acabara se transformando em autopunição. Por fim, na casa dos quarenta anos, encontrou uma forma de alimentação saudável que era capaz de cumprir – não a dieta que a mãe insistia em que fizesse, mas uma rotina de saladas gostosas, peixes grelhados e sopas saborosas que não pareciam uma privação. Ela levou muito tempo para chegar lá, e achava que poderia ter alcançado isso antes sem a voz materna em sua cabeça mandando-a comer menos.

Como muitas das coisas que os pais fazem por dedicação amorosa, pressionar as meninas para emagrecer não dá bons resultados e tem uma série de consequências negativas. Já se provou repetidas vezes que isso expõe as crianças a um risco maior de desenvolver insatisfação com o próprio corpo, preocupação excessiva com o peso, depressão, compulsão e transtornos alimentares. Segundo um dos estudos, quase um terço das meninas de quinze anos que eram incentivadas pelas mães a emagrecer adotou comportamentos radicais de controle de peso – entre eles usar laxantes, vomitar, pular refeições, fumar para tapear a fome e recorrer a remédios para tirar o apetite –, contra apenas 5% das adolescentes cujas mães não as encorajavam a fazer dieta.[26] As "brincadeiras" de família com meninas que apresentam sobrepeso têm consequências parecidas. Uma pesquisa descobriu que as que eram caçoadas por parentes "com frequência" por serem gordinhas estavam muito mais propensas a comer compulsivamente do que as que tinham famílias mais gentis.[27] Se mesmo isso não o impedir de insinuar para sua filha que ela precisa emagrecer, considere o seguinte: provavelmente não vai funcionar. Ter pais que pressionam os filhos com sobrepeso a fazer dieta aumentava o risco de que eles continuassem com sobrepeso após cinco anos.[28]

ESSA PRESSÃO QUE as meninas sofrem em torno da questão do peso faz parte de uma mentalidade mais ampla. A esfera da alimentação pode ser para elas um lugar diferente do que é para os meninos. Independentemente de termos irmãos ou irmãs, nossa cultura determina que devemos escolher comidas adequadas para o nosso sexo. "Para um menino, algumas coisas eram proibidas", relata Nigel Slater, autor de livros de culinária, em suas memórias *Toast*. Aos oito anos, Slater se sentia rotulado de efeminado pelas guloseimas que escolhia.[29] Muitas das propagandas de comida direcionadas para meninos e homens ainda têm um quê de machistas. "Man up!" [Vire homem!], incitava o slogan da KFC para o Big Crocante Bacon, como se faltasse virilidade a um menino que não se achasse capaz de dar conta de um pão com dois hambúrgueres de frango, bacon, queijo, alface e maionese.

As meninas também recebem mensagens fortes de que determinadas comidas são mais para elas do que outros alimentos. Quando as mulheres de negócios no Japão socializam com o chefe, "podem beber vinho de ameixa com refrigerante, e não cerveja", relatou *The Economist*, como se fosse impossível a mulher preferir cerveja a vinho aguado de ameixa.[30] Tais conceitos estão entranhados até no parquinho infantil, onde se espera que os meninos queiram sanduíches de 30 centímetros cheios de carne, enquanto as meninas sonham com açúcar e doces. Antes dos dez anos, as meninas descobrem que determinadas comidas vêm com uma tarja de "proibido". Aprendem que "magra" é um elogio. E assimilam o conceito de que haveria algo de estranho numa menina que não adora chocolate.

A ideia de que meninos e meninas respondem à comida de formas distintas não é inteiramente fabricada: existem diferenças fisiológicas estabelecidas entre a maneira como ambos se relacionam com a alimentação. Para começar, há o fato irritante de que, mesmo com níveis de exercício e tamanhos aproximadamente iguais, eles precisam de mais energia do que

Irmãos e irmãs 121

elas. De acordo com as últimas diretrizes, um menino de sete anos necessita de cerca de 100 calorias a mais por dia que uma menina da mesma idade (1630 contra 1530). Aos dezoito anos, a disparidade salta para cerca de 700 calorias (3155 para os homens contra 2462 para as mulheres), o que equivale a uma refeição inteira a mais.[31] Há uma diferença entre pressionar para que a menina coma menos e simplesmente lhe dar uma porção diferente. Se eu servisse para a minha filha de doze anos e altura mediana a mesma montanha de comida que meu filho de dezesseis anos (e 2 metros de altura) consome, ela jamais daria conta de tudo. Não é maldade, é matemática.

Uma divergência fisiológica mais surpreendente é o fato de que os cérebros masculinos e os femininos reagem à comida de forma distinta. Descobriu-se, por exemplo, que o gosto azedo do ácido cítrico produz uma resposta mais acentuada na ínsula e no tálamo das mulheres que nos dos homens. Em geral, elas têm mais sensibilidade a cheiros e a sabores e se recordam deles mais facilmente.[32] Essa sensibilidade elevada pode fazer delas consumidoras mais exigentes. Muitos estudos têm demonstrado que as mulheres manifestam mais atitudes negativas em relação à comida e estão mais propensas a rejeitar algo por achar que o gosto não está perfeito. O especialista em marketing Bryan Urbick passou muitos anos trabalhando com painéis sensoriais de crianças no desenvolvimento de produtos para a indústria alimentícia e entrevistou, em média, 4 mil crianças por ano na Europa, na América do Norte e Central, na Ásia e no Oriente Médio. Em todas essas culturas diferentes, Urbick encontrou "fortes padrões recorrentes" na forma com que meninas e meninos respondiam à comida. Eles tinham regularmente menos sensibilidade ao gosto e à textura do que elas. Urbick descobriu que, "se você acertar no gosto para as meninas, provavelmente também acertará para os meninos". No entanto, quando se tratava da identidade visual dos produtos alimentícios, a situação se invertia. Urbick aconselha os desenvolvedores de produtos que têm como público-alvo tanto meninos quanto meninas a sempre projetar a embalagem e a marca para os meninos. "Elas aceitam melhor produtos 'de menino', já eles tendem mais a rejeitar algo que seja muito 'mulherzinha'."[33]

Se você parar para pensar, a ideia de que existem comidas "de menina" e "de menino" é bem ridícula. Quem decidiu que homens amam tortas e mulheres gostam de homus, como no título do livro de receitas lançado em 2013 pelo chef Simon Rimmer (*Men Love Pies, Girls Like Hummus*)? No entanto, mesmo que a gente insista em estar acima dessas noções infantis, é muito difícil não internalizar a ideia de que algumas comidas pertencem mais a um sexo que a outro, e não fazer nossas escolhas de acordo com isso. Temos uma tendência a associar pratos generosos de carne automaticamente aos homens, e doces e saladas leves às mulheres, e tais estereótipos se repetem em culturas tão distintas quanto a França e o Japão. Quando se perguntou a um grupo de universitários norte-americanos que comidas pertenciam a qual sexo, eles responderam prontamente: bife, batata frita, cebola e balas eram próprios dos homens; queijo cottage, pêssego, suflê e crepe eram coisa de mulher.[34] Além do mais, verificou-se que alguns adolescentes do sexo masculino tinham receio de comer alimentos com conotações femininas, sobretudo na presença de amigos: homens de verdade não comem suflê!

Essas noções de comida de menino e de menina afetam inexoravelmente nossas preferências pessoais. Em 2003, um grupo de pesquisadores usou dados coletados para analisar como o conceito de "comida reconfortante" difere de acordo com o gênero.[35] Eles descobriram que "os homens preferiam refeições quentes e generosas de comidas consideradas reconfortantes (como bifes, ensopados e sopas), enquanto as mulheres optavam por comidas mais parecidas com lanches (chocolate e sorvete)". Um número impressionante de mulheres também considerava legumes e verduras reconfortantes. Os pesquisadores sugeriram que o fato de os homens encontrarem consolo em refeições quentes completas possivelmente representava um retorno à infância, quando eles se "acostumaram a ter alguém que lhes preparava as refeições". Outra diferença entre os sexos foi a de que os homens tendiam a se sentir "saudáveis" depois de consumir seu bife reconfortante preferido, enquanto as mulheres se sentiam "culpadas" depois de comer seu sorvete, biscoito ou chocolate. Então, a comida reconfortante das mulheres nem sequer serve para confortá-las: um completo desperdício.

Irmãos e irmãs

Essa pressão social para comer de acordo com seu sexo é mais importante do que parece. Por um lado, prejudica nosso prazer em comer, o que raramente é boa ideia. As mulheres com frequência deixam de pedir o prato que realmente querem do cardápio porque não acham que seja "apropriado".[36] No Japão, elas relataram um desejo intenso por sushi, embora não o comam com a frequência que gostariam, talvez porque sushi seja visto como uma comida pesada e masculina.[37] Um levantamento sobre como os consumidores britânicos se comportam ao comer fora concluiu que, embora as mulheres digam que gostam de pedir bife em restaurantes, elas não o fazem com tanta frequência quanto os homens, por considerar algo caro demais para elas.[38] A grande maioria das mulheres escolhe carnes brancas; dos homens, carne vermelha. Não vemos nada de errado nisso porque estamos muito habituados à ideia de que os homens têm "sangue nas veias" quando se trata de comida.

Mas se tem alguém que precisa de carne vermelha (e algumas pessoas defendem que ninguém precisa) não são os homens, mas as meninas adolescentes. O mais prejudicial no modo como nossa relação com a comida é marcada pelo gênero é que isso encoraja tanto os meninos quanto as meninas a se alimentar de formas que vão contra as necessidades de seus corpos. Está tudo errado. São as meninas que mais precisam de comidas que aumentem os níveis de hemoglobina. E os meninos que mais precisam de saladas e legumes. O conceito de comida de menino e de menina é um disparate perigoso que nos impede de ver o verdadeiro problema na alimentação das crianças.

Ao contrário do que sugerem os suplementos de saúde de jornais e revistas, o maior déficit nutricional de nossas dietas hoje não é a nossa incapacidade de comer "superalimentos" o suficiente, o que quer que isso seja. É a deficiência de ferro das meninas. Pelo mundo todo, ricas ou pobres, gordas ou magras, milhões de adolescentes estão anêmicas porque suas dietas não incluem alimentos ricos em ferro o suficiente para satisfazer o aumento abrupto nas taxas de ferro de que seus corpos precisam quando elas começam a menstruar – de 8 para 15 miligramas. Muitas mais sofrem de depleção de ferro, quando não há ferro armazenado no corpo, o que pode causar cansaço, dor de cabeça e prejudicar a função cognitiva.[39] Segundo a Organização Mundial de Saúde, no mundo inteiro, 2 bilhões de pessoas são afetadas pela deficiência de ferro. Existem também muitos homens e meninos anêmicos, mas as adolescentes são de longe as mais atingidas. A situação é pior nos países em desenvolvimento, sendo responsável por uma em cada cinco mortes no parto (muitas vezes motivada por hemorragia; uma grávida precisa de três vezes mais ferro que uma adolescente). Mas o quadro também é extremamente comum em países onde se imaginaria que as meninas estão bem nutridas, e o estereótipo de que as meninas podem sobreviver à base de alface e chocolate não ajuda.

Uma pesquisa realizada na Europa em 2001 descobriu que, na Suécia, mais de 40% das jovens entre quinze e dezesseis anos sofriam de depleção de ferro (contra 15% dos rapazes); na Dinamarca, o problema afetava 7% dos rapazes entre dezesseis e dezessete anos, e 20% das moças da mesma idade.[40] Na China, em 2007, uma amostra de 1 037 adolescentes do sexo feminino constatou deficiência de ferro em 40,4%, e anemia completa em 19,5%.[41] Tirando os suplementos alimentares (que podem causar constipação e náusea) e os cereais matinais fortificados, não é fácil consumir comidas ricas em ferro o bastante. A fonte de longe mais rica e "biodisponível" é a carne de fígado (uma porção de 85 gramas de fígado de galinha contém 11 miligramas de ferro), seguida da carne vermelha (um bife de 170 gramas contém cerca de 6 miligramas de ferro).[42] A absorção do ferro se reduz quando o alimento é consumido com chá ou café, e aumenta com a ingestão de vitamina C.

Uma adolescente que, de repente, troca o suco matinal por café, vira vegetariana e para de comer ovo de manhã (ovo é comida de menino!) pode se ver em maus lençóis. As mulheres estão muito mais propensas a se tornar veganas ou vegetarianas que os homens: de cerca de 1 milhão de norte-americanos veganos, 79% são mulheres; entre os vegetarianos, 59% são do sexo feminino. Existem diversas comidas vegetarianas que são boas fontes de ferro, entre elas sementes de abóbora, oleaginosas, especiarias, verduras, melaço, frutas secas, gemas de ovo, feijão, cereais integrais e pão integral. O problema é que uma criança que vira vegetariana de repente provavelmente não tem o hábito de consumir esses alimentos de forma balanceada. O ferro obtido de fontes não animais também é menos facilmente absorvido pelo organismo, de modo que as pessoas que não comem carne podem precisar de ainda mais ferro. O grupo mais perigoso para as meninas em termos de anemia é o das vegetarianas que estão de dieta: nos anos 1990, 43% das jovens britânicas vegetarianas com idades entre onze e quatorze anos que tinham tentado perder peso durante o último ano apresentavam níveis baixos de hemoglobina no sangue, comparados com apenas 15% das vegetarianas que não estavam de dieta e 8% das carnívoras que não estavam de dieta.[43]

Surpreendentemente, pessoas acima do peso também têm alto risco de apresentar anemia. O problema se dá não por causa da quantidade de alimentos que elas consomem, mas da qualidade. Uma amostra de adolescentes iranianas demonstrou que, apesar de ingerirem mais calorias do que precisavam, as meninas com sobrepeso tinham, na verdade, mais chance de ter anemia que as demais: 34,1% contra 27,8.[44] Elas não obtêm ferro suficiente de suas refeições ricas em carboidrato e nutricionalmente desequilibradas. Pizza, batata frita e sorvete – comidas atualmente populares nas ruas de Teerã – não contêm muito ferro.

Talvez a deficiência de ferro seja tanto causa quanto consequência do excesso de peso. Ela parece retardar o metabolismo, pela redução dos níveis de carnitina (composto envolvido no metabolismo de ácidos graxos).[45] Mulheres anêmicas são menos aptas para desempenhar exercícios aeróbicos, o que pode ser contornado com suplementos de ferro. É compreensível que a adolescente anêmica não morra de vontade de pular na esteira ergométrica, considerando que a falta de ferro faz você se sentir fraco e tonto, mal podendo pôr um pé adiante do outro (pelo menos foi assim que me senti depois que meu primeiro filho nasceu, quando fiquei anêmica e branca feito um fantasma).

Muitas adolescentes com sobrepeso sofrem a pressão das famílias para emagrecer quando na verdade precisam é de uma alimentação melhor (o que quase certamente as ajudaria a perder peso ao longo do caminho). Meninas com deficiência de ferro, de todos os tamanhos, precisam se fortalecer comendo ovos quentes com pedaços de torrada integral para mergulhar na gema mole; verduras de folhas escuras; bife grelhado; ensopado de cordeiro; sardinhas grelhadas; e um minestrone robusto ou feijão preto. Em suma, elas precisam de comida de homem. Se ainda acharem que seu corpo está clamando por chocolate, devem trocar as barras baratas de chocolate ao leite, que são basicamente açúcar e gordura vegetal, pelas de chocolate amargo de verdade, com 70% de teor de cacau e que podem de fato lhes fazer algum bem (uma barrinha de 30 gramas de chocolate amargo equivale a 5 miligramas de ferro).

Mas quase ninguém fala em fortalecer as meninas – essas criaturinhas delicadas que beliscam suflê e deveriam sobreviver à base de brisa e elogios. No entanto, faz-se um esforço imenso para fortalecer seus irmãos, provendo-os de ilusões perigosas sobre a quantidade de comida de que necessitam. No atual ambiente nutricional, a alimentação em excesso dos rapazes é tão inútil quanto a desnutrição das meninas.

UM DOS MAIORES OBSTÁCULOS para o emagrecimento de qualquer criança obesa ou acima do peso é os pais não perceberem que há algo errado. A dra. Laura Stewart coordena uma clínica para tratamento de obesidade infantil em Tayside, na Escócia, país que apresenta algumas das piores estatísticas em saúde infantil na Europa. "Muitos pais não percebem que o filho tem problema de peso", afirmou Stewart numa conferência de profissionais de saúde da qual participei, em outubro de 2013.[46] A questão, segundo ela, é que, ao debater o assunto, a mídia só mostra imagens "das crianças mais extremamente obesas", o que faz com que as pessoas cujos filhos são apenas levemente obesos achem que eles estão ótimos. Se a maior parte das pessoas que você vê à sua volta está acima do peso, isso começa a parecer normal.

Stewart descreveu um experimento que orientou em Tayside, em 2010, que visava descobrir o que era necessário para que os pais enxergassem o problema de peso dos filhos. Os pesquisadores exibiram fotos de crianças aos pais e pediram para dividi-las em "normal" e "acima do peso". Era como se eles não enxergassem o que havia na frente deles. Só identificavam

Irmãos e irmãs 127

uma criança acima do peso quando ela na verdade era "significativamente obesa". Todas as fotos de crianças acima do peso, mas que não chegavam a ser obesas, eram vistas como "normais". Há um grande nível de negação coletiva quando se trata de crianças e peso. Até entre alguns dos médicos e enfermeiros cujo trabalho é lidar com a questão. Cerca de metade das pessoas empregadas pelo sistema público de saúde inglês está acima do peso ou é obesa, o que faz a situação parecer normal para esses profissionais também. Depois que Stewart terminou de falar, um profissional de saúde na plateia levantou a mão e criticou-a por utilizar o índice de massa corporal para medir as crianças. "Você pode ter uma criança gorda, mas em forma! Pelo IMC, um fisiculturista seria classificado como obeso!" Stewart se recompôs e sorriu. "Nunca uma criança musculosa e em forma foi encaminhada para a minha clínica. Você tem de usar os olhos."

Tem-se comprovado, consistentemente, que o problema da "falsa percepção de peso" é pior para os meninos que para as meninas. Diversos estudos demonstram que os pais são menos propensos a achar que o filho está acima do peso do que a filha, talvez porque o corpo das meninas seja visto mais como uma questão social que o dos meninos. Os pais com frequência adotam uma postura muito defensiva quando o enfermeiro ou nutricionista argumenta que, com base nos gráficos de peso e altura, seu filho é obeso. Eles protestam que o menino tem "ossos grandes", que só come coisas saudáveis, que tem algo de errado com o gráfico. Essa atitude é vista tanto em pais de meninas quanto de meninos, mas os pais parecem quase orgulhosos do tamanho do filho. Um menino obeso pode ser descrito como "forte" ou "robusto", o que soa mais saudável do que "gordo". Uma mãe de baixa renda cujo filho ainda em idade pré-escolar tinha obesidade limítrofe afirmou aos pesquisadores: "Eu olho para ele e sei que pode pesar muito, claro, mas isso tudo pode ser só músculo. Porque ele é um garoto forte."[47]

Quando os pais subestimam o peso de um filho e superestimam suas necessidades alimentares, isso pode definir sua autoimagem e determinar a maneira como ele come para o resto da vida. Um estudo em grande escala sobre percepção de peso envolvendo mais de 16 mil adultos norte-americanos concluiu que subestimar o próprio peso era duas a três vezes mais comum entre os homens que entre as mulheres.[48] Quase 43% dos homens com sobrepeso (mas não obesos) afirmaram que seu peso era "mais ou menos ideal". Quase 12% dos homens obesos declararam que seu peso era mais ou menos ideal. Resultados semelhantes foram observados entre homens e mulheres na Austrália, sendo que, no máximo, os homens admitiam que estavam "um pouco acima do peso", quando na verdade eram "biomedicamente obesos".[49] Isso é preocupante, afinal é improvável que você faça alguma coisa a respeito do seu peso se nem reconhece que tem um problema.

Há uma tendência igualmente preocupante de grande número de mulheres que, caminhando na direção oposta, se rotulam como obesas, embora tenham peso saudável ou estejam abaixo do peso. Um estudo de 2003 desenvolvido com mais de 2 mil alunos de graduação em seis universidades norte-americanas descobriu que pelo menos 72% das mulheres disseram que suas "coxas eram muito gordas", contra apenas 11% dos homens.[50] Isso indica que, independentemente do peso real, mulheres em idade universitária sentem-se mais desconfortáveis quanto a serem pesadas em público que seus equivalentes masculinos.[51] A dismorfia corporal feminina – preocupação exagerada e perfeccionista em relação às próprias falhas corporais – é uma ansiedade que não se limita às mulheres que sofrem de transtorno alimentar em estágio avançado. As pesquisas sugerem que tais preocupações afligem a maioria das jovens pós-puberdade de nossa sociedade.[52]

Essa discrepância entre a autoimagem das meninas e dos meninos é um problema para ambos os sexos. Significa que a maioria das mensagens de saúde pública sobre a "crise da obesidade" e as orientações de como se alimentar de forma mais saudável provavelmente estão sendo captadas pelas pessoas erradas, e não pelas que poderiam se beneficiar disso. É como quando um professor perde a paciência com os bagunceiros e decide que a solução é passar um sermão na turma inteira sobre como eles estão desperdiçando seu futuro. Os alunos bons vão ouvir a bronca e ficar chateados, achando que se aplica a eles, quando não é o caso. Os bagunceiros lá do fundo vão achar que o professor não tem nada de relevante a dizer

Irmãos e irmãs

para eles, então vão cochilar nas carteiras ou continuar a fazer bagunça. Quando as campanhas antiobesidade nos dizem que estamos caminhando inconscientemente para um futuro terrível, um número significativo de mulheres de peso saudável acha que as palavras são uma crítica direta a seus braços e coxas, e um número significativo de homens obesos considera que aquilo não tem nada a ver com eles.

Como regra geral, as mulheres parecem obedecer mais às diretrizes alimentares e se mostram mais propensas a pelo menos tentar comer de forma saudável, mesmo que não consigam.[53] Ao longo da infância, a tendência é de os meninos comerem cada vez menos legumes, verduras e frutas, enquanto as meninas aumentam sua ingestão muito ligeiramente. Um estudo recente desenvolvido com crianças britânicas demonstrou que 70% dos meninos com idades entre quatro e seis anos comiam maçã, mas o número caía para 39% entre os adolescentes de quinze a dezoito anos; como vimos, os pais têm uma resistência a pressionar os rapazes mais velhos a se alimentar de forma saudável.[54] Mas, com as meninas, o consumo de salada subia: apenas metade das meninas de quatro a seis anos comia salada, porém 66% das adolescentes o fazia, talvez porque imaginassem que era algo que deviam comer. De qualquer forma, muitos meninos poderiam se beneficiar aprendendo a comer mais como uma menina. Na Tailândia, as meninas comem muito mais frutas, legumes e verduras que os rapazes, o que se reflete nas taxas de obesidade: o dobro de meninos é obeso.[55] No entanto, as pesquisas indicam que as mães tailandesas não encaram a falta de legumes e verduras na dieta dos filhos como um problema.

Como não reconhecemos a obesidade nos meninos como um problema tão grande quanto entre as meninas, também não entendemos o quão infeliz ela pode torná-los. O Kuwait tem algumas das maiores taxas de obesidade entre adolescentes do mundo, com quase metade das pessoas entre quatorze e dezenove anos com sobrepeso ou obesas. Os adolescentes kuwaitianos são significativamente mais gordos que os de outros países árabes. Um estudo de 2012 estabeleceu que o número de pessoas entre quinze e dezoito anos acima do peso ou obesos era mais de duas vezes superior no Kuwait do que na Síria ou na Líbia.[56] O país teve uma "transição nutricional" mais acelerada que outras partes do Oriente Médio, o que significa que os kuwaitianos adotaram a fast-food ocidental de forma excepcionalmente rápida. Há gerações o Kuwait consome uma culinária muito mais pesada em carne e gordura do que os países árabes próximos, como o Líbano, onde as refeições familiares giram em torno de pratos à base de legumes: pasta de beringela, salada fatuche (com ervas e pão) e similares. No Kuwait, um típico prato familiar é o Makbous Dajaj, no qual um frango inteiro é primeiro cozido, depois frito por imersão e por fim servido com arroz feito na água com a gordura do cozimento do frango.[57] Quando o frango frito e os hambúrgueres norte-americanos chegaram à cidade do Kuwait, o paladar local já estava preparado para gostar deles.

A crise de obesidade do Kuwait é mais um caso em que as noções tradicionais acerca da alimentação falham diante da moderna oferta abundante de alimentos. A hospitalidade é um conceito crucial no Kuwait, e às vezes se diz que qualquer reunião de família é tratada como uma ceia de Natal. Claudia Roden, grande especialista em comida do Oriente Médio, observa que, nas culturas tradicionais árabes, para ser um bom hóspede, "mesmo que você se sinta satisfeito, deve continuar beliscando a comida do prato comunitário do qual os outros estão comendo, pois se para de comer os outros podem se sentir compelidos a parar também".[58] O dinheiro do petróleo fez do Kuwait um dos países mais ricos do mundo em termos de renda per capita, com grandes centros comerciais, uma cultura de comer fora, carros de luxo e bastante dinheiro sobrando para comprar lanches industrializados. A riqueza do Kuwait significa que o excesso de alimentos se tornou acessível ao bolso de muitos, e isso explica por que o ganho de peso tem sido muito mais rápido do que em países mais pobres, como a Síria ou a Argélia.

O Kuwait também vem sofrendo uma epidemia de "transtornos alimentares", sobretudo entre meninos. O professor Abdulrahman O. Musaiger, um dos principais especialistas em nutrição no mundo árabe, descobriu que os distúrbios alimentares estão se propagando por toda a região, e que os adolescentes que apresentam maior grau de transtorno alimentar são os meninos kuwaitianos.[59] Musaiger usou o teste Eat-26 (Eating Attitudes Test-26),

Irmãos e irmãs 131

que pede para a pessoa avaliar a frequência com que adota comportamentos como "comer de forma compulsiva, sentindo-se incapaz de parar", e tem pensamentos como "parece que a comida controla a minha vida", ou "me sinto extremamente culpado depois de comer". Um total de 47% dos meninos kuwaitianos que realizaram o teste apresentaram "atitudes alimentares desordenadas" (muitas meninas também revelaram distúrbio alimentar: 43%). Musaiger concluiu que os meninos do Kuwait talvez tenham "dificuldade de adaptação cultural". Apesar da modernidade econômica, o país é socialmente mais conservador do que muitos outros no Oriente Médio. Ainda em 2013, uma pesquisa com cerca de 2 mil estudantes universitários constatou que apenas 70% desses jovens kuwaitianos – independentemente de gênero – acreditam que homens e mulheres são iguais.[60] A pesquisa também descobriu que muitos estudantes afirmaram não gostar da "cultura de consumo" do Ocidente. Os rapazes kuwaitianos ouvem os pais comentarem a crise do Golfo de 1990, e podem ver os Estados Unidos como um inimigo.

Mas, apesar de denunciar a cultura norte-americana, eles participam dela ao pedir uma Super Supreme no Pizza Hut (que tem 49 filiais no Kuwait) ou um prato de costelas picantes no Applebee's. Muitos meninos kuwaitianos comem a comida do inimigo e bebem os refrigerantes do inimigo todos os dias. Na análise do professor Musaiger, esses jovens estão divididos entre os valores do Oriente e do Ocidente, "presos entre a influência da cultura ocidental sobre o comportamento alimentar e as preferências acerca do tamanho de seus corpos, que incentivam a magreza, por um lado, e, por outro, as regras culturais da tradição, que favorecem os hábitos alimentares costumeiros e o corpo normal ou gordinho".[61] Tradicionalmente, é prerrogativa do menino comer o quanto quiser. Em uma família do Kuwait em que todos os irmãos são obesos – e a maioria dos adultos à sua volta também –, os pais podem olhar os filhos e achar que eles estão bem. Mas, a julgar pela pesquisa de Musaiger, eles não vão bem, nem física nem mentalmente.

A crise da obesidade no Kuwait é uma questão muito mais ampla do que apenas o gênero. Mas, onde quer que vivamos, um passo para aprender a comer melhor seria abandonar os conceitos de alimentação marcados pelo sexo. Tanto os meninos quanto as meninas sairiam ganhando se copiassem os melhores aspectos dos hábitos alimentares uns dos outros. Os meninos poderiam se beneficiar se dessem mais atenção aos legumes e às verduras e se fossem mais honestos a respeito do tamanho de seu corpo. As meninas tirariam proveito de uma preferência mais masculina por pratos principais substanciosos, em lugar dos cupcakes cor-de-rosa cheios de açúcar e chocolate. Como os meninos, elas deveriam saber que têm permissão para comer quando estão com fome.

A grande vantagem de se ter irmãos – mesmo os irmãos de consideração que reunimos entre nossos amigos – é que eles nos tornam menos sozinhos à mesa. Tomamos gostos e hábitos emprestados deles. Talvez o exemplo nos faça ver que uma tigelinha de cereais não é um café da manhã grande o suficiente; ou, por outro lado, que um talo crocante de aipo pode ser surpreendentemente gostoso, sobretudo se você o comer com manteiga de amendoim e passas. Cada mania na qual eles embarcam, seja de comida marroquina, de cozinhar no wok chinês ou de plantar seus próprios temperos, também amplia nossos horizontes. E – quando não estamos brigando – sua companhia melhora o sabor de qualquer coisa.

Irmãos não têm de ser rivais à mesa. Hoje, minha irmã e eu moramos em continentes diferentes, então não comemos juntas com a frequência que eu gostaria. (Ela ficou com os Estados Unidos; a mim, restou a Europa.) Mas, quando nos encontramos, a dinâmica à mesa é muito diferente de antes. Agora que chegamos à meia-idade e temos nossos próprios filhos, nós duas nos acalmamos, e o resultado é o tipo de convergência culinária que nunca imaginei ser possível. No final das contas, não somos tão diferentes assim. Nós duas gostamos de café bem forte; de *bagel* torrado com manteiga, e não com cream cheese; de sushi de abacate; e de todos os tipos de frutas, principalmente se for uma maçã ácida e crocante no outono ou uma pera madura suculenta, o que nos faz lembrar nossa mãe. Quando visito minha irmã, às vezes vamos a uma lanchonete vietnamita perto da casa dela que faz uns sanduíches deliciosos. Ela pede um *tofu banh mi*: tofu marinado em molho de soja com folhas crocantes de coentro, cenoura em conserva e rabanete *daikon* no pão francês. Eu paro por um instante, penso em pedir a carne assada no pão de centeio só para provar quem eu sou, e por fim escolho o mesmo que ela.

Irmãos e irmãs

CHOCOLATE

"Por algum motivo", escreve o especialista em marketing Bryan Urbick, "as meninas têm uma relação especial com o chocolate."[62] Quase todos os anúncios de chocolate na televisão são direcionados para as mulheres, descrevendo-as como incapazes de resistir aos seus encantos.

Seu status como comida de menina e de mulher – algo a ser ansiado e do qual se arrepender – é tão arraigado que seria de imaginar que tem alguma coisa dentro dele que as faz ansiar pelos compostos químicos presentes no produto. Elas próprias muitas vezes falam isso, afirmando que "precisam" da felicidade induzida pela serotonina do chocolate, porque estão menstruadas.

Não há dúvida de que o chocolate contém alguns componentes químicos potentes. Entre eles, a feniletilamina (uma espécie de anfetamina), a cafeína e a anandamida (um canabinoide). No entanto, a maioria das mulheres anseia pelo chocolate ao leite, que tem quantidades significativamente menores desses compostos e muito mais açúcar e gordura que o chocolate amargo. Se há algo que o "chocólatra" deseja, isso provavelmente é a liberação de dopamina induzida pelo açúcar. A ideia de que os hormônios da menstruação fazem as mulheres ansiarem por chocolate foi rebatida por um estudo recente,[63] no qual os investigadores descobriram que, após a menopausa, elas experimentavam apenas uma ligeira queda em seu desejo, apesar de não menstruarem mais. Os pesquisadores concluíram que era o estresse, e não os hormônios, que as empurrava para o chocolate.

Elas têm uma relação especial com o produto principalmente porque é o que a nossa cultura dita. É a velha tolice de que guloseimas doces foram feitas para as "moças", enquanto salgado é coisa de homem. Claro que chocolate é uma substância atraente: o aroma inebriante, o sabor adocicado, a forma como ele derrete à temperatura do corpo. Mas não

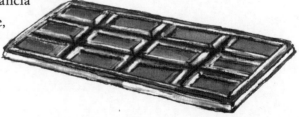

há nenhuma imposição biológica dizendo que as mulheres devem buscar essas experiências mais do que os homens.

Em 2006, foi feita uma pesquisa fascinante com estudantes na Espanha e nos Estados Unidos.[64] Entre os norte-americanos, apenas 59% dos homens admitiam ansiar por chocolate, contra 91% das mulheres. Na Espanha, por sua vez, o desejo de comer chocolate era muito mais igualmente dividido entre os dois gêneros: 78% dos homens espanhóis e 90% das mulheres espanholas afirmaram ansiar por ele. Trata-se de uma indicação clara de que o desejo das mulheres por chocolate é algo determinado culturalmente, e não inato.

Ele é um arquétipo do comportamento adquirido. Desde nossos primeiros anos de vida, as meninas aprendem que chocolate é algo especial e feito *para nós*. É o que comemos no aniversário, nas férias ou para acalmar as lágrimas. Absorvemos a mensagem de que o chocolate vai nos consolar quando estamos tristes; e que, quando estamos felizes, vai intensificar nossa alegria. Dizemos a nós mesmas que não queremos chocolate, mas precisamos dele. No entanto, as mulheres parecem se sentir mais culpadas que os homens quando o compram.[65]

A fisiologia feminina não faz com que as meninas precisem de barras de chocolate uma vez por mês nem cria necessidade de comerem marshmallow ou bombas de creme. Se o nosso hábito de consumir chocolate é aprendido, então – por mais improvável que pareça – pode ser desaprendido, ou pelo menos levemente atenuado.

4. Fome

Então, quando escrevo sobre a fome,
Estou na verdade falando de amor...

M.F.K. Fisher, *The Art of Eating*

UMA CRIANÇA FICA TONTA, escorrega da carteira e cai no chão. Outra boceja por horas toda manhã, só acordando de verdade depois do almoço. A terceira parece incapaz de se concentrar mesmo na lição mais simples, como se seu cérebro não estivesse ali por inteiro.

Esse tipo de fome não deveria mais existir em sociedades civilizadas, em que a comida é farta, mas quem trabalha em instituições de caridade contra a fome pode atestar que, em algumas escolas do rico Ocidente, cenas como essas são uma ocorrência diária. A iniciativa No Kid Hungry funciona no plano estadual e municipal para ajudar a fornecer cafés da manhã gratuitos para crianças de baixa renda em 25 mil escolas por todos os Estados Unidos, partindo da premissa de que a criança que não comeu de manhã não estará pronta para aprender.[1] Dar a uma criança uma tigela de cereais, algumas frutas e leite é um gesto mínimo. Por outro lado, visto da perspectiva do futuro de uma criança, sentir-se saciado pela manhã não é pouca coisa. Pode ser a diferença entre estar desperto para a educação e todas as vantagens que ela lhe oferece ou não. As pessoas que trabalham na iniciativa descobriram que, comparados com outros alunos de baixa renda, os que consomem o café da manhã escolar gratuito têm notas mais altas em matemática, são mais assíduos, mais propensos a concluir o ensino médio e, talvez o mais importante, correm risco menor de passar fome quando adultos. Uma vez que o padrão de não sentir fome durante a manhã se estabelece, ele modifica a forma como você se alimenta para o resto da vida.

Satisfazer a fome é a função mais básica do ato de comer. Presumindo que haja comida suficiente – e nem sempre podemos presumir isso, como indica a existência dos bancos de alimentos e dos programas de merenda escolar –, lidar com a fome não parece algo que alguém tivesse de aprender a fazer. Ao contrário do nosso apetite por comidas específicas, a fome é um mecanismo animal inato. No entanto, em nosso ambiente alimentar moderno, ela está longe de ser algo simples. Depois da infância, desenvolver a capacidade de saciar a fome de forma adequada, sem passar do ponto, tornou-se uma tarefa complicada, seja no faminto mundo em desenvolvimento, seja no Ocidente abastado.

Como o tédio, a fome moderada é um daqueles desconfortos da infância que a criação moderna, aliada a um mundo de abundância, parece ter abolido por completo entre as famílias de classe média. Crianças e adultos estão constantemente se entupindo de lanches para conter o mau humor. Tenho um cantinho na bolsa em que deixo castanhas-de-caju, barrinhas de cereais e frutas secas de prontidão, para aqueles momentos de sempre em que meus filhos reclamam: "Tô com fooooooome" – crianças que nunca conheceram o vazio corrosivo da fome de verdade. Hoje, a fome tende a ser cortada pela raiz antes do primeiro ronco da barriga. No entanto, quando se trata de desnutrição infantil genuína, ainda estamos dispostos demais a fingir que ela não existe. A desnutrição nos países pobres continua a ser a principal causa de mortalidade infantil do mundo, mas seus efeitos também podem ser vistos numa realidade mais próxima.

O aumento da obesidade infantil cria a ilusão de que todos os nossos problemas com a alimentação giram em torno do excesso de comida, e achamos difícil reconhecer a desnutrição mesmo quando ela está bem na nossa cara. Tem gente que não acredita que possa haver uma criança no mundo desenvolvido passando fome de verdade. No entanto, o programa Feeding America, o maior projeto de mitigação da fome nos Estados Unidos, estima que 15,8 milhões de crianças norte-americanas vivem em lares "sem segurança alimentar", e que, portanto, lidam com a fome pelo menos durante parte do tempo. Em 2014, a renda média das famílias que usavam os bancos do Feeding America era de apenas US$9 175 ao ano.[2] Oitenta e quatro por cento das famílias que eles acompanham declararam comprar a comida mais barata possível, fosse ela saudável ou não. Comida barata não tem que ser necessariamente prejudicial à saúde, ruim e sem os nutrientes essenciais; mas acontece que a grande maioria é. Atualmente, muitas crianças nos países ricos se encontram na situação paradoxal de estar ao mesmo tempo acima do peso e desnutridas (o que é chamado de "fome oculta"), ingerindo calorias demais a partir de carboidratos baratos, sem quantidade suficiente dos micronutrientes de que o corpo necessita. Muitas outras, no entanto, passam fome no sentido tradicional, fracas pela falta de comida, sobretudo dos alimentos ricos em proteína de que precisam para crescer. E não há fome mais voraz que a de uma criança.

Os professores relatam casos de alunos desmaiando no recreio; de outros que chegam à escola alvoroçados, depois de um café da manhã de doces com refrigerante ou de sobras de fritura do jantar do dia anterior; e, em situações raras, meninos e meninas cujos estômagos estão distendidos, como as crianças africanas que vemos no noticiário na TV. Em 2001, após visitar escolas no centro de Londres como parte da pesquisa para um livro, a ex-empresária Carmel McConnell ficou chocada diante das histórias que ouviu de alunos reclamando de fome e fundou a instituição de caridade Magic Breakfast. Hoje, a instituição fornece cafés da manhã saudáveis para mais de 8 mil crianças por meio de "encontros" matinais: cereal frio com leite; frutas frescas; *bagels* especiais, ricos em proteínas e servidos com manteiga e geleia; e às vezes mingau, que enche a barriga das crianças quando elas se deixam convencer a comê-lo.

Numa manhã ensolarada de julho, participei de um desses cafés da manhã, na Keyworth Primary, escola localizada numa região carente no sul de Londres e que foi avaliada como "excepcional" pelo órgão britânico que inspeciona os padrões de qualidade de ensino no Reino Unido. As crianças – entre quatro e onze anos – comiam *bagels* com manteiga e cubinhos de maçã e laranja. Um cheiro gostoso de torrada invadia o ar. A atmosfera era

138 · *Como aprendemos a comer*

tranquila, com um grupo de meninos fanáticos por futebol numa ponta da mesa e meninas tagarelando na outra. A diretora, Susi Whittome, lembrou que, antes de o café da manhã ser introduzido, os alunos chegavam à escola frequentemente sonolentos ou "chateados", e muitos arrumavam confusão durante a aula ou perdiam a concentração, em consequência da fome. Agora que já não sentem fome, passaram a apresentar resultados muito melhores não só em termos comportamentais, mas educacionais também. Whittome quer que os alunos saiam de sua escola como "defensores da justiça social"; o que não é fácil de barriga vazia.

Os sintomas da fome, a longo prazo, são horríveis e complexos, ainda mais para uma criança. Mais do que a perda de peso, ela pode se sentir cansada e com frio o tempo todo, além de preocupada, deprimida ou desconectada. Ela apresenta hematomas facilmente e perde a concentração. A pele fica sem viço, e a criança pode ter arrepios permanentes e lábios rachados. "Lábios brancos em crianças negras" foi um dos sinais de fome observados por Marvin Davies, assistente social e professor que trabalhou com agricultores e suas famílias na Flórida durante a década de 1960.[3] A desnutrição crônica prolongada afeta as crianças para o resto da vida, porque prejudica o desenvolvimento cerebral e o crescimento. Uma em cada quatro crianças no mundo sofre de raquitismo provocado pela fome, e muitas das consequências são irreversíveis.[4] No entanto, a curto prazo, a comida tem o poder de reverter os sintomas da desnutrição muito rapidamente. Depois de apenas três ou quatro semanas de alimentação adequada, o corpo infantil pode entrar em sintonia de novo: as instituições de caridade de combate à fome no mundo em desenvolvimento citam taxas semelhantes de rápida recuperação após intervenção alimentar. A Magic Breakfast diz que as crianças já aparentam estar revigoradas depois do primeiro *bagel*, que pode lhes proporcionar energia suficiente para se manter acordadas durante as aulas da manhã. É evidente que as consequências psicológicas duram mais tempo.

Sentada em meio às crianças da Keyworth Primary, perguntei do que elas mais gostavam no café da manhã, imaginando que iriam falar principalmente da comida. Afinal, estavam mastigando seus *bagels* com muito

Fome

139

gosto. Mas a maioria dos alunos ressaltou o aspecto social. "É divertido", respondeu um. "A melhor parte são as brincadeiras", acrescentou outro; depois que acabam de comer e limpar os pratos, eles podem colocar o dever de casa em dia ou brincar com jogos de tabuleiro como Banco Imobiliário e Lig 4. Sentadas lado a lado, três irmãs riam juntas.

Muitas dessas crianças moram em casas tão pequenas que não há espaço para as famílias sentarem juntas à mesa. Quando perguntei a uma das meninas o que ela comia no café da manhã nos fins de semana, ela respondeu: "Qualquer coisa." Não era só comida que estava faltando em sua vida: era o espaço para comer acompanhada e o clima de tranquilidade e segurança que uma refeição em família estruturada cria. Em 2011, um estudo envolvendo mais de 22 mil famílias de baixa renda com filhos pequenos concluiu que aqueles que viviam em casas lotadas eram também os mais propensos a sofrer de insegurança alimentar.[5] Da mesma forma, há cem anos, em Glasgow, os pesquisadores descobriram que havia uma correlação direta entre a habitação da criança e seu nível de desnutrição. Uma criança que vivia numa casa de quatro cômodos pesava em média 30 quilos, e a que morava numa casa de três cômodos pesava em média 27 quilos, e a que morava numa casa com um único cômodo pesava apenas 23,5 quilos.[6] Talvez o tamanho da casa e o peso da criança tivessem como causa comum a pobreza: as famílias que só podiam bancar casas de um cômodo eram também as que tinham menos dinheiro para gastar em comida. De qualquer forma, locais apertados ainda são um dos maiores obstáculos para alimentar bem a família, porque, para ser satisfatória, a refeição depende não só da comida mas também do ambiente e da companhia.

O café da manhã nas escolas dava a essas crianças algo que suas famílias em dificuldade não eram capazes de oferecer, por mais que tentassem: a chance de se sentar a uma mesa espaçosa e fazer uma refeição com amigos. Não há dúvida de que a comida – a comida certa – é essencial para combater a fome. *Bagels* ricos em proteína são bons, principalmente quando a alternativa é uma barriga roncando e uma cabeça aérea. Mas, ao conversar com essas crianças, era nítido o fato de que o anseio que precisavam saciar era algo mais profundo que pão com manteiga. O que torna encontros de café da manhã como este tão eficazes é que eles satisfazem a fome de interação social, bem como a de comida.

A fome é algo profundo. Antes de eliminá-la por completo, é preciso descobrir: você tem fome de quê?

SERMOS CAPAZES DE REGULAR a quantidade de comida que ingerimos de acordo com nossas necessidades talvez seja a habilidade mais importante quando se trata de comer – e a que com menor frequência dominamos. Comparada com o apetite, seu parente mais próximo, a fome parece um impulso básico: uma expressão da necessidade biológica que o corpo tem de comida. No entanto, quanto mais se estuda a fome, mais se percebe que ela está longe de ser um impulso simples. Ela é sempre uma espécie de vazio – uma ausência de alimentos –, mas o que será capaz de saciá-la não é nem um pouco óbvio. Quando éramos crianças, aprendemos a responder à fome de formas que só em parte se relacionavam com a necessidade que o nosso corpo tinha de comer. Talvez a suprimíssemos, para comer menos e emagrecer, ou fingíssemos estar com fome para comer mais. Ou a ignorássemos, porque preferíamos continuar brincando. O ato de comer, no mundo moderno, está longe de ser algo tão simples quanto "sentir fome, comer". Para a maioria das pessoas, o grande desafio é aprender a reconhecer quando estamos saciados.

"O choro de fome do recém-nascido", afirma o fisiologista Anton J. Carlson, é a fome em sua "forma mais pura", uma dor aplacada imediatamente pela amamentação.[7] Depois disso, a fome nunca mais vai ser tão pura, pelo resto da nossa vida. Com os animais, o principal teste para detectá-la é o anseio de comida, mas uma das peculiaridades do ser humano é que às vezes desejamos comer mesmo quando nossas barrigas estão explodindo de tão cheias. A existência da anorexia é uma prova de que é possível ter fome, porém não vontade de comer. Crianças se dizem cheias e incapazes de dar nem mais uma colherada sequer, empurrando de lado o prato, só para descobrir que, na verdade, estão "morrendo de fome" quando chega

Fome

a sobremesa. Muitos aprendem depressa que "fome" é a principal justificativa para comer. Lembro que, quando era adolescente, com frequência eu dizia estar com fome quando na verdade me sentia sozinha e entediada. É muito mais difícil recusar um lanche a uma criança quando ela alega estar de barriga vazia. Talvez os adultos não sejam tão diferentes das crianças. Já perdi a conta de quantas vezes ouvi garçons – na esperança de vender algum item do cardápio de sobremesas – alegarem, com um sorriso gentil, que temos dois estômagos, um para a comida salgada, outro para os doces.

Mesmo sem levar em conta as mentirinhas que contamos a nós mesmos para justificar uma fatia de cheesecake, a fome não é fácil de mensurar ou de definir. A sensação de náusea ou de dor de estômago – que deveria ser o exato oposto da fome – é extraordinariamente parecida com a própria fome em suas fases iniciais: o ronco no trato gastrointestinal, a dor aguda no abdome, uma sensação inquietante de que seu corpo está desregulado e precisando de um corretivo. Da mesma forma, é possível estar tão faminto que já nem se sente mais fome. As pessoas que desempenham trabalhos humanitários ajudando crianças com desnutrição grave fazem um "teste do apetite". Se a criança está tão fraca que recusa uma pequena quantidade de comida oferecida por um dos pais, é porque está em perigo iminente e deve ser internada. Entre os nutricionistas, não há um padrão reconhecido universalmente para mensurar a sensação de fome.[8] O bom senso diria que ela pode ser medida pela quantidade de tempo que se passou desde a última vez em que a pessoa ingeriu alguma coisa. Se o alimento é um combustível, o tanque deveria estar mais vazio desde o maior período desde que foi abastecido pela última vez – em geral, pela manhã. A menos que você assalte a geladeira de madrugada, o maior intervalo entre as refeições se dá durante a noite, antes do café da manhã. No entanto, vários estudos apontam que, apesar do longo intervalo, a manhã não é o momento do dia em que as pessoas têm mais fome.[9]

O auge da fome para a maioria delas não se dá no horário do café da manhã dos dias úteis (é mais comum acontecer no café da manhã dos finais de semana, outro sinal de que se trata de um impulso social).[10] Determinadas pessoas precisam de persuasão para beliscar alguma coisa de manhã –

algo incompreensível para mim. Um dos meus maiores arrependimentos foi fingir ser uma delas quando tinha dezessete anos e fiz intercâmbio com uma família na França. No primeiro dia, eles perguntaram o que eu gostava de comer no café da manhã. Em meu francês afetado, respondi que preferia tomar só um café puro, achando que isso me faria parecer sofisticada (e, sim, provavelmente enganando a mim mesma, pensando que voltaria para casa tão magra quanto uma francesa). Dia após dia, assisti em silêncio, morrendo de inveja, a família devorar baguetes crocantes com manteiga branca fresca e geleia de damasco, e tigelas de café com leite e chocolate quente. E eu bebericava meu café preto e amargo. O orgulho não me permitia admitir o quanto estava faminta.

Tirando o intervalo entre as refeições, outra forma de medir a fome é a partir de diversos "biomarcadores" hormonais. Eles parecem prometer um meio mais objetivo e científico de determinar se a pessoa está com fome ou não, embora, na prática, confirmem que ela nunca é completamente objetiva. Na década de 1950, níveis baixos de glicose no sangue eram tidos como a principal causa da fome (era a teoria "glicostática", do falecido Jean Mayer, nutricionista de Harvard). Quando você passa a tarde com uma criança, às vezes tem a impressão de que pode ver o nível de açúcar no sangue dela cair de segundo em segundo. Se você lhe oferece uma banana na hora certa, fica tudo bem. Se não, ela tem um chilique.

Não há dúvida de que existe uma ligação entre a taxa de glicose e a fome. Como sabemos pelas pessoas que têm diabetes, nosso corpo reage severamente quando o açúcar no sangue está muito baixo: tremores, náusea, sudorese. Mas isso não significa que a glicose possa ser usada como um medidor simples da fome. Na verdade, verificou-se que os níveis absolutos de glicose no sangue são uma indicação muito fraca de fome e saciedade.[11] Injeções de glicose não tendem a reduzir muito o apetite. Curiosamente, taxas altas de glicose no sangue não se traduzem em taxas altas de glicose no intestino delgado.[12] O que induz a fome é quando o açúcar no sangue cai depressa. Em situação de laboratório, um declínio da glicose durante um curto espaço de tempo – alguns minutos – quase certamente vai fazer com que os indivíduos avaliados peçam comida. No entanto, a história não

Fome

termina aí. Num determinado estudo, quinze homens com excesso de peso foram convidados a ficar numa sala isolada sem nenhum relógio ou qualquer outra indicação de quando iriam comer, enquanto o açúcar em seu sangue era monitorado continuamente.[13] Eles podiam pedir comida na hora em que quisessem. Ao todo, os quinze homens pediram quarenta refeições quando estavam num "estado pós-absortivo", ou seja, quando todos os alimentos que tinham ingerido na última refeição já haviam sido absorvidos pelo trato digestivo. No entanto, em nenhum dos homens esses momentos de fome coincidiram com uma queda de açúcar no sangue.

Outro "biomarcador" da fome é um hormônio intestinal chamado CCK, liberado no sangue quando o corpo detecta gordura ou proteína. Pelo menos dezesseis estudos acadêmicos demonstraram que a presença de CCK suprime a fome, mas como ele atua sobretudo quando o estômago está cheio, não chega a representar muito progresso como medidor da fome. Depois de receberem doses intravenosas lentas de CCK, doze homens saudáveis reduziram espontaneamente a quantidade de comida que ingeriam a uma média de 122 gramas. Mas essa média mascara variações elevadas. Três dos doze homens na verdade comeram *mais* depois de receber o CCK. Um estudo de 2003 concluiu que os efeitos de redução do apetite do CCK aumentam consideravelmente quando o estômago está distendido.[14] Mas já sabíamos que pessoas com estômagos distendidos tendem a se sentir saciadas, com CCK ou não.

Dois outros hormônios causaram muita comoção nos círculos científicos, a leptina e a grelina, que parecem trabalhar em conjunto para influenciar nossa fome. A teoria é de que a leptina reduz a fome, e a grelina a aumenta. Em animais, está claro que altos níveis de leptina – hormônio que diz ao cérebro quantos depósitos de gordura ainda estão disponíveis no corpo – os fazem comer menos. Com os seres humanos, é complicado. Existem registros de casos raros de crianças extremamente obesas cujos corpos não tinham leptina e que viviam loucas de fome, catando restos de comida podre em latas de lixo ou nuggets crus do congelador. Após receber injeções de leptina, elas voltaram aos níveis normais de fome e peso. No entanto, entre os que têm peso mediano, as concentrações de leptina no corpo não se alteram de forma considerável depois de uma refeição, elas só caem significativamente após longos períodos de fome, aproximadamente 24 horas.[15]

Como a leptina envia para o cérebro informações sobre a quantidade de gordura disponível, sua utilidade como medidor da fome depende do que mais está acontecendo no corpo. Comedores compulsivos têm níveis relativamente elevados de leptina circulando no sistema, assim como pessoas obesas, mas isso não quer dizer que eles nunca experimentem fome.[16] Já se sugeriu que a obesidade pode provocar resistência à leptina no corpo, fazendo com que ela pare de funcionar como um sinal para reduzir o apetite.[17]

Talvez a grelina – um estimulante do apetite – seja um biomarcador mais promissor da fome. Pessoas que sofrem da rara síndrome de Prader-Willi, caracterizada pela fome extrema e insaciável, têm 4,5 vezes mais grelina em seu sistema que o normal. Mas a presença ou não de grelina não é suficiente para causar fome. Pessoas que fazem refeições regulares parecem experimentar a sensação de fome *antes* de os níveis de grelina em seu sistema aumentarem.[18]

O método mais comum entre os cientistas para avaliar se alguém está com fome ou não continua a ser simplesmente perguntar à pessoa. As respostas são então mapeadas numa escala. Por exemplo, eles podem perguntar "Quanta fome você está sentindo?" e pedir que você identifique onde sua resposta se encontra numa linha entre "nem um pouco" e "o máximo de fome que já senti na vida". Nosso corpo nos dá alguns sinais muito evidentes de que quer comida, entre eles aperto no estômago, ronco alto do trato digestivo, sensação de vazio, tonteira, boca ou garganta secas e, às vezes, uma estranha agitação. Quando estão com fome, pombos que tiveram o telencéfalo do cérebro removido correm sem parar de um lado para outro, o que pode ser interrompido no mesmo instante com apenas alguns grãos de trigo.[19] Seres humanos não são pombos. O problema com os relatos subjetivos de fome é que pessoas diferentes experimentam a falta de alimentos de maneiras muito diversas.

Minha mãe foi uma filha da guerra – nascida em 1941 – e descreveu muitas vezes para mim e para minha irmã a fome do final dos anos 1940, depois da guerra, quando o racionamento ainda estava em vigor. Ela atribuía seu medo eterno de porções pequenas a essa austeridade. O racionamento ensinou-lhe que porção nenhuma jamais seria grande demais. Anos depois, quando a família fazia longas viagens de carro, não havia nada que pudesse fazê-la parar numa franquia da Little Chef, uma rede de restaurantes de beira de estrada, não porque achasse que a comida era ruim – e era –, mas porque o adjetivo *little* a deixava certa de que não haveria comida suficiente. A história que sempre contava para ilustrar a fome do tempo do racionamento era sobre a vez em que, ainda criança, ela estava tão faminta que invadiu a despensa e comeu um tablete inteiro de margarina. Que fome! Mas, um dia, seu irmão mais velho, meu tio, estava almoçando com a gente quando ela contou a história da margarina de novo. Minha mãe perguntou-lhe se ele também se lembrava de sentir uma fome terrível naquele tempo de guerra. "Não especialmente", respondeu meu tio, e mudou de assunto.

A mais famosa tentativa de mensurar o que a fome faz de fato com o corpo humano foi o Minnesota Starvation Experiment, realizado em 1944-5 na Universidade de Minnesota.[20] Durante 24 semanas, 36 jovens fortes e sadios foram submetidos a uma dieta reduzida de 1560 calorias, quantidade semelhante a muitas dietas atuais de emagrecimento. Além de perderem, em média, um quarto de seu peso corporal, eles sentiram intenso sofrimento psíquico e físico. Alguns tornaram-se obcecados com a leitura de livros de receitas. Muitos descobriram que seu desejo sexual diminuía e que eles se isolavam socialmente. Era comum terem tonturas e sentirem-se mal-humorados e tensos. Eles roíam as unhas, mascavam chiclete e bebiam muito café. Alguns ficaram paranoicos, achando que estavam recebendo menos comida que os outros, ou adotaram comportamentos excêntricos, como mergulhar a refeição em água e temperos.[21] Contudo, embora todos comessem a mesma quantidade, a intensidade e o tipo de dor que sentiam variava. Dois terços relataram sentir fome o tempo todo, mas não o outro terço. Para alguns, a fome era como um leve desconforto no abdome;

para outros, uma pontada forte e intolerável. Nos meses após o término da experiência, sua capacidade de medir a fome ficou desregulada. Eles podiam ingerir até 6 mil calorias, se empanturrando até ficarem desconfortavelmente estufados e com gases, e continuavam insatisfeitos.

Acontece que a fome – esse mecanismo que supomos ser tão básico – é um dos impulsos corporais mais complexos. Aplacá-la não é o mesmo que colocar gasolina num carro. Mensurar sua intensidade, seja de fora ou de dentro, não é algo trivial. Também não é fácil saciá-la. O simples fato de que falamos da fome como uma coisa corriqueira pode ser um sinal do quão pouco compreendemos o que significa controlá-la.

"VOCÊ COMERIA SE estivesse com fome de verdade", me escuto argumentando com a criança que está brincando com o resto do purê no prato, tentando arrumar um jeito de ganhar outro tipo de comida. "Se estivesse com fome de verdade, ficaria feliz com uma fatia de pão", censuro o adolescente voraz que já comeu todo o jantar, e mais a sobremesa, além de uma tigela adicional de iogurte com frutas e mel, um sanduíche de pão de forma com queijo e agora diz que não vai conseguir dormir se não fizer um último lanchinho. Odeio o tom ranzinza de minha voz ao pronunciar as palavras "fome de verdade" – que só uso quando chego ao meu limite. É como se estivesse culpando meus filhos por não serem como as crianças mais merecedoras do mundo, as "realmente" famintas. A implicação é: "Se você estivesse com fome mesmo", comeria qualquer coisa. O que não é verdade.

A verdade é que a fome ensina as pessoas a aceitarem uma ampla gama de alimentos. Num experimento realizado em 2009, um grupo de pessoas foi privado de comida durante quinze horas, enquanto outro recebia comida em excesso.[22] Mais tarde, quando viam imagens de comida desagradável – ensopados que pareciam vômito, polpa de espinafre –, os que estavam com fome apresentavam menor atividade no músculo que levanta o lábio, sinalizando desgosto. Por outro lado, quando viam imagens de comida atraente – massas, pizzas –, eles apresentavam mais atividade no

Fome 147

músculo zigomático, que nos faz sorrir. A fome fez a comida desagradável parecer mais apetitosa, e a comida atraente, mais apetitosa ainda.

Mas há limites. Mesmo num estado abjeto de privação de alimento, existem certas coisas tabu que você não comeria – daí o fato de o canibalismo ser tão raro. Com fome ou não, poucas pessoas no mundo desenvolvido iriam recorrer a um jantar de insetos; ou globos oculares; ou cachorro. Na maioria das situações que envolvem alimentos incomuns, o nojo facilmente vence a fome. É errado imaginar que exista um estado de fome absoluta em que as crianças comeriam qualquer coisa. Entre as crianças mais famintas do mundo, a fome ainda é algo concreto, e não abstrato. Ela não pode ser saciada por *qualquer* coisa.

Nos últimos dez anos, o tratamento da desnutrição infantil aguda – o tipo de fome que carrega um perigo iminente de morte – foi revolucionado pela invenção e distribuição de uma pasta à base de amendoim chamada Plumpy'Nut.[23] Trata-se de uma mistura rica em energia: uma espécie de manteiga de amendoim turbinada, distribuída em pequenas embalagens de papel-alumínio da qual as crianças podem esguichar a pasta direto na boca. Ela foi desenvolvida por André Briend, nutricionista infantil francês que teve a ideia depois de experimentar com menos sucesso inúmeros alimentos para lidar com a desnutrição, entre eles *donuts* e panquecas. Supostamente, o "momento heureca" em que Briend teve a ideia de desenvolver a pasta nutritiva foi diante de um pote de Nutella sabor chocolate. Durante uma viagem ao Malaui, em que existe tanto amendoim quanto crianças famintas em abundância, ele pegou emprestado um liquidificador de um restaurante local e preparou um coquetel de amendoim, leite em pó, vitaminas, minerais, açúcar e óleo.

Antes do Plumpy'Nut, quando uma criança com menos de cinco anos chegava a um centro de alimentação com suspeita de desnutrição aguda, a opção mais segura era interná-la para ministrar alimentação por sonda. Uma parcela elevada – que podia chegar a 75% em alguns centros – morria de qualquer forma. Como era difícil demais para as mães se separarem dos filhos, muitas vezes elas adiavam o momento de buscar ajuda até que fosse praticamente tarde demais. Outra opção era dar às famílias uma mistura de leite em pó fortificado chamada F100, que podia ser administrada em casa, mas que devia ser diluída em água, proposta perigosa na maior parte do mundo em desenvolvimento, pela falta de água potável segura. Além disso, a dosagem e a diluição do leite em pó eram deixadas a cargo das famílias, e muitas diluíam demais a mistura, para fazê-la durar mais e compartilhá-la entre todas as crianças da família, e não dá-las só às que corriam alto risco de vida.

Uma das grandes vantagens do Plumpy'Nut é o fato de que se trata de uma pasta que não precisa ser diluída, portanto pode ser ministrada em casa com segurança, evitando a necessidade de internação hospitalar. É o que chamamos de RUTF, sigla em inglês para Comida Terapêutica Pronta para Uso (Ready to Use Therapeutic Food). Os primeiros testes com o Plumpy'Nut produziram resultados milagrosos. Mark Manary, pediatra norte-americano que trabalha no Malaui, realizou testes de campo em 2001.[24] Contrariando a ortodoxia médica, ele mandou para casa todas as crianças de sua enfermaria com uma dose de seis semanas de pasta de amendoim. Noventa e cinco por cento se recuperaram por completo, contra uma média de apenas 25% das crianças tratadas para desnutrição nos hospitais. Seis meses depois, as crianças tratadas com o Plumpy'Nut continuavam saudáveis. Misturas de amendoim RUTF agora são a principal forma de tratamento da desnutrição infantil aguda no mundo todo. Nos países africanos, essas pastas doces são populares tanto entre as crianças quanto entre as mães. As crianças apreciam o sabor oleoso do amendoim. As mães gostam da conveniência. E os médicos e pessoas que trabalham oferecendo ajuda humanitária acham bom que as taxas de recuperação sejam tão altas.

Ainda assim, o Plumpy'Nut não foi tão bem recebido em todos os lugares. Embora, na África, tenha sido um sucesso patente, na Índia e em Bangladesh as mães e as crianças não respondem tão bem. Não que elas não estejam com fome suficiente para gostar da pasta de amendoim. A Índia tem cerca de 8 milhões de crianças em risco de vida por desnutrição aguda grave. Bangladesh também possui um dos piores níveis de fome infantil no mundo, com 46% das crianças com menos de cinco anos raquíticas e

Fome 149

15% emaciadas.[25] Como vimos em relação às meninas indianas, raquitismo significa não crescer ou se desenvolver inadequadamente depois de anos de má nutrição. Emaciação é a outra variedade de fome, o tipo agudo, que pode matar em questão de semanas, provocado pela escassez súbita de alimentos ou por doença: exatamente o tipo de fome crítica para a qual o Plumpy'Nut foi projetado. Mas, em Bangladesh, pasta de amendoim não se encaixa com o conceito local do que é "comida", principalmente comida para apaziguar a fome de uma criança.

José Luis Álvarez Morán trabalha para a instituição de caridade Action Contre la Faim, que luta contra a desnutrição infantil em mais de quarenta países. Álvarez Morán testemunhou em primeira mão como o Plumpy'Nut melhorou o tratamento da desnutrição aguda na maioria dos países em que a organização atua. Mas não na Índia e em Bangladesh. Não importa quão extrema a fome seja, nossos preceitos culturais sobre comida não desaparecem. As mães indianas, em geral, preferem alimentar a criança faminta com algo feito com lentilha ou arroz do que com amendoim, que não faz parte de sua dieta cotidiana. "E em Bangladesh elas simplesmente não gostam", comenta Álvarez Morán. "Só querem comida produzida na própria região."[26]

Quando os pesquisadores foram a uma favela urbana de Dacca, a capital de Bangladesh, em 2011, encontraram, entre pais e filhos, um nível muito baixo de aceitação do Plumpy'Nut.[27] Se "uma criança com fome de verdade" comesse mesmo qualquer coisa, então os moradores das favelas do país deveriam estar mais que satisfeitos em receber os pacotes gratuitos e altamente calóricos de Plumpy'Nut. O que não era o caso. De uma amostragem de 149 responsáveis por crianças desnutridas em Bangladesh – na maioria, mães –, seis entre dez afirmaram que o Plumpy'Nut não era aceitável como comida. Muitos odiavam o cheiro de amendoim; outros criticaram fortemente o sabor doce e a textura espessa e pegajosa. Para três adultos, a cor marrom escura parecia excremento. Vinte deles afirmaram que seus filhos precisavam de encorajamento para comê-lo, e cinquenta crianças tiveram de ser forçadas. Era como se eles se recusassem a aceitar que essa estranha pasta marrom – tão diferente do que conheciam como comida – pudesse saciar a fome de seus filhos. Trinta e sete por cento disseram que a pasta fazia a criança vomitar, e 13% declararam que provocava diarreia, embora 112 dos pais também admitissem que o filho estava ganhando peso ao consumi-la.

Essa rejeição ao Plumpy'Nut é potencialmente um problema imenso para instituições de caridade como a Action Contre la Faim, que falam de uma "janela de oportunidade" pequena para alcançar crianças com fome. Sua tarefa não é distribuir rações de asilo, mas oferecer à criança um depósito de nutrientes justo no momento em que seu cérebro e seu corpo estão se desenvolvendo mais depressa. Para aliviar a fome da criança, as pessoas que se dedicam ao trabalho humanitário primeiro têm de alcançar a mãe. Tudo começa com a nutrição das mulheres antes de elas engravidarem – outra razão pela qual a alta prevalência de anemia entre meninas é tão prejudicial. A janela termina quando a criança completa aproximadamente dois anos. Se você conseguir eliminar a fome da criança durante esses primeiros três anos – partindo da concepção –, você cria possibilidades que se estendem por décadas no futuro. Caso contrário, as consequências podem se manter por gerações.

Durante o Inverno da Fome na Holanda, entre 1944 e 1945, quando as forças de ocupação alemãs interromperam o abastecimento de comida, 22 mil pessoas morreram de fome e mais de 4,5 milhões sofreram de uma desnutrição terrível. Os bebês de mães que estavam grávidas durante esse inverno – subsistindo com rações que continham apenas 400 a 800 calorias por dia – nasceram com baixo peso e enfrentaram uma série de problemas de saúde, entre eles diabetes e obesidade. Seus filhos, por sua vez, também vieram ao mundo com baixo peso. Não importa o que comessem depois, essas pessoas ficaram marcadas por toda a vida pela fome que suas mães passaram durante a gestação. O poder da intervenção precoce com RUTFs – tanto para mulheres grávidas quanto para crianças – é evitar esse tipo de "dano irreversível".

Mas isso só funciona se as mães e as crianças aceitarem que a comida vai ajudá-las na fome. Quando alguém lhe oferece Plumpy'Nut, por definição, sua fome está por demais avançada e você precisa de muitas calorias, e depressa. "As pessoas esquecem", comenta José Luis Álvarez Morán, "que a desnutrição é uma doença, e não simplesmente falta de comida. Várias dessas crianças têm diarreia e, na verdade, precisam de muito mais comida que uma criança que não está desnutrida." Ao contrário do que supõe a opinião popular, a desnutrição muito raramente é uma questão de falta absoluta de comida. "Essas famílias em geral usam mingaus de sêmola e de aveia", diz Álvarez Morán, ou arroz e leguminosas, na Índia e em Bangladesh, "mas essas comidas deixam a desejar tanto em quantidade quanto em qualidade." Os mingaus são ricos em carboidratos, mas deficientes em micronutrientes essenciais e proteínas. Nesse aspecto, eles têm algo em comum com os alimentos consumidos pelas crianças obesas de países do Primeiro Mundo.

Os especialistas em desenvolvimento e as empresas farmacêuticas agora buscam urgentemente alternativas à pasta de amendoim para amenizar a fome das crianças na Índia e em Bangladesh. Alguns sugeriram que seria mais eficaz e sustentável trabalhar com as mães de Bangladesh em casa, para ensiná-las a preparar alimentos altamente energéticos – como o doce halva ou sobremesas à base de leite – em vez de depender de RUTFs industrializados, produzidos por grandes empresas farmacêuticas. Mas os obstáculos que as mães enfrentam para preparar a comida certa e tratar a desnutrição aguda em casa – falta de água limpa, cozinhas equipadas ou saneamento básico – estavam entre as razões pelas quais o Plumpy'Nut foi inventado. Já estão sendo realizados experimentos com RUTFs à base de ingredientes locais, como semente de gergelim e grão-de-bico. O Centro Internacional de Pesquisa em Doenças Diarreicas de Bangladesh vem testando alguns RUTFs com "alto potencial", afirma Álvarez. Eles são feitos a partir de arroz, lentilha, grão-de-bico, óleo, leite em pó e açúcar, e concebidos para ter o mesmo valor nutricional do Plumpy'Nut.

O verdadeiro teste vai se dar na comunidade. Será que as mães e as crianças aceitarão essa mistura de arroz, lentilha e açúcar como algo que possa aliviar a fome, em vez de piorá-la? É difícil dizer. A fome de uma criança não pode ser eliminada por qualquer comida. A comida em si importa muito.

Uma das razões pelas quais é tão difícil definir a fome é que ela é um conceito negativo, uma ausência. É a falta de comida, uma não satisfação. O que todos queremos, cada um à sua maneira, é a plenitude: aquele estado de contentamento em que não desejamos comer mais nada. Mas a plenitude física tem ao menos dois aspectos. O primeiro é a plenitude de curto prazo, que nos faz decidir que a refeição acabou: a saciação. O segundo é a plenitude de longo prazo, que nos dá força durante os intervalos entre as refeições: a saciedade. Quando se trata de evitar excessos, a saciedade é a mais útil. É ela que – ao menos em teoria – vai impedi-lo de fazer lanchinhos impulsivos ou ficar desesperado para almoçar meia hora depois que terminou o café da manhã. Hoje, muitas pessoas que estão de dieta têm obsessão pela saciedade, procurando as refeições que lhes proporcionem o período máximo de plenitude pelo mínimo de calorias. Mas, quando eu era criança, não me lembro de jamais escolher o que iria comer baseada no fato de que me sentiria satisfeita dali a três horas. Só o que me interessava era saber se a comida me satisfaria naquele instante.

Quando somos jovens, nosso conceito de plenitude não tende a considerar muito o futuro. A ideia que a criança tem da plenitude corresponde à "saciação": a sensação de estar satisfeito depois da refeição. As crianças apontam para diferentes partes do corpo a fim de demonstrar como estão cheias: até o umbigo, até o pescoço, até a testa. Em teoria, a saciação é o que nos faz parar de comer, embora na prática seja sempre mais complicado. Quando a família não tem muita comida, podemos parar de comer muito antes de estarmos saciados. Por outro lado, quando a comida é abundante, talvez seja difícil parar, mesmo depois que se atinge a saciação. Podemos estar ao mesmo tempo cheios e insatisfeitos. Nossa barriga talvez esteja estufada, mas a tigela de batata assada na mesa clama por nós. *Hara hachi bu* é um princípio confuciano popular no Japão desde tempos medievais, que diz que você deve comer até estar apenas oito décimos cheio. O princípio já ganhou respaldo de cientistas da nutrição, que observaram que, quando comemos, há um intervalo de tempo entre o momento em que o corpo recebe a comida e o momento em que o cérebro registra que estamos satisfeitos. Quando surge o impulso de repetir o prato, vale a pena

Fome

esperar vinte minutos, e talvez a vontade passe. Se continuarmos a comer até estarmos cheios, então vamos ficar empanturrados de fato.

No mundo inteiro, as crianças gesticulam para mostrar que ficaram satisfeitas com a refeição esfregando suas barrigas redondas. Isso significa: estou cheia. Elas estão corretas em considerar que a saciação ocorre sobretudo na barriga. Quando a comida faz seu caminho até o estômago, o nervo vago diz ao cérebro que você está começando a se sentir satisfeito.[28] A sensação de "distensão" da barriga é um elemento crucial da saciação. É uma das razões pelas quais é tão difícil reverter o ganho de peso – sobretudo quando ele é causado pela alimentação compulsiva –, porque os obesos têm maior capacidade gástrica, o que significa que leva mais tempo para o estômago se sentir pleno. E, se o nosso estômago não se sente cheio, o cérebro também não. Um estudo demonstrou que, quando os indivíduos recebiam uma infusão de sopa de tomate por um tubo ligado ao estômago, eles experimentavam a sensação de saciedade, ao passo que quando a sopa era administrada no intestino, ela não os satisfazia da mesma forma, embora o corpo estivesse recebendo os mesmos nutrientes. No entanto, à medida que os nutrientes são liberados do estômago para o intestino, o cérebro recebe mais mensagens de hormônios no intestino avisando que é hora de parar de comer.

Uma das falhas mais comuns que cometemos em nossa alimentação é que escolhemos, de forma consistente, comidas que oferecem saciação imediata na barriga, em vez de saciedade mais duradoura. Lembro que, quando minha alimentação estava fora de controle, eu achava que uma salada não poderia ser substancial o suficiente. O anseio infantil de saciação nos leva a comidas indigestas – bolos e pães macios, tortas de geleia, baguetes fofinhas, macarrão amanteigado, pizza de massa grossa –, supondo que elas irão nos preencher como o estofamento de um ursinho de pelúcia. Quando desejamos esse tipo de comida, muito desse apelo vem de quão cheios achamos que ela vai nos deixar, e, na verdade, nos momentos após o consumo, ela aumenta depressa a taxa de açúcar no sangue. Esse apelo continua na idade adulta, principalmente entre pessoas de baixa renda. Quando você tem pouco dinheiro para gastar com comida, é difícil arriscá-lo num pacote de brócolis, que não parece capaz de abater sua fome, e não num pacote de macarrão instantâneo ou de cereal processado, cujo teor de amido carrega a promessa de satisfação rápida. Já é bem documentado como as famílias mais pobres muitas vezes gravitam em torno de comidas altamente calóricas, carentes em fibras e ricas em carboidrato e gordura, coisas que parecem capazes de nos "encher".

Paradoxalmente, essas comidas que "enchem" não são tão boas para nos manter satisfeitos por muito tempo. Amido e açúcar altamente refinados desencadeiam um pico de glicose no sangue seguido por uma baixa abrupta. Quando os nutricionistas falam de plenitude, tendem a estar menos interessados na saciação imediata e mais na saciedade: aquela sensação prolongada de plenitude que se estende desde o término de uma refeição e adia a próxima ingestão de alimentos. A comida mais eficaz que podemos escolher para obter saciedade mais duradoura é justamente a que muitas crianças acham que não será capaz de satisfazê-las: alimentos com alto teor de proteína, principalmente peixe; sopa; e alimentos ricos em fibras, como cereais integrais e vegetais, que hoje em dia às vezes são categorizados como de "índice glicêmico" (IG) baixo. Alimentos de IG baixo são os que causam apenas um leve aumento do açúcar no sangue. Entre eles estão as leguminosas, feijões, salmão e ovos. Alimentos de IG alto incluem arroz branco, cereais açucarados, pão de forma – qualquer tipo de carboidrato refinado.

Em 1994, a mãe de uma menina de onze anos desabafou com pesquisadores que estavam realizando um estudo sobre comida para crianças: "Queria tanto que eles comessem mais frutas e legumes, mas parece que ela só gosta de batata frita e biscoito – só comida que enche."[29] As comidas "que enchem" têm um apelo universal. A atriz e autora de livros de receitas Gwyneth Paltrow, cuja família segue uma dieta de baixo teor de carboidratos e alto teor de proteínas, priorizando verduras, leguminosas e peixe, escreve que, todos os dias, sua filha implora por purê de batatas, embora seja uma comida proibida na casa.[30]

A busca de uma comida capaz de nos manter satisfeitos por mais tempo tem sido o Santo Graal da pesquisa recente em nutrição. A maior parte dos estudos é feita em laboratório, usando-se *preloads* de vários nutrientes.[31]

Preload é um termo técnico em inglês para "entrada": algo que você come antes da refeição e reduz seu apetite. Os indivíduos são orientados a comer um *preload* de determinado alimento e depois são monitorados para se analisar como isso afeta seus níveis subsequentes de consumo de energia e de fome. Nesses estudos, a proteína desponta como um dos candidatos mais prováveis para ajudar na saciedade, mais eficaz que o carboidrato ou a gordura. Quando as pessoas recebem no laboratório um *preload* substancial de proteína – seja tofu, carne, ovos ou *whey protein*, a proteína do soro do leite usada pelos fisiculturistas –, elas em geral parecem comer menos no almoço, uma hora mais tarde. Outro fator que pode aumentar a sensação de saciedade induzida por um *preload* é sua viscosidade. Certas fibras novas foram desenvolvidas para formar um gel viscoso no estômago e segurar a fome durante várias horas.[32] A ideia – que soa um pouco assustadora para mim – é beber um líquido de alginato extraído de algas. Em contato com o ácido do estômago, o líquido forma um gel dentro de você, criando uma sensação de plenitude.

Outros estudos têm demonstrado que grãos ricos em fibras são bons para a saciedade. Um benefício dos alimentos fibrosos, como a aveia ou as frutas crocantes, é que se demora mais mastigando-os, o que dá ao corpo tempo para registrar que já está devidamente cheio. Aquela antiga máxima que as crianças ouviam de "mastigar antes de engolir" era um bom conselho. É muito mais difícil engolir depressa arroz integral e salada que um sanduíche de presunto com pão branco.

Surpreendentemente, no entanto, dois dos ingredientes mais poderosos para se usar como *preload* para obter saciedade são o ar e a água, o que sugere que a plenitude não é apenas uma questão de nutrientes.[33] Um grupo de "28 homens magros" que recebeu *preloads* de milk-shake ingeriu significativamente menos no almoço quando estes eram batidos com ar. Eles se sentiam mais plenos após consumir um milk-shake de 600 mililitros, em oposição a outro, de 300 mililitros, mesmo que o conteúdo energético fosse idêntico. É possível que o aumento do ar tenha feito com que o estômago se sentisse mais distendido. Contudo, os pesquisadores concluíram que "ver o volume maior" de milk-shake fez os homens acharem que estavam consumindo mais.[34]

Uma das melhores maneiras de enganar o corpo e fazê-lo se sentir satisfeito por mais tempo é tomar sopa.[35] Quando consumimos calorias líquidas sob a forma de bebida – um refrigerante, por exemplo –, elas não são muito eficazes para nos encher, presumivelmente porque passam pela boca rápido demais para sinalizar para o pâncreas, o intestino e o cérebro que estamos recebendo nutrientes. Porém, quando consumimos calorias líquidas mais lentamente – colher por colher – e as chamamos de comida, elas podem nos deixar muito mais satisfeitos, frequentemente mais do que quando ingerimos comida sólida.[36] Um estudo concluiu que canja de galinha, por exemplo, pode encher mais que um peito de frango grelhado. Em outro estudo, tomar sopa de entrada fazia as pessoas comerem menos do prato principal que uma entrada de biscoito salgado e queijo, embora isso seja mais calórico. Como no caso do milk-shake com ar, o poder de saciedade da sopa talvez tenha a ver, em parte, com seu grande volume. Ao contrário do que poderiam imaginar nossas barrigas infantis, há evidências de que, de fato, obtemos mais saciedade de alimentos com menor teor energético, e sopa é algo que se encaixa bem nessa descrição, a menos que estejamos falando de lagosta thermidor ou de *vichyssoise* com uma lata de creme de leite. Temos uma tendência geral de comer mais ou menos o mesmo peso de comida todos os dias, independentemente do valor energético, portanto faz sentido que uma sopa aguada nos deixe mais plenos, embora com menos calorias que outras comidas.

No entanto, o poder que a sopa tem de nos fazer sentir cheios não é inteiramente racional. Mais que qualquer coisa, é a *ideia* da sopa que nos satisfaz. Canja, ministrone, consomê: toda sopa é comida para a alma. Em praticamente todos os países do mundo, um caldo quente cozido numa panela e servido em tigela é visto como excepcionalmente nutritivo. A sopa exige pouco da pessoa que a consome. Ela trata você como uma criança que pode ou não saber comer de garfo e faca. Você não precisa cortar nem mastigar. Sopa é o que nossas mães nos davam

Fome

quando estávamos indispostos. É para ela que voltamos depois de um dia pesado de trabalho, quando tudo o que queremos é ficar em posição fetal no sofá.

Um bom minestrone caseiro feito com caldo de osso, leguminosas, legumes variados, azeite e macarrão é uma refeição extremamente nutritiva, rica em fibras e proteína; não é de admirar que deixe você satisfeito. Mas nossas almas podem se satisfazer com sopas mais simples também. Como muitas mulheres que trabalhavam fora na década de 1980, minha mãe recorria aos pacotinhos de sopa instantânea. Quando tinha tempo, ela preparava uma sopa de cogumelo com bastante creme, salsinha e echalota, tão aconchegante quanto um abraço. Quando estava muito ocupada, eu ganhava uma tigela de sopa de pacote de macarrão com frango que consistia em amido de batata, sal, aromatizantes e glutamato monossódico com macarrão empapado e pedacinhos pouco convincentes de "frango". Procurei saber os valores nutricionais dos pacotes de sopa de macarrão com frango, e, se não tiverem mudado, minha tigela era um almoço de 43 calorias: menos que uma maçã. No entanto, não me lembro de sair da mesa com fome. Era sopa – e, tão importante quanto, sopa que me era oferecida com muito amor numa tigela de coelhinhos, na mesa da cozinha –, portanto me satisfazia.

A sopa nos enche porque acreditamos que é isso que ela faz. Um dos experimentos mais interessantes envolvendo sopa e saciedade foi feito por cientistas da Purdue University, em 2004. Eles descobriram que, quando esquentavam suco de maçã e serviam como se fosse "sopa de maçã", numa tigela com uma colher, os indivíduos avaliados se sentiam muito mais saciados do que quando bebiam o suco frio, no copo. As calorias e o volume eram idênticos, mas a sopa de maçã deixava as pessoas muito mais plenas não só quinze minutos depois do consumo, como também uma hora depois. Os pesquisadores observaram que a sopa pode nos satisfazer mais do que o suco porque a consideramos algo que enche. Eles concluíram que a principal razão para a sopa ter um efeito tão positivo sobre a saciedade era "cognitivo".[37] Pensamos nela como uma comida que vai matar a fome, e, por isso, ela o faz. O experimento da sopa de maçã sugere que procurar "plenitude" neste ou naquele alimento é procurar no lugar errado.

A BUSCA DE ALIMENTOS especiais que induzam a plenitude presume que, quando nosso corpo registra que estamos cheios, vamos parar de comer. Essa é uma suposição bastante lógica; no entanto, como vimos, a forma como nos alimentamos é muito pouco lógica. O professor Barry Popkin, importante pesquisador sobre a obesidade do Carolina Population Center, argumenta que, fora dos laboratórios de nutrição, a fome e a saciedade de fato não são mais as principais forças motrizes da nossa alimentação. São pouquíssimas as pessoas que se permitem experimentar – ou que permitem que seus filhos experimentem – a sensação de fome. Estamos semissaciados a maior parte do tempo, consumindo petiscos aqui e ali, que mal registramos como comida.

Popkin usou dados coletados em pesquisas anteriores para identificar como os padrões de refeição mudaram nos Estados Unidos entre 1977 e 2006.[38] Ele descobriu que, tanto para as crianças quanto para os adultos, houve um decréscimo de 23% no intervalo de tempo entre as "oportunidades de se alimentar" (ou as refeições e os lanches). Em 1977, o tempo médio entre as refeições era de 4,1 horas para as crianças e 4,4 horas para os adultos. (Para fins de comparação, na Europa do século XVIII, o padrão era um intervalo de seis ou sete horas entre as refeições.)[39] Em 2006, esse período tinha caído para 3,1 horas para as crianças e 3,5 horas para os adultos. Em outras palavras, o tempo entre as "oportunidades de se alimentar" foi reduzido em uma hora. Isso se reflete no aumento do número de calorias ingeridas: em 1977, a média ficava em 2 090 por dia, contra 2 533 em 2003-6 (entre todos os grupos etários norte-americanos com idade superior a dois anos). Curiosamente, a quantidade de calorias consumidas durante as refeições na verdade diminuiu ligeiramente para as crianças desde 1977, em 62 calorias por dia. Tanto para as crianças quanto para os adultos, o principal aumento de calorias veio dos lanches. Se os dados de Popkin refletirem com precisão os padrões alimentares (e ele suspeita que eles estejam pendendo mais para o lado cauteloso), o adulto médio consome hoje um adicional de 180 calorias por dia em lanches, comparado com trinta anos atrás, para não falar das calorias adicionais das bebidas (que aumentaram de 290 para 422, entre os adultos). "Comer entre as re-

Fome 159

feições" costumava ser mal visto, mas agora é encorajado ativamente por alguns gurus da dieta, que afirmam que nossa taxa de açúcar no sangue irá se manter mais regular se lancharmos a cada três ou quatro horas. O que pode fazer sentido se o lanche em questão for um punhado de nozes ou uma pera, mas o argumento começa a parecer mais frágil quando se observam os alimentos que as pessoas compram com mais frequência para lanchar: batatas chips, bolos cheios de açúcar, doces.

Às vezes a fome não vai embora, não importa o quanto você coma. É fácil confundir fome com outros estados emocionais. No seu aniversário, você não pode deixar de ter fome de bolo. A expressão "comer como consolo emocional" geralmente se refere a emoções tristes, mas emoções boas também podem nos fazer comer mais. Somos condicionados a usar calorias em excesso para comemorar. Pesquisadores descobriram que é possível desencadear um comportamento compulsivo de celebração deixando os indivíduos de bom humor simplesmente por assistirem a um vídeo comovente de dois minutos e meio de um bebê panda espirrando. Num dos testes, o grupo que assistiu ao vídeo consumiu 100 calorias a mais de guloseimas (M&Ms, amendoins e balas) do que um grupo de controle que assistiu a um vídeo maçante sobre aves no deserto.[40]

Em geral, comemos tanto e com tanta frequência porque meio que perdemos o contato com os sinais que nosso corpo nos manda sobre a fome. Recebemos a indicação de comer de diversas fontes, pouquíssimas das quais têm a ver com os biomarcadores de plenitude em nosso cérebro e no intestino. Saber que alimento comer, como vimos, é uma habilidade que se desenvolve com a idade e a experiência. Mas saber o quanto comer é algo em que os bebês são melhores que as crianças mais velhas e os adultos. Até os três anos, elas têm uma capacidade notável de parar de comer quando estão saciadas.[41] Não importa se você serviu uma porção grande ou pequena; elas vão comer até não estar mais com fome e vão parar (presumindo-se que não sejam forçadas a engolir). Após essa idade, no entanto, a capacidade de autorregular a fome é parcialmente perdida; e às vezes jamais é recuperada.

A precisão das crianças pequenas em reconhecer quando estão cheias foi confirmada por diversos estudos. Num deles, conduzido em 2000, 32 crianças da Pensilvânia, divididas em dois grupos etários diferentes – três e cinco anos de idade – receberam macarrão com queijo.[42] As crianças de três anos comeram aproximadamente a mesma quantidade de macarrão independentemente de terem recebido porções pequenas, médias ou grandes. Elas não prestavam atenção ao tamanho da tigela que lhes davam, mas no que seus próprios corpos lhes diziam. As crianças de cinco anos, por outro lado, comeram significativamente mais quando a porção era grande. Era como se a visão de tanta comida na tigela lhes mandasse ignorar a própria saciedade e continuar a comer. A perda da regulação da fome depois dos quatro anos é um fenômeno que transcende culturas e continentes. Em 2013, os resultados do experimento da Pensilvânia foram replicados em Kunming, na China, com porções variáveis de arroz, legumes e proteína.[43] Dessa vez, os dois grupos de crianças tinham quatro e seis anos. Na verdade, as crianças de quatro anos de Kunming comiam um pouco menos quando recebiam uma porção grande, como se estivessem intimidadas com tanta comida. Mas as de seis anos comiam substancialmente mais. Os cientistas por trás do experimento chinês sugeriram que, "quando se trata de fome e saciedade, há um ponto no processo de desenvolvimento em que as crianças começam a responder aos sinais contextuais, como o tamanho da porção".[44]

A maioria de nós continua a responder a esses sinais contextuais, e não à fome de verdade, para o resto da vida. Num estudo famoso – o experimento da "sopa sem fundo"–, adultos recebiam sopa de tomate em tigelas que eram continuamente preenchidas por tubos secretos enquanto eles comiam.[45] Outras pessoas à mesa comiam em tigelas normais. Após a refeição, os pesquisadores perguntaram quão cheios eles se sentiam e quanta sopa achavam que tinham consumido. Os que comeram das tigelas que se enchiam sozinhas estimaram que haviam consumido apenas uma fração a mais do que uma tigela comum: um adicional de 4,8 calorias. Na verdade, tinham consumido 76% mais sopa do que a tigela comum, quase uma porção inteira a mais. No entanto, não estavam se sentindo mais cheios do que os que comeram das tigelas normais.

Da infância em diante, nossa ideia de plenitude é fortemente influenciada pelo tanto de comida que nos oferecem. Embalagens grandes fazem

Fome 161

o ato de comer grandes quantidades parecer normal. Estamos dispostos a achar que vamos ficar cheios depois de comermos "uma unidade" de alguma coisa: um sanduíche, uma maçã, um biscoito. Assim, se estivermos com muita fome, podemos repetir. Isso funcionava bem nos dias em que os biscoitos tendiam a ser do diâmetro de uma xícara de café, e não de um prato de sobremesa. Mas o surgimento das porções grandes – principalmente em lanchonetes de fast-food – significa que, para comer apenas as calorias de que precisamos, muitas vezes temos de parar na metade de algo; ou mesmo em um quarto. E ninguém, seja criança ou adulto, parece gostar da sensação do copo – ou do prato – meio vazio.

Meu filho mais novo muitas vezes pede não um, mas dois biscoitos, um para cada mão. Isso funciona em casa, onde faço meias-luas amanteigadas de amêndoa não muito maiores do que uma moeda. Mas quando estamos num café, onde os biscoitos são enormes, tenho o hábito de quebrar um no meio e dizer: "Olhe, agora você tem dois." Mas ele não se deixa enganar. Ainda assim, duas metades de um cookie gigante continuam a ser biscoito demais.

A professora Marion Nestle, da Universidade de Nova York, passou décadas denunciando a "Lei do tamanho da porção: quanto mais comida houver na sua frente, mais você come". Um dia, um de seus colegas entrou na sala dela com a maior fatia de pizza que os dois já tinham visto; com 35 centímetros de comprimento e 450 gramas, a fatia continha 2 mil calorias: a quantidade recomendada para uma mulher moderadamente ativa consumir num dia inteiro.[46] Os consumidores que compram essa pizza podem dizer a si mesmos que "é só uma fatia", e devem achar que não há problema em comê-la até o fim: não é a mesma coisa que comer uma pizza inteira. Precisamos de novos métodos alimentares para dar conta das novas formas com que os alimentos nos são fornecidos.

O trabalho de Brian Wansink, especialista em marketing e nutrição, demonstrou que tanto crianças quanto adultos podem ser influenciáveis de uma maneira preocupante quando se trata de decidir o quanto comer.[47] Podemos acreditar que só comemos até estarmos cheios, mas existem inúmeros estímulos que interferem no botão de liga e desliga da alimentação. Wansink fez uma série de estudos envolvendo a manipulação do tamanho dos utensílios para demonstrar o que ele chama de ilusão de contraste do tamanho. Uma tigela grande faz você comer sorvete demais; um prato grande faz você servir batatas demais; e um copo baixo e largo faz você colocar suco demais. Ao julgar a quantidade de líquidos, quase todo mundo se concentra na altura e esquece a largura. Mesmo *bartenders* experientes cometem esse erro, servindo consistentemente doses grandes demais ao usar copos baixos e largos, e não finos e altos.

É um negócio arriscado nos basearmos no nosso entorno para decidir a quantidade do que ingerimos. Wansink descobriu que, às vezes, só a visão da comida já é um gatilho poderoso o suficiente para anular a sensação de saciedade. Quando você perde o contato com os sinais de fome do próprio corpo, os estímulos para comer são quase inevitáveis. Ficamos como Alice no País das Maravilhas, controlados por bolos que dizem "Coma-me" e garrafas que pedem "Beba-me". Quando se perguntou a pessoas que estavam de dieta por que pararam ou começaram a comer, algumas simplesmente responderam: "Eu vi a comida."[48]

Inúmeras pesquisas têm demonstrado que comemos mais – claro! – quando estamos distraídos por uma tela, seja de uma televisão, de um tablet ou de um computador. Um estudo com meninos de nove a quatorze anos concluiu que eles não só comiam mais quando assistiam à televisão, mas que as quantidades maiores de comida não os faziam se sentirem nem um pouco mais cheios.[49] O que estava acontecendo na tela era muito mais interessante para esses meninos do que o que estava acontecendo na vida real.

Wansink delineou alguns truques simples por meio dos quais podemos redefinir nosso ambiente alimentar para comermos menos. Evitar refeições "distrativas", como jantar vendo televisão e almoçar na frente do computador. Substituir o pote de biscoito por uma tigela de frutas. Reembalar as comidas em recipientes menores. Pedir meias porções em restaurantes. Substituir copos baixos e largos por copos altos e estreitos. E comprar pratos menores. Esse último artifício funcionou muito bem comigo. Às vezes, sei que não estou com fome ao terminar uma refeição, mas fico com vontade de comer algo bem doce para finalizar. Pego o

Fome 163

menor prato que tenho em casa – aqueles de porcelana azul e branca que você compra no supermercado chinês para servir molho – e encho com o que quer que eu esteja sentindo vontade de comer na hora: bolo de chocolate amargo, sorvete de creme com amêndoas caramelizadas, biscoito de gengibre melado. Não importa o quão cheio fique o prato, porque ainda assim a porção vai ser pequena, então posso comer sem culpa ou remorso. A primeira vez que fiz isso, foi com muita descrença: será que eu podia ser mesmo tão infantil a ponto de meu cérebro se deixar enganar por um prato menor? Sim. Podia.

Outro estímulo para comer mais do que deveríamos é a variedade. Quando perguntados por que param de comer, os participantes de pesquisas sobre alimentação citam tanto o tédio quanto a saciedade. No final das contas, a alegação do garçom de que temos um estômago diferente para a sobremesa acaba sendo verdade. Mais ou menos. A professora Barbara Rolls, que trabalha na Universidade Johns Hopkins, cunhou o termo "saciedade sensorial específica", significando que, à medida que comemos determinado alimento, a nossa fome daquele alimento específico diminui; mas a nossa fome de outros alimentos permanece viva. É por isso que os bufês são um perigo. Mesmo que sua fome de uma comida acabe, sempre há outra coisa para tentá-lo. Rolls defende que a finalidade evolutiva original da saciedade sensorial específica entre nossos ancestrais caçadores-coletores era promover uma dieta boa e variada.[50] Mas ela não funciona tão bem em nosso sistema alimentar moderno, em que variedade pode significar cores diferentes de doces ou sabores diferentes de pipoca.

Se comer de forma desatenta nos torna cegos para a nossa própria saciação, a solução pode estar na prática da atenção plena, ou *mindfulness*, a última moda nos círculos alternativos. Exercitar a alimentação consciente ensina você a prestar mais atenção tanto na comida quanto nas sensações em seu próprio corpo. Antes de sentar para comer, você se pergunta se está mesmo com fome. Então põe a mesa com bom gosto, com velas e guardanapos. Desliga os aparelhos eletrônicos que podem distraí-lo. Saboreia o aroma e o gosto da comida com calma, baixando os talheres entre uma garfada e outra. Percebe se está apreciando a comida ou não, e, se não estiver, para de comer. Obviamente, é difícil conseguir fazer tudo isso quando se é uma criança à mesa com um pai berrando no seu ouvido para terminar o café da manhã ou vai se atrasar para a escola.

O trabalho da pediatra Susan L. Johnson, no entanto, mostrou que é possível ensinar as crianças a responder melhor à própria sensação interna de satisfação.[51] Muitos pais, sobretudo os que enfrentam problemas com o próprio peso, acreditam que a criança é incapaz de ter autocontrole quando se trata de comer. Eles mesmos podem estar tão fora de sintonia com os próprios sinais de fome que não acreditam que os filhos sejam capazes de aprender a comer somente quando estão com fome. No entanto, estudos com gêmeos sugerem que a habilidade de parar de comer quando se está cheio tem origem genética mínima: trata-se, fundamentalmente, de uma resposta ao ambiente. E pode, portanto, ser aprendida.

Johnson demonstrou que, em seis semanas de intervenção intensiva, foi possível treinar as crianças a melhorarem sua capacidade de autorregulação da quantidade de alimentos que ingeriam. Elas estavam numa creche e tinham idade média de quatro a cinco anos: exatamente o estágio em que a capacidade natural de autorregular o tamanho das porções nos abandona. Quando Johnson fez uma avaliação inicial das crianças, a habilidade de regular a fome variava enormemente entre elas. Algumas comiam demais, outras de menos, e algumas "se regulavam com precisão".[52] As crianças cujas mães faziam dieta e tinham dificuldade para lidar com a própria ingestão de alimentos eram as menos hábeis em regular o que comiam em resposta à fome.

Johnson e seus colegas usaram bonecas para ajudar as crianças a começar a reconhecer se estavam com fome ou não, bem como para conversar sobre a fome, a ingestão em excesso e sobre como nos sentimos, desde o ronco na barriga até o desconforto do estômago cheio demais. Eles levaram para a creche bonecas especiais, com barrigas de nylon, cheias de quantidades diferentes de sal. Algumas tinham as barrigas vazias e estavam "com fome"; algumas estavam ligeiramente cheias; e algumas estavam bem cheias. Na hora do lanche, as crianças foram convidadas a colocar as mãos nas próprias barrigas para ver o quão cheias estavam e

Fome

165

escolher a boneca cuja barriga estava mais parecida com a sua. No final da intervenção, as crianças tinham começado a dizer espontaneamente coisas como: "Não estou mais com fome, então vou parar de comer."[53] Passadas as seis semanas, houve "melhoras significativas" na forma como as crianças comiam na hora do lanche. As que comiam demais começaram a comer menos, e as que comiam de menos começaram a comer mais. O estudo de Johnson sugere que, com ensino e apoio adequado, "as crianças são capazes de controlar *o quanto* comer". A primeira etapa é aprender a reconhecer se nosso estômago está vazio ou não.

Isso é algo que os adultos também podem aprender. Num teste sobre perda de peso, verificou-se que dar aos participantes aulas sobre conscientização da fome resultou em reduções maiores de IMC do que apenas fazer dieta.[54] Outra intervenção de sete semanas com adultos obesos e com sobrepeso na Holanda os ensinou a reduzir seus impulsos aceitando-os.[55] Eles foram treinados a não comer de imediato quando se sentiam tomados pela vontade, e sim a esperar e observar o que sentiam, tanto no corpo quanto na mente. Os psicólogos conduzindo a intervenção ofereceram aos pacientes técnicas para se tornarem mais conscientes da própria fome e estabelecer se ela era física ou emocional. As pessoas aprenderam a realizar em si mesmas uma "avaliação do corpo", prestando atenção metodicamente a diferentes partes dele e buscando sinais de fome ou saciedade. Isso não é muito diferente de brincar com uma boneca com a barriga cheia de sal. No início das sete semanas, muitos dos participantes acreditavam não ter controle sobre a própria fome. Eles diziam coisas como: "Não consigo parar de comer até o pacote estar vazio." O treinamento lhes ensinou formas de experimentar as diversas fomes que seus corpos sentiam sem se deixarem controlar por elas. Eles aprenderam a aceitar seus impulsos sem ceder constantemente a eles.

A última dieta da moda com frequência afirma que, se você seguir todos os passos, nunca vai sentir fome de novo. Levei muito tempo para entender que parte da alimentação saudável envolve fazer amizade com a fome. Não somos crianças famintas. Sentir um pouco de fome duas ou três vezes por dia – quando se tem a sorte de saber que vai comer em breve – é uma coisa boa. Passei a vida toda – exceto quando estava tentando perder peso – respondendo ao mais suave ronco da barriga como se fosse algo que precisava ser sanado com urgência. Só agora percebi que é possível viver facilmente com uma ou duas horas de barriga levemente vazia. Na verdade, isso torna a próxima refeição mais gostosa (como diz o provérbio, "a fome é o melhor tempero"). Comer sem fome e beber sem sede pode se tornar algo tão rotineiro que você se esquece de como é bom recuperar os ritmos corretos da alimentação: merecer suas refeições antes de comê-las, mesmo que tudo que você fez para recebê-las tenha sido esperar.

É como ser criança, sair para brincar com os amigos e perder a noção do tempo, até que seus pais o chamam para jantar, e você volta para casa faminto e com as bochechas coradas.

Fome

CEREAL MATINAL

É um ritual tão comum que ninguém questiona. Abrir a caixa. Servir o cereal. Acrescentar o leite. Comer. No entanto, o hábito de ingerir cereal no café da manhã, com frequência adquirido muito cedo na infância, pode fornecer lições desnecessárias sobre como satisfazer a fome. Ele nos ensina que, quando nos sentimos vazios, devemos recorrer não ao fogão ou a uma comida saudável que podemos escolher por seus próprios méritos, como uma fruta, mas a uma embalagem colorida. Com os cereais aprendemos a confundir fome com marketing.

O cereal pronto para consumo tornou-se o caminho mais universal para satisfazer a fome pela manhã, antes de dormir e em diversos outros horários ao longo do dia. O cereal em caixa – comercializado pela primeira vez como Granula, em 1863, pelo dr. James Caleb Jackson – era, em sua origem, um costume tipicamente norte-americano. Mas o resto do mundo o está adotando. Em 2013, a Índia consumiu US$3,4 bilhões em cereal matinal; a Rússia, US$3,8 bilhões; o Brasil, US$4,8 bilhões; e a China, US$16,7 bilhões. As vendas globais de cereal sobem todo ano cerca de 10%.

Em geral, o cereal do café da manhã é um dos primeiros alimentos que os pais permitem que as crianças escolham sozinhas, sentadas no carrinho de supermercado. Mas, de todas as comidas que poderíamos deixá-las escolher à vontade, é a que faz menos sentido. Os pais permitem que os filhos escolham o cereal, mas ditam que legumes e verduras eles devem comer, quando deveriam fazer exatamente o contrário.

O cereal matinal também tende a ser a primeira refeição que "fazemos" para nós mesmos, para satisfazer todos os momentos de fome ao longo do dia. Como não envolve fogo nem faca, é visto como uma coisa "segura", que as crianças podem preparar. O ato de se sentar à mesa da cozinha e ler a parte de trás de uma embalagem de cereal forja um vínculo emocional que dura a vida toda. As letras felizes nos asseguram que, apesar das aparências, os flocos revestidos de açúcar nos farão bem, por conta de todas as vitaminas e minerais ali adicionados.

Os cereais comercializados para crianças estão sempre entre aqueles com maior teor de açúcar e mais altamente processados. A escolha da criança não é determinada pelas propriedades sensoriais do cereal – que estão escondidas dentro da caixa. Você escolhe a embalagem que promete o máximo possível: o formato mais inusitado, o personagem mais legal, o melhor brinde ou promoção, o que tem mais chocolate. Essa é uma aula ruim de como escolher a comida. Quando você encontra um café da manhã que realmente enche a sua barriga, como aveia ou ovos mexidos, é difícil afastar a sensação de que falta alguma coisa.

5. Distúrbios

> Rebeca só gostava de comer a terra úmida do quintal e os torrões de cal que arrancava das paredes com as unhas. Era evidente que seus pais, ou quem quer que a tivesse criado, haviam-na repreendido por esse hábito, pois o praticava às escondidas e com a consciência culpada...
>
> GABRIEL GARCÍA MÁRQUEZ, *Cem anos de solidão*

DIANE TINHA 48 ANOS e trabalhava em tempo integral como gerente num escritório, sem apresentar nenhum sinal exterior de problemas médicos além do excesso de peso. Nunca havia procurado nem recebido tratamento profissional para qualquer tipo de transtorno alimentar. No entanto, em 2014, seu caso chegou ao conhecimento de pesquisadores que estavam estudando adultos num bairro carente do interior da Inglaterra que se identificavam como "enjoados para comer". Diane foi um dos participantes selecionados a partir de bibliotecas e centros esportivos comunitários. Os pesquisadores conversaram com 26 famílias ao todo, realizando entrevistas demoradas em cafés e em casa. Eles também pediram aos "enjoados para comer" que mantivessem um diário fotográfico detalhado de tudo o que ingeriam durante um período de quatro dias, documentando onde comeram e com quem. O exercício forneceu um quadro de pessoas aparentemente normais que, no entanto, se alimentavam de forma profundamente anormal. Todos os adultos enjoados para comer afirmaram se alimentar daquele jeito desde a infância. Com quase cinquenta anos, a dieta de Diane consistia principalmente em queijo, produtos processados feitos de batata, pão de forma e cereal.[1]

Apesar de ter as habilidades e a confiança necessárias para desempenhar seu trabalho, Diane era passiva e infantil quando se tratava de comida. Ela falou que se sentia culpada por seus hábitos alimentares e que ainda achava que tinha decepcionado a mãe por não ser mais flexível. Sua alimentação era limitada não apenas pelos ingredientes, mas pela temperatura. Tolerava poucos legumes, em quantidades minúsculas e muito frios, fatiados bem fininhos e sem molho.[2] Comida cozida tinha de ser muito quente, ou ela nem tocava. Num café, com um dos pesquisadores, Diane pediu um ovo frito no pão de forma, mas teve de parar de comer na metade, porque, segundo ela, quando a comida ficou fria, passou a "embrulhar seu estômago".

Alimentando-se desse jeito, era difícil para Diane comer na casa de amigos, pois ela podia recusar a comida servida e não conseguir disfarçar o nojo extremo. Diane reconhecia que sua alimentação era um problema; ainda assim, para ela, tentar comer qualquer coisa que não quisesse era um problema maior ainda. Ela afirmou que odiava cozinhar. Às vezes tentava seguir uma dieta mais equilibrada, mas não conseguia "desejar" nada além de "porcaria". "Bem, tenho 48 anos, então não vou conseguir mudar agora, né?"[3]

O caso não bate com a imagem que temos de um transtorno alimentar típico. Diane não era adolescente; até onde sabemos, não estava obcecada por revistas de moda, não fazia balé nem estava muito preocupada em ter uma barriga lisinha; na verdade, ela reconhecia que poderia ser mais saudável se conseguisse consumir coisas diferentes. Não evitava a comida para reduzir a ingestão de calorias, mas simplesmente porque não suportava comer determinadas coisas. No entanto, não há dúvida de que sua vida – e sua saúde – estava sofrendo profundamente com isso. Seu exemplo demonstra bem como a alimentação pode se tornar distorcida e mesmo assim não constar como um "transtorno alimentar" em termos clínicos.

Há muitos equívocos sobre os transtornos alimentares. Um deles é a ideia de que todos giram em torno da tentativa de perder peso, como a anorexia ou a bulimia. Outro é a visão de que eles não têm nada a ver

Distúrbios

conosco. Na verdade, os distúrbios alimentares – cujas variedades são tão infinitas quanto os grãos de areia – podem ser mais bem compreendidos como versões extremas dos dilemas e das dificuldades que todos nós enfrentamos ao aprender a comer.

As pessoas cujos transtornos alimentares são tão sérios que elas – ou os pais – procuram ajuda médica são a ponta de um iceberg que avança bem fundo em nossa cultura alimentar: uma estrutura imensa de alimentação infeliz e de baixa qualidade que se manifesta de diversas maneiras. Pense no funcionário de escritório que compensa um dia pesado de trabalho – todos os dias – com lanches reconfortantes diante da TV; ou na criança que tem pavor de beber qualquer coisa que não seja doce. Há homens adultos que ainda têm nojo de verduras, e mulheres adultas que não se permitem pedir sobremesa, mas que comem o equivalente a uma porção dobrada do prato dos outros. Mais comum é o efeito sanfona, as pessoas presas a um ciclo interminável de perda e ganho de peso, donas de dois guarda-roupas diferentes, um para quando estão gordas, outro para quando estão magras. O comportamento é tão comum que nem nos damos conta de como é disfuncional. Numa pesquisa envolvendo 2 mil universitários norte-americanos, 41% das mulheres e 18% dos homens afirmaram estar "de dieta" na ocasião.[4]

Às vezes, lançando mão do humor negro, as pessoas que estão de dieta dizem que invejam a "disciplina" das que sofrem de anorexia. As dificuldades enfrentadas por alguém que tenha reduzido seu consumo a quase nada parecem distantes do distúrbio alimentar mais cotidiano do restante de nós, por isso consideramos o assunto irrelevante. Quem vai querer perder tempo pensando no uso abusivo de laxantes ou na falência de órgãos induzida pela fome quando podemos sonhar com bolos? No vestiário da academia, evitamos olhar para o anoréxico, para não prestar atenção nas clavículas salientes ou nas pernas magras, mas não está muito claro se fazemos isso em consideração a eles ou a nós mesmos. No entanto, examinando de perto – e de preferência fazendo contato visual –, talvez descobríssemos que os que sofrem de transtornos alimentares têm algo a nos ensinar. Em primeiro lugar, eles demonstram o quanto está em jogo quando a alimentação dá errado. Mais importante, os transtornos oferecem um modelo de como os hábitos alimentares podem ser reaprendidos do zero, inclusive pelos que têm dificuldade para comer de forma mais natural por disposição genética.

Sob as circunstâncias certas e com a ajuda adequada, algumas pessoas conseguem substituir gradualmente os hábitos alimentares destrutivos por outros que as sustentem e lhes proporcionem prazer. A anorexia tem taxas de mortalidade assustadoras, 20% das vítimas morrem prematuramente. A taxa de suicídios entre os anoréxicos é 57 vezes maior do que entre a população em geral.[5] Ainda assim, a maioria dos anoréxicos sobrevive, e alguns conseguem até se recuperar. Num estudo, pesquisadores acompanharam um grande grupo de mulheres com anorexia e bulimia durante sete anos e meio.[6] Ao final desse período, 83% das anoréxicas alcançaram ao menos uma recuperação parcial, e 33% tiveram recuperação completa (a definição de recuperação era "ausência de sintomas" por pelo menos oito semanas consecutivas). As bulímicas apresentaram taxas de melhora ainda superiores, com 99% exibindo ao menos recuperação parcial, e 74%, recuperação completa. Pense no que isso significa: a grande maioria daquelas que, um dia, fizeram suas refeições num turbilhão de alimentação compulsiva e comportamento purgativo conseguiu aprender a comer e a digerir a comida de forma normal.

O primeiro passo para se recuperar do distúrbio alimentar é reconhecer que há um problema. Existe mais gente com transtornos alimentares que não se enquadram no modelo esperado de adolescentes anoréxicas do que imaginamos. Tenho um amigo cuja infância, na década de 1970, foi marcada por um transtorno alimentar não tratado. Com aproximadamente sete anos, após a chegada de um irmão, as refeições em família começaram a lhe dar náuseas, e toda semana ele perdia vários dias de aula por causa dos vômitos. Seu peso caiu. Mas o hospital local disse que seus sintomas eram "apenas" psicossomáticos, e não físicos. Com isso, os pais interpretaram que ele estava inventando, e não fizeram nada para ajudá-lo. Após o divórcio dos dois, ele se recuperou aos poucos, sozinho.

Existe um amplo espectro de maneiras pelas quais a alimentação pode dar errado no início da vida, e elas extrapolam as categorias e as definições oficiais. Na verdade, a anorexia não é o transtorno alimentar mais comum entre as crianças. Nem a bulimia. Essa honra é do Tane, Transtorno Alimentar Não Especificado. Resumindo, da categoria "outros". Nossas mentes férteis são muito boas em inventar nossos próprios distúrbios alimentares idiossincráticos, com um pouco de compulsão aqui, um punhado de comportamento purgativo ali e umas refeições puladas entre uma coisa e outra.

Algumas crianças têm uma obsessão mórbida por determinados alimentos; outras não conseguem sentir apetite por nada. A alimentação pode dar errado porque a criança é hipersensível ao tato – para algumas, comida encaroçada na boca pode ser algo realmente doloroso. Outras têm o olfato hipersensível: o cheiro da cantina da escola pode impedir que a criança coma. Há as que não conseguem engolir nada que não seja bem macio e as que vomitam só de pensar em experimentar algo novo. Algumas comem coisas que não são de comer – que podem incluir desde terra a talco (um distúrbio chamado alotriofagia). Outras mastigam os alimentos por muito tempo e regurgitam (ruminação), e em seguida decidem se vão mastigar a comida regurgitada de novo ou se vão cuspi-la. Uma delas explicou sua linha de raciocínio: "Se for uma fatia gostosa de pizza, não vou desperdiçar. Mas se for espinafre, por exemplo, claro que vou cuspir."[7]

Os problemas com a alimentação podem ser divididos em duas grandes categorias, os transtornos alimentares que ocorrem cedo na infância e os que afetam crianças mais velhas e adultos.[8] A anorexia, por exemplo, é um caso clássico de transtorno alimentar mais tardio; já um caso típico da primeira infância seria alguma espécie de fobia de comida ou a seletividade extrema. Muitas vezes, os transtornos alimentares ocorridos precocemente na infância não são levados tão a sério quanto os mais tardios. Até 2013, as orientações do guia oficial destinado aos profissionais de saúde mental no Reino Unido restringiam o primeiro grupo a transtornos desenvolvidos apenas por crianças com menos de seis anos. A ideia era que a seletividade – mesmo em casos extremos – é um estágio do desenvolvimento, algo que a criança vai superar à medida que cresce. Nessa fase da vida, o transtorno alimentar pode parecer uma forma extrema de infantilidade – e, de fato, algumas de suas manifestações envolvem crianças que não comem nada além de leite ou papinha de bebê. Após a primeira infância, no entanto, os transtornos alimentares envolvem uma intensa preocupação com o próprio peso, como uma versão distorcida da atividade adulta de fazer dieta. E com frequência podem ser associados a depressão, ansiedade, transtorno obsessivo-compulsivo e pensamentos suicidas.

No entanto, os distúrbios característicos da primeira infância não se restringem a crianças pequenas, nem os demais distúrbios afetam apenas adultos e adolescentes. Estudar os transtornos alimentares é perceber que vivemos numa época em que algumas crianças envelhecem antes do tempo e alguns adultos são eternamente "pequenos". Existem pré-adolescentes – e às vezes crianças de seis ou sete anos – que já estão limitando a ingestão de comida a níveis perigosamente baixos, por medo de não serem "magros" o suficiente. Da mesma forma, há adultos ativos no mercado de trabalho e pagando financiamento da casa própria mas que só comem feijão enlatado – os chamados "adultos enjoados para comer", a maioria dos quais passa despercebida, sem nunca receber tratamento médico.

Independentemente de afetar adultos ou crianças, essas duas grandes categorias de transtorno alimentar representam dois tipos muito distintos de condição. Pessoas com transtornos tardios típicos podem ter medo de comer coisas como um pão doce com passas feito com massa folhada amanteigada, bastante açúcar e frutas secas, porque acham que aquilo irá engordá-los. Alguém preso num hábito de alimentação seletiva – o principal tipo de transtorno alimentar da primeira infância – também pode ter medo do mesmo pão doce, mas não pelo receio de engordar. Essa pessoa teme as passas: a visão delas, o cheiro, a textura, a cor e, acima de tudo, a simples menção a uva-passa.

No entanto, os vastos espectros formados por essas duas categorias têm algumas coisas em comum. Embora as causas e as manifestações de tais condições sejam muito diferentes, o tratamento pode ser extraordinariamente parecido. Uma parte fundamental da cura para qualquer transtorno alimentar é oferecer, de forma firme mas afetuosa, refeições estruturadas com uma grande variedade de alimentos (além de diversos

Distúrbios 175

tratamentos pela fala e medicamentos para ajudar com a ansiedade ou a depressão). Refeições em família, usadas para "realimentar" a criança, são hoje a base do tratamento da anorexia infantil (presumindo-se que o paciente não precise de internação). Da mesma forma, o tratamento para distúrbios alimentares precoces envolve aumentar aos poucos o repertório alimentar da criança por meio de uma série de sessões de introdução a novos gostos. A família inteira provavelmente terá de repensar o tamanho das porções (menores para os comedores compulsivos, maiores para os anoréxicos), além de onde e como se alimenta. Muitas vezes, é tão difícil para a família lidar com um transtorno alimentar que a criança adquire o hábito de comer sozinha. A recuperação se dá quando ela fica feliz por ser incluída na vida social das refeições, e o restante da família fica feliz em recebê-la. Seja um caso de anorexia ou de alimentação restritiva, a cura envolve aprender a comer de novo.

PARA PESSOAS COM transtornos alimentares, a comida é tanto o veneno quanto o remédio, mas isso também vale para todos nós. A comida é parte inexorável da vida, e todos temos a tarefa de encontrar um jeito de fazer as pazes com ela. Transtornos alimentares são muito diferentes do vício do álcool, cuja cura é a sobriedade. Quando a alimentação vai mal, o antídoto não é uma vida sem comida, mas descobrir como comer coisas diferentes de maneiras diferentes.

Um dos maiores clichês sobre transtornos alimentares é alegar que, na verdade, eles não têm "a ver" com comida. É uma afirmação bastante insensata. É o mesmo que dizer que rinite alérgica não tem "a ver" com poeira. Sem dúvida, há muito mais em questão na anorexia e na bulimia do que apenas o hábito alimentar superficial: passar fome ou adotar comportamentos purgativos são manifestações físicas de alguma depressão profunda ou de mau funcionamento cognitivo. Trata-se de doenças mentais, e as causas, como veremos, podem ser tanto genéticas quanto ambientais. Mas, quando alguém está preso nas garras da anorexia, isso tem muito "a ver" com a comida: o hábito de devorar livros de receitas, as refeições parcas, que consistem em uma única fruta e que são ingeridas bem lentamente, a forma como o cérebro muda diante da ausência de comida.

O transtorno alimentar seletivo só tem a ver com a comida. É a angústia de receber uma comida laranja quando você suporta apenas comida amarela. É a diferença sutil entre a marca de iogurte que você tolera e a que faz você vomitar. Algumas crianças são tão sensíveis ao cheiro da comida "errada" que nem sequer conseguem sentar à mesa com a família enquanto eles a estiverem comendo. Como esse tipo de alimentação extrema em geral vem acompanhado de outras condições subjacentes, como o autismo, além de dificuldades comportamentais à mesa de jantar – birras terríveis, raiva ou tristeza –, é fácil imaginar que a incapacidade de ingerir qualquer coisa que esteja fora de uma gama limitada de alimentos seja primordialmente o modo de externar um problema mais profundo, e que dar muita atenção à alimentação em si seria uma trivialidade. No entanto, as evidências sugerem o oposto. Seja qual for a condição central, essas crianças não conseguem se comportar à mesa porque a comida lhes causa uma aflição imensa. Se as pessoas continuassem a lhe servir coisas que o fazem vomitar, você também não ficaria com raiva?

A grande descoberta dos últimos vinte anos no tratamento de ambas as categorias de transtorno alimentar tem sido que abordar a questão da alimentação de frente oferece mais chances de recuperação. Quando os psicólogos conseguem treinar uma pessoa que se alimenta de forma seletiva para desfrutar de uma gama maior de alimentos, os pais relatam que o comportamento das crianças também melhora muitíssimo durante as refeições, mesmo aquelas que estão no espectro autista. Comer nunca tem "a ver" só com a comida. As dificuldades enfrentadas por quem sofre de transtorno seletivo – ou por seus pais – evidenciam a maneira como a comida em si pode representar tantas outras coisas na vida da pessoa: controle, preocupação, isolamento, segurança. Se você consegue melhorar a alimentação, os outros aspectos da vida também melhoram um pouco.

Quando você sofre de alimentação seletiva, seus dias são assolados pela necessidade de evitar situações em que talvez se espere que você coma algo que acha intragável. À medida que envelhece, você pode deixar de

Distúrbios

viajar ou de encontrar os amigos, já que muitas ocasiões sociais giram em torno da comida. Você inventa desculpas para explicar por que não pode comer: não está com fome, comeu alguma coisa que não lhe fez bem, já jantou. É como um analfabeto que faz tudo para esconder que não sabe ler.

Para essas pessoas, a comida pode se tornar a base de decisões importantes na vida. Preocupada com a filha de dezoito anos, uma mãe entrou em contato com uma clínica de reabilitação alimentar. A menina estava prestes a começar o primeiro ano da universidade. Ela havia escolhido a faculdade não porque oferecesse o melhor curso acadêmico para sua futura carreira, nem porque gostasse da localização, mas pela simples razão de que o refeitório dos alunos servia pizza duas vezes ao dia, no almoço e no jantar. Ela tinha tomado a precaução de ir ao campus, provar a pizza e confirmar se era do tipo de que gostava: simples, sem estar contaminada com orégano ou outras especiarias.

Para os outros é difícil compreender que existem pessoas com dietas tão restritivas que não comem nem pão; ou batata frita; ou panqueca. "Não é diferente de uma fobia", explica Keith Williams, à frente do programa alimentar do Penn State Hershey Children's Hospital, que atende, por ano, cerca de mil crianças com transtornos alimentares. Williams e seus colegas recebem crianças com um medo tão grande de comida que, se alguém entrar no quarto carregando um prato com algo que nunca experimentaram, elas vomitam ou têm ânsias espontaneamente, antes mesmo de ver direito do que se trata.

Às vezes, o medo da criança está ligado a um terror específico do que vai acontecer quando colocar a comida na boca. Ela pode ter um pavor irracional de veneno. Ou talvez tenha havido algum evento traumático que a tornou sensível à deglutição, por medo de engasgar, vomitar ou ter ânsias de vômito. É muito comum a ansiedade despertada pela textura encaroçada. A habilidade da mastigação desenvolve-se mais rapidamente entre os seis e os dez meses de idade, mas somente quando a criança recebe algo substancial para mastigar. Se o bebê continuar a comer apenas papinha batida por muito tempo, a mastigação é postergada, e ele pode se tornar hipersensível à textura. Isso se chama "defensividade oral". Há experimentos que demonstram que as crianças que só passaram a comer sólidos após os dez meses estão muito mais propensas a apresentar dificuldades alimentares depois. É muito comum crianças de um ou dois anos terem receio da textura encaroçada, mas, para algumas, o medo na verdade se intensifica com o tempo. Isso às vezes é chamado de *globus hystericus*, ou sensação do "nó na garganta". Quem tem isso lida com a comida sólida como se fosse um corpo estranho e pode enfrentar espasmos terríveis no esôfago ao comer – com frequência, essas pessoas são confundidas com anoréxicos, pois tendem a perder muito peso. Isso tudo acaba virando um ciclo vicioso de ansiedade: a pessoa evita a comida sólida de tal modo que fica ainda mais difícil lidar com a situação quando ela acontece.

A incapacidade de engolir é algo relativamente raro, mas a ansiedade geral em relação a comidas que não sejam reconfortantes e familiares é muito comum. A maioria das pessoas encaminhadas para clínicas de reabilitação alimentar são crianças com necessidades especiais, sobretudo as que estão no espectro autista ou que têm problemas orais motores que dificultam a mastigação e a deglutição. Um estudo envolvendo setecentas crianças de menos de dez anos e diagnosticadas com transtornos alimentares concluiu que 86% tinham uma condição médica subjacente, 18% tinham um problema comportamental e 61% exibiam algum tipo de disfunção oral.[9] No entanto, basta olhar à sua volta para perceber que o problema é bem mais comum na população em geral do que sugerem as internações.

Um grupo de pesquisadores perguntou a cerca de quinhentos adultos norte-americanos convocados para integrar um júri como eles se alimentavam. Cerca de 35,5%, mais de um terço, se descreveram como enjoados para comer.[10] Antes de entrar em pânico desnecessariamente por causa da estatística, é interessante notar que "enjoado para comer" significa coisas diferentes para pessoas diferentes. Às vezes elas usam a expressão para dizer que são exigentes, condição que pode muito bem se encaixar no seu caso. Quando minha alimentação estava fora de controle, eu não era nem um pouco seletiva. Nunca encontrei uma massa doce de que não gostasse. Agora aprendi a ser muito exigente com os folhados e em geral guardo

Distúrbios

meu apetite apenas para os bons de verdade. Ser esnobe com a comida tem a sua utilidade.

Outras formas de seletividade não são tão benéficas. Entre os adultos chamados para servir no júri, os que se autodenominaram "enjoados" relataram níveis mais elevados de ansiedade social e angústia a respeito da alimentação que os demais. É evidente que há um número significativo de pessoas cujas dietas – e cujas vidas – são restringidas por padrões de alimentação muito limitados. Keith Williams afirma que "um monte de crianças tem transtorno seletivo, mas não vai a uma clínica de alimentação porque, tirando isso, elas têm crescimento e desenvolvimento normais". Os pais tendem a só buscar ajuda especializada em alimentação se o filho já estiver no sistema médico por outros problemas ou se a situação for tão séria que ele esteja gravemente abaixo do peso. Na experiência de Williams, o problema da alimentação seletiva em crianças está longe de se restringir aos seus pacientes. Em alguns lugares, está prestes a se tornar "a norma", porque muitas crianças não têm a oportunidade de aprender a gostar de uma variedade ampla de comidas. "Vemos famílias que servem pizza cinco, seis, sete ou dez vezes por semana", diz Williams.[11] Ele perdeu as esperanças diante da atitude de que não importa se a criança não come nada além de cereal com açúcar e um suplemento vitamínico aqui e outro ali. Williams encontra esse comportamento tanto em famílias de classe média quanto nas de baixa renda. "Os pais dizem: 'Ele vai ficar bem', mas simplesmente não há mecanismo para a mudança. Por que um garoto que se alimenta assim vai passar a comer outra coisa de uma hora para a outra?"

Presumimos que, com o tempo, nossos gostos irão desabrochar por conta própria como uma flor, mas, com a alimentação seletiva, o padrão é os gostos se tornarem cada vez mais restritos. A seletividade zomba da ideia de que se alimentar bem é algo instintivo, natural ou fácil para os seres humanos. Quando chegam a uma clínica de tratamento de distúrbios alimentares, os seletivos podem estar limitados a uma quantidade mínima de alimentos. De longe, as escolhas mais comuns são os carboidratos, seguidos por laticínios, carne, manteiga de amendoim e algumas formas de frutas e legumes. Um caso típico era o da menina de dez anos que só comia sanduíche de manteiga de amendoim, pizza de muçarela com tomate e maçã. Os psiquiatras que trabalhavam com ela descobriram que "Tracy dizia que queria experimentar coisas novas, mas elas lhe davam ânsia de vômito".[12] Como pode a alimentação de alguém chegar a esse ponto? O problema é que, quando os pais tentam aumentar o repertório alimentar do filho, eles são punidos com um comportamento altamente aversivo, como gritos, engasgos ou vômitos no prato.[13] É uma agonia para os pais ver a criança ter ânsias porque que lhe deram um sanduíche com a manteiga de amendoim errada. Na próxima vez, irão tomar cuidado para comprar a marca "certa", e o hábito alimentar da criança vai ficando ainda mais enraizado. Quem está de fora pode observar, ainda que de forma bem-intencionada, que a criança acabará experimentando coisas diferentes se você a privar das suas comidas preferidas e deixá-la com fome, mas o tipo de paciente que Williams recebe é capaz de resistir por até quatro dias sem comer, e, quando chega a esse ponto, ele corre o risco de necessitar de alimentação intravenosa, o que pode ser ainda pior para todo mundo.

Os tratamentos tradicionais para a alimentação seletiva com frequência estabelecem expectativas muito baixas, concentrando-se em fazer a criança comer alguma coisa – qualquer coisa – em vez de imaginar que ela um dia possa se acostumar com uma variedade completa de alimentos normais. Mesmo os médicos ficam intimidados diante do nível de resistência que alguns desses pacientes demonstram. Tais condições são muito difíceis de tratar. O tratamento varia de acordo com os outros problemas que a criança apresenta – questões comportamentais, ansiedade extrema ou algum problema físico subjacente –, porém, em muitas clínicas, ele toma a forma de algum tipo de intervenção psicológica, além de aconselhamento nutricional e acompanhamento médico. Embora seja melhor que nada, é improvável que essa abordagem produza mudanças drásticas, porque não lida com a alimentação em si.

Um menino de treze anos foi levado pela mãe a uma clínica para tratamento de transtorno alimentar. Ele comia muito pouco além de batatas chips, cereal matinal sem leite e palitos de pão, e uma dose diária de uma

Distúrbios 181

bebida probiótica que a mãe o fazia beber. Estava pálido, cansado e com peso e altura muito abaixo do normal para a idade, o que o tornava alvo de provocações na escola. A mãe o descreveu como "preguiçoso para comer" e meio que tinha desistido de lhe oferecer alternativas, já que não queria desperdiçar dinheiro em comida que o filho não iria consumir. O menino foi diagnosticado como ansioso. Depois de um tratamento com terapia cognitivo-comportamental (TCC, uma terapia da fala para ajudar as pessoas a mudar a maneira como se comportam) e alguns conselhos nutricionais, ele foi encorajado a tentar introduzir "um ou dois" alimentos novos. Os médicos observaram que, ao receber alta, sua dieta ainda estava "longe de ser ampla". Ele agora bebia frutas batidas e comia iogurte e batatas fritas, além de tomar um suplemento vitamínico. Tirando isso, sua dieta permaneceu inalterada, e ele continuou ansioso com a comida.[14] Ainda não ingeria legumes e verduras, nem nada que se parecesse com um prato principal de verdade, à base de proteína. No entanto, os médicos que o acompanharam não pareciam achar que o tratamento fora um fracasso. "Em muitos casos", concluíram, "alcançar um padrão alimentar que não contenha ressalva ou restrição alguma não é nem realista *nem necessariamente desejável*" (grifo meu).

Quando até os médicos que os tratam às vezes sugerem que a cura é inatingível, não espanta que tanto pais quanto filhos sejam fatalistas a respeito de suas chances de se recuperar da alimentação seletiva. No entanto, em alguns casos, os médicos conseguiram ajudar as crianças a superar a alimentação seletiva mais ou menos por completo num período relativamente curto de tempo: semanas ou meses, e não anos. Os métodos de tratamento variam, mas as intervenções mais bem-sucedidas têm em comum o fato de que começam com o pressuposto de que a alimentação seletiva *tem* a ver com a comida, e que é possível e desejável para o paciente encontrar uma maneira menos infeliz de ingeri-la.

Aos nove anos, Diego iniciou seu tratamento numa clínica em Sydney, depois de cerca de sete anos de alimentação seletiva.[15] Ele só comia nuggets de frango, batatas chips e pão branco. A comida tinha de ser consumida em determinada ordem, e, se apresentasse qualquer estranheza – como uma batata com formato diferente –, o prato inteiro tinha de ser jogado fora e refeito do zero. Diego muitas vezes recusava convites para festas de aniversário e não conseguia ir a eventos esportivos porque sabia que não conseguiria comer. Sua alimentação era motivo de grande tensão no casamento dos pais, que, embora tivessem eles próprios uma dieta ampla e variada, não conseguiam concordar sobre a melhor forma de convencer o menino a experimentar coisas novas. As refeições podiam durar até três horas, e, ao longo desse tempo, Diego tornava-se cada vez mais angustiado e não dava nem uma mordida em nada que fosse novo.

Os psicólogos de Diego perceberam que precisavam encontrar um novo método de tratamento que reconhecesse o medo que ele sentia da comida. Eles o ajudaram a dar um nome à sua ansiedade: "Beaster, a verruga da preocupação." A partir de então, seus pais podiam dizer ao filho como estavam tristes de que fosse tão difícil para ele lutar contra Beaster. Talvez, sugeriam eles, Diego só devesse experimentar comidas novas depois que eles "descobrissem uma maneira de domar Beaster". Esse tipo de contraproposta se chama "paradoxo terapêutico". Depois de sete anos de insistência, lágrimas e estresse na hora das refeições, a nova abordagem deve ter sido um alívio para Diego: agora, ele e os pais estavam do mesmo lado na luta contra Beaster. Já na consulta seguinte, uma semana depois, Diego chegou com uma lista de dez comidas novas que tinha experimentado de forma espontânea, entre elas carnes e legumes. Ao longo de quatro meses, Diego continuou a experimentar coisas novas até alcançar um ponto de recuperação completa. Beaster, segundo ele, tinha encolhido e não era mais tão assustador.

Talvez essa abordagem não funcione com todos os seletivos. A criança mais velha pode achá-la infantil, e a mais nova talvez não consiga verbalizar seu pavor pela comida dessa forma. Um jeito mais óbvio e universalmente aplicável de tratar distúrbios alimentares são sessões intensivas de introdução de sabores novos, para ajudar a mudar diretamente o comportamento alimentar. Se o problema é que as crianças não comem coisas diferentes o suficiente, a solução é fazê-las comer uma variedade maior de coisas. Dada a complexidade dos transtornos alimentares, isso

Distúrbios   183

parece muito simplório, mas é o que Keith Williams e seus colegas têm alcançado com muito sucesso no Penn State Hershey Children's Hospital, onde foram pioneiros em intervenções de "exposição a sabores" para tratar a alimentação seletiva. Williams conhecia o conceito da "mera exposição", de Robert Zajonc, cunhado em 1968 e que sustenta que a afeição é ativada pela familiaridade e a rejeição, ao contrário, é o medo do novo. Ele sabia que, se conseguisse fazer alguém provar comidas novas vezes o suficiente, o mais provável era que essa pessoa começasse a gostar de algumas dessas coisas. "O truque", diz ele, "é fazer a pessoa provar a comida."

No TRATAMENTO AMBULATORIAL PADRÃO para a alimentação seletiva, os pais podem ser aconselhados a oferecer, todos os dias, meia colher de chá de uma comida nova a cada refeição em família, e pedir à criança que registre suas reações num diário alimentar. Existem pelo menos duas razões pelas quais isso pode não funcionar (sem contar a relutância das crianças pequenas em manter um diário). Em primeiro lugar, a maioria dos pais não é treinada para oferecer comidas novas. Compreensivelmente, eles têm dificuldade em ignorar as lágrimas, a raiva e as colheres atiradas ao chão. Ao observar, durante três meses, pais que vinham tentando em vão tratar o distúrbio alimentar dos filhos autistas em casa, os psicólogos descobriram que eles só estavam seguindo cerca de metade dos passos recomendados.[16] O comportamento das crianças à mesa melhorou drasticamente depois que os pais receberam treinamento intensivo em como apresentar novos sabores, aprender a ignorar as interrupções e oferecer calmamente outra pequena colherada quando a primeira era cuspida. Eles foram encorajados a serem mais rigorosos e a não permitirem que a criança fizesse lanches com as comidas de sempre antes de uma sessão de introdução a novos sabores, para lhe dar a chance de querer aquela colherinha mínima de comida diferente. O tamanho é muito importante.

Quando o conteúdo da colher dá ânsias, meia colher de chá pode parecer muito. A clínica de Keith Williams tem obtido resultados positivos quando as comidas novas são oferecidas pela primeira vez em porções tão pequenas quanto uma ervilha, ou mesmo um grão de arroz. Se a comida for pequena o suficiente e oferecida em sessões estruturadas, até crianças autistas com uma seletividade extrema são capazes de aprender a gostar de uma ampla gama de alimentos em menos de uma semana. Numa intervenção envolvendo porções do tamanho de ervilhas oferecidas em dez dias consecutivos de tratamento, três meninos autistas conseguiram descobrir um gosto inesperado por cinquenta comidas novas. Depois de apenas quatro dias de tratamento, o "mau comportamento" à mesa do jantar tinha quase cessado.[17] Seus pais receberam treinamento em como continuar as sessões em casa.

A versão mais recente de Williams para as pessoas que sofrem de alimentação seletiva serem expostas ao sabor é chamada de "Prato A e Prato B".[18] Primeiro, o pai ou a mãe escolhe vinte comidas novas que gostaria que a criança experimentasse. O Prato A contém três ou quatro itens escolhidos dessa lista de vinte, em pedaços que não sejam maiores que um grão de arroz (cenoura, frango e laranja, por exemplo). O Prato B contém comidas que a criança já come sem dificuldade (biscoitos doces e salgados, digamos). Os pais servem à criança quatro a seis refeições Prato A/Prato B por dia, cada uma com dez minutos de duração (cronometradas rigorosamente), e mais nada. "Ignorando choro ou recusa", eles falam para a criança comer uma coisa do Prato A, e então ela pode comer uma coisa do Prato B e dar um gole em sua bebida. A criança segue alternando entre os pratos até o tempo acabar. Quando ela aprende a comer algo do Prato A por três refeições consecutivas, sem choro ou engasgos, aumenta-se o tamanho, passando de um grão de arroz para as dimensões de uma ervilha; em seguida, para meia colher de chá; e, por fim, para uma colher. Ao aceitar uma colher cheia, a criança aprendeu a gostar da comida do Prato A. O objetivo é transformar o máximo possível de comidas do Prato A em comidas do Prato B: algo que a criança come de bom grado e com prazer.

O motivo pelo qual o método pode funcionar tão bem – quando aplicado com rigor – é que ele exige muito pouco da criança. Quando a comida é tão pequena quanto um grão de arroz, é quase como se não estivesse lá. A pressão sobre a criança fica ainda menor pelo fato de haver várias coisas em cada prato. Se ela realmente não tolerar dois dos alimentos do Prato A, sempre pode escolher o terceiro. Williams diz que a razão pela qual essa intervenção simples dá certo é que ela oferece às crianças que não suportam experimentar sabores novos a oportunidade de prová-los. O método ajuda-as a transpor a própria resistência e a colocar a comida na boca.

Superar a alimentação seletiva é ainda mais difícil para crianças mais velhas e adultos do que para crianças mais novas, porém é um objetivo que pode ser alcançado. Tyler era um rapaz de dezesseis anos com síndrome de Asperger.[19] Sua restrição alimentar era tão grave que ele foi alimentado durante nove anos por sonda gástrica. Ele tinha a altura de uma criança de dez anos e o peso de uma de nove. Tyler só comia três coisas: bife de fiambre, cereal e macarrão (que tinha de ser *farfalle*, aquele em forma de borboleta). Sem o tubo, ele não teria recebido as calorias suficientes para sobreviver. As tentativas anteriores de melhorar sua alimentação tinham fracassado. Em duas semanas de tratamento, os psicólogos do Penn State Hershey criaram uma versão modificada do método Prato A/Prato B para Tyler, envolvendo um sistema de recompensas simbólicas que ele poderia converter em tempo "de tela" em seu laptop, no aparelho de DVD e com videogames. Para cada refeição, Tyler tinha de escolher seis comidas, algumas fáceis e algumas "difíceis". Quanto mais difícil Tyler considerasse a comida, e quanto mais ele provasse dela, mais tempo ele ganhava em suas telas. Todas as comidas difíceis começaram do tamanho de um grão de arroz e foram aumentando gradualmente. Nos últimos três dias de tratamento, ele estava comendo com prazer porções inteiras de refeições normais: um prato principal, mais três ou quatro acompanhamentos.

No final do tratamento, Tyler tinha um repertório de 78 comidas diferentes e, vários meses após a alta, acrescentava voluntariamente coisas novas à sua dieta. Tinha enfim se livrado da maldita sonda. Em termos financeiros, sua cura foi um triunfo: um ano de alimentação por sonda custava, em 2007, no mínimo US$16 mil; já o tratamento custava menos de US$500 ao dia: US$7 mil ao todo. Mas o maior ganho se deu na saúde e no bem-estar de Tyler. Seus pais relataram que as refeições da família passaram a ser agradáveis e que o adolescente estava ganhando peso mais rápido do que jamais conseguira com a sonda. Tyler havia deixado para trás a solidão da nutrição por sonda e passara a apreciar a interação social de uma refeição em família.

Keith Williams acredita que, com a motivação certa para mudar, seria possível usar a exposição a novos sabores para tratar a alimentação seletiva em qualquer idade. O maior obstáculo é que a maioria dos pacientes – e seus pais – vê a condição como incurável e, portanto, não acha que valha a pena tratá-la. A relutância diante das comidas novas é tão grande que eles preferem organizar suas vidas centradas no transtorno – como a menina que escolheu a faculdade que oferecia pizza duas vezes por dia – a combatê-lo e tentar construir uma vida nova. A alimentação seletiva é ainda mais difícil de ser tratada em adultos do que em crianças. Eles podem não chorar, não se engasgar nem cuspir a comida, mas são menos abertos a aprender coisas novas que as crianças. A maioria prefere manter a condição como um segredo do qual se envergonha do que entrar em contato com uma clínica de reabilitação alimentar.

Há exceções. Ao longo dos anos, Williams tem trabalhado com vários adultos seletivos que desejam desesperadamente ser menos limitados e reduzir o medo que cerca sua alimentação. Ele acredita que, quando há motivação para mudar, a exposição aos alimentos novos funciona tão bem em adultos quanto em crianças. Certa vez, ele foi procurado por uma professora primária que queria se afiliar a um trabalho missionário na Ásia, mas sabia que não aguentaria morar num país estrangeiro, a menos que aprendesse a comer de forma diferente. Na época, ela só comia sanduíches de ketchup, biscoito Oreo e miojo. A não ser que mudasse alguma coisa, jamais conseguiria lidar com a comida do Extremo Oriente: não era questão só dos sabores pungentes, como molho de soja, gengibre, cebolinha e pimenta-de-sichuan, ela não comia nem arroz branco. Lenta e gradativamente, usando a exposição aos gostos novos e porções minúsculas, ela foi aumentando o repertório de alimentos que era capaz de tolerar. Hoje, essa professora trabalha nas Filipinas, terra do vinagre e do alho.

Distúrbios

QUANDO O MÉDICO ou a parteira lhe entrega seu bebezinho lindo pela primeira vez e você visualiza todo um futuro em seus olhos embaçados, é improvável que imagine que ele ou ela vai se tornar uma pessoa que só come sanduíches de ketchup, Oreo e miojo. Mas os pais se preocupam muito, especialmente se for uma menina, como seria terrível se o bebê tivesse anorexia. Que tristeza ver essa pessoa que você alimentou com tanto carinho simplesmente definhar, recusando as refeições que você prepara e, por consequência, o seu amor. Você faria qualquer coisa para evitar isso, por si próprio e por seu filho.

Aqueles entre nós que desperdiçaram muito tempo da juventude em dietas idiotas podem se sentir especialmente determinados a não "transmitir" ao filho um distúrbio alimentar. Nós nos desdobramos para tentar salvá-los disso. Quando minha filha era pequena e amassava um desenho que estava fazendo, meu mantra era: "Não existe perfeição." Meu medo era que seus altos padrões artísticos pudessem se transferir perigosamente para um ódio pelo corpo. Logo em seguida, eu esquecia as minhas próprias palavras e a elogiava por fazer algo "perfeito", ao que ela me corrigia, dizendo que não podia estar perfeito: isso não existe. Eu tentava estimular sua autoestima, me despedindo todas as noites com um "Durma bem, menina bonita"; mas um dia parei de fazer isso, temendo que ela relacionasse beleza com valor próprio. Observei-a atentamente em busca de sinais de cautela diante de um bolo. "Pode comer uma fatia. Ou duas, se estiver com fome." Eu insistia que comida nenhuma em si mesma era exclusivamente saudável ou prejudicial, nem salada. Falava muito sobre como era bom ter um tamanho normal, em vez de ser magrinho ou gordinho, mas que estar ligeiramente acima do peso era bom também, principalmente em adolescentes. E mostrei como as fotos das modelos das revistas são retocadas no Photoshop, para que ela não se deixasse levar por imagens bonitas mas desonestas.

Até agora (ela tem doze anos), minha filha não apresentou nenhum sinal de distúrbio alimentar. Mas é improvável que ela tenha sido salva (se é que ela está salva de fato) por minhas pequenas medidas preventivas. É muito bom quando as famílias promovem, até onde podem, a sanidade quando se trata do corpo e da comida, mas, no final das contas, as tentativas de proteger nossos filhos da anorexia não passam de pensamento mágico. Não há feitiço que possa afastar a anorexia por completo. O que sabemos hoje sobre essa doença enigmática e misteriosa é que suas causas são mais biológicas que sociais. Embora não haja um gene anoréxico específico, até 85% do risco de desenvolver o transtorno é genético.[20]

As duas últimas décadas presenciaram uma mudança completa no conceito clínico da anorexia. A opinião predominante entre os que a tratam atualmente é que ela é uma condição hereditária do cérebro, e não o sintoma de uma mãe dominadora ou de estar exposto a propagandas demais com modelos esquálidas. Os cientistas identificaram um conjunto de genes anoréxicos que se relacionam ao impulso da perfeição, à necessidade de obter controle e a baixa autoestima. Uma pesquisa conduzida em 2013 por uma equipe de cientistas de Cambridge e coordenada por Simon Baron-Cohen descobriu que as adolescentes anoréxicas apresentavam traços autistas elevados nos testes cognitivos, em comparação com um grupo de controle.[21] Isso sugere que a estrutura cerebral característica dos pacientes anoréxicos (o fenótipo neural) tem uma forte tendência para os sistemas, como o cérebro das crianças autistas. Muitos dos estudos sobre a anorexia têm demonstrado que os pacientes apresentam um elevado grau de ansiedade social e dificuldade de interagir com outras pessoas.[22] Tanto o autismo quanto a anorexia estão associados à anedonia social: a incapacidade de encontrar prazer em interações sociais que os outros acham agradáveis. A teoria não é que anorexia e autismo sejam a mesma coisa – ou que todos os anoréxicos sejam socialmente retraídos –, mas que eles compartilham determinadas características neurais que se expressam de formas diferentes. É surpreendente que, embora no autismo a proporção entre homens e mulheres seja de aproximadamente 10/1, na anorexia a situação se inverta, com uma razão entre o número de homens e mulheres de 1/9. Baron-Cohen observou que as atitudes mentais rígidas da anorexia espelham o comportamento restrito e repetitivo do autismo, "mas, na anorexia, elas se concentram na comida ou no peso".[23]

Pacientes com anorexia têm cérebros que funcionam de forma ligeiramente diferente do restante da população, embora ainda não esteja claro se a disfunção cerebral é uma causa ou uma consequência da privação de comida. As técnicas de neuroimagem têm revelado diversas formas de comprometimento cognitivo em pacientes anoréxicos. Eles demonstram em particular um mau funcionamento da ínsula, parte do cérebro que ajuda a regular a ansiedade. A ínsula também é crucial no reconhecimento do sabor. Algumas dessas falhas no cérebro podem ser uma resposta à falta de comida. Mas parece que a ínsula dos anoréxicos continua afetada após a recuperação, o que sugere uma falha estrutural que antecede a doença. Um estudo envolvendo dezesseis anoréxicas recuperadas mediu a resposta do cérebro delas ao sabor agradável de água com açúcar. Em contraste com um grupo de controle, essas mulheres tinham uma atividade na ínsula reduzida ao beber a água adoçada. Era como se seus cérebros tivessem dificuldade de reconhecer o prazer.[24]

Como acontece com qualquer herança genética, no entanto, ter um "cérebro anoréxico" não é suficiente para se desenvolver um distúrbio alimentar. Você pode ter genes anoréxicos, mas nunca ficar doente. Carrie Arnold, anoréxica em recuperação e bióloga, descreve a condição como decorrente de "uma interação complexa entre sinais de fome falhos, ansiedade, depressão e dificuldade de tomar decisões".[25] O fato de as causas da anorexia serem mais biológicas que sociais pode ser encarado como uma boa notícia para os pais. Ele absolve as famílias das crianças anoréxicas da esmagadora sensação de culpa que afeta tantas pessoas. Arnold comenta que os próprios pais eram tranquilos quanto à comida e nunca contavam calorias nem a pressionavam para perder peso. No final, na maioria dos casos – embora haja exceções em que os distúrbios alimentares são provocados por maus-tratos ou crueldade –, os pais não são "culpados", exceto por terem passado adiante os seus genes. Um histórico familiar de ansiedade ou depressão coloca as crianças numa situação de alto risco de desenvolver um distúrbio alimentar. O lado ruim é que, se os pais não são primordialmente culpados, talvez não haja muito que possam fazer para impedir que o filho adoeça.

Uma das muitas coisas assustadoras sobre a anorexia é como suas vítimas podem ser jovens. Uma pesquisa sobre transtornos alimentares realizada no Reino Unido, em 2011, concluiu que, embora a incidência das doenças fosse em geral estável, ela estava aumentando entre as crianças menores.[26] De todos os novos casos de crianças com transtornos alimentares, 59% – entre meninos e meninas – eram pré-adolescentes. Muitos tinham entre dez ou onze anos. Alguns – embora isso fosse bem mais incomum – tinham oito, sete ou até seis anos. Parece praticamente impossível que uma criança tão pequena possa ter a imagem corporal distorcida e o medo da gordura próprios da anorexia. Em retrospecto, para a maioria de nós, parte da magia da infância era a sensação de liberdade com o próprio corpo – a ideia de que pernas foram feitas para pular. Que crueldade uma criança de sete anos de idade, que deveria estar tomando picolé no parque, sem nada com que se preocupar, estar calculadamente definhando de fome.

A explicação óbvia para o aumento da anorexia entre crianças tão novas é que alguma coisa em nossa cultura deu terrivelmente errado. Não há dúvida de que a anorexia e a bulimia são mais comuns em sociedades ocidentais ou ocidentalizadas, que reverenciam a magreza ao mesmo tempo que promovem alimentos que dificultam o emagrecimento. A anorexia em geral começa com um período de dieta. Talvez a criança decida cortar a sobremesa porque ouviu na escola que açúcar não é saudável, ou porque caçoaram de sua aparência quando estava de maiô. Estima-se que apenas 5% das mulheres possuam o corpo feminino ideal representado nas propagandas de revistas, o que torna as outras 95% potencialmente indignas. Quanto aos meninos, o corpo idealizado de super-herói – quadríceps grossos como troncos de árvore, cintura fina e a capacidade de voar entre arranha-céus – é algo que absolutamente ninguém possui. Crianças pequenas ouvem os pais falando que querem perder peso, chamando uma sobremesa de "pecado" ou usando "magro" como elogio; e a anorexia parece uma resposta lógica.

Mas os transtornos alimentares não são uma criação da vida moderna. Se foi a nossa cultura que causou a anorexia, como pode haver casos documentados desde a década de 1890? Em 1895, o médico de um hospital

Distúrbios

infantil na Inglaterra descreveu "um caso fatal de anorexia nervosa" numa menina de onze anos. "Ela tinha um aspecto selvagem e histérico, era muito inquieta e recusava todos os alimentos", registrou o médico.[27] Ele tentou alimentá-la com caldo de carne, conhaque e leite, mas, depois de quinze dias no hospital, ela desenvolveu uma febre e morreu.

Cem anos depois, em meados dos anos 1990, V.E., uma menina de sete anos, foi internada no Massachusetts General Hospital. Com apenas 26 quilos, ela afirmou aos médicos que as outras crianças iriam "gostar mais dela" se chegasse aos 22. V.E. não comia mais refeições regulares e só bebia água. Estava com medo de se alimentar e até de roer as unhas, por pânico de ganhar peso. A menina falava de um "jeito infantil", mas comentava que suas coxas e sua barriga eram gordas demais. Achava que havia dobras de gordura pendendo sob o pijama, quando na verdade seu pequeno corpo era "engolido" pelas roupas. Antes de ser internada, V.E. praticava dança competitiva, patinação artística e ginástica. Sua mãe queria ter sido bailarina e dizia imaginar a filha dançando na Broadway. O casamento dos pais era conflituoso. A mãe tinha uma tendência a perder a paciência, enquanto o pai se retraía e saía do ambiente, em vez de discutir.

À primeira vista, esse triste caso parece uma forte confirmação da ideia de que são os pais e a cultura que causam a anorexia. É muita pressão para uma criança de sete anos estar envolvida não em uma mas em três atividades individuais altamente competitivas – patinação, dança e ginástica –, todas premiando quem é magro. Quatro meses antes de V.E. ser hospitalizada, sua mãe a desencorajara a sair da aula de dança.

Mas a suposição de que balé e esportes de elite "causam" anorexia tem sido questionada. Num primeiro olhar, crianças que fazem atividade física por várias horas todos os dias já se parecem muito com as que sofrem de "anorexia atlética", as que praticam exercícios de forma compulsiva. Há maior prevalência de transtornos alimentares em atividades que enfatizam a magreza do que nos esportes de resistência ou os praticados com bola. Uma pesquisa estimou que mais de 80% das bailarinas apresentam um distúrbio alimentar ao longo da vida, no entanto, outros estudos sugerem que a incidência é de menos que 10%.[28] Atualmente, o papel da atividade física nos transtornos alimentares está sendo repensado. No tratamento antiquado, os anoréxicos eram desencorajados a praticar exercícios, para evitar que a doença se agravasse. No entanto, uma grande revisão dos bancos de dados médicos feita em 2013 concluiu que, na verdade, o exercício supervisionado poderia ajudar na recuperação dos anoréxicos ao aumentar a força física e o condicionamento cardiovascular, e ao aliviar os sintomas da depressão.[29]

No hospital, ficou evidente que as tendências perfeccionistas de V.E. antecediam o (e não se limitavam ao) envolvimento recente dela com a dança, a patinação e a ginástica. Já nos primeiros anos de vida, seus pais achavam-na "difícil" e altamente competitiva com seus pares. Ela parecia temer muito exibir qualquer sinal de fraqueza e estava preocupada com algumas notas baixas recentes em matemática. No hospital, a menina se esforçava para demonstrar que era uma boa paciente, e era carente de elogios dos funcionários. Anoréxicos costumam dizer que, muito antes de começarem a tentar perder peso, lembram-se de se sentirem ansiosos, temerosos, socialmente vulneráveis e obsessivos de diversas formas. Cerca de dois terços das pessoas com anorexia também sofrem de transtorno de ansiedade. Embora nenhum dos pais de V.E. tivesse transtorno alimentar, ambos sofriam de crises de depressão. A mãe tinha sido hospitalizada duas vezes com depressão pósparto e fora tratada para transtorno obsessivo-compulsivo.

Sem toda a pressão em torno das competições de patinação e de ginástica, a anorexia de V.E. talvez tivesse demorado mais a se manifestar. Além da realimentação, sua cura envolveu mudar seus passatempos extracurriculares para esportes de equipe e atividades em grupo, como futebol e escotismo, o que lhe permitiu se "sentir especial". Mas sua anorexia não tinha "a ver" com o esporte ou a dança. Muitas pessoas conseguem se tornar atletas de elite ou grandes dançarinos sem desenvolver transtornos alimentares. Com o histórico familiar de depressão e transtorno obsessivo-compulsivo, V.E. tinha uma disposição biológica que a deixava vulnerável a distúrbios alimentares, mesmo sem a patinação, a dança e a ginástica.

A anorexia tende a ocorrer quando uma pessoa geneticamente predisposta à doença sofre algum tipo de estresse ou de trauma. Em geral o trauma nada mais é do que a puberdade. O ganho de peso natural que

Distúrbios

ocorre enquanto o corpo infantil se transforma em adulto pode acarretar insatisfação com o corpo: esses membros estranhos e compridos são mesmo meus? A anorexia talvez seja uma maneira de as meninas se dessexualizarem e voltarem para a segurança da pré-adolescência: à medida que o peso cai, os seios e os quadris somem, a menstruação cessa. Os hormônios da puberdade também parecem desempenhar um papel no desencadeamento da anorexia em algumas pessoas. Novos dados coletados por estudos com gêmeos indicam que o estradiol, o hormônio sexual feminino, pode "ligar" os genes que predispõem alguns indivíduos para a anorexia.[30]

Com a chegada da puberdade cada vez mais cedo, a faixa etária em que as crianças desenvolvem distúrbios alimentares também está caindo. Susan Ringwood é diretora do Beat, a principal instituição de caridade para transtorno alimentar do Reino Unido. Ringwood confirma que o número de crianças mais jovens que telefonam em busca de ajuda está aumentando. "Não sabemos ao certo o que está provocando isso", comenta ela. Uma possibilidade, no entanto, é o início precoce da puberdade. "Nos últimos cinquenta anos, a idade média da puberdade caiu em cerca de cinco anos", observa Ringwood. Como sabemos que o início da puberdade aumenta o risco de anorexia, seria de imaginar que haja alguma ligação entre a puberdade antecipada e a anorexia precoce.

Se isso for verdadeiro, então um pouco dessa anorexia infantil atual, paradoxalmente, tem raízes na crise da obesidade. Não é fácil compreender as causas da puberdade, mas parece bem evidente que, em meninas, o IMC mais elevado está associado à menstruação precoce e ao crescimento dos seios. "A puberdade é impulsionada principalmente pelo peso", diz Ringwood. "Quarenta e dois quilos, e você está dentro."[31] Em 2000, verificou-se que uma em cada seis meninas no Reino Unido demonstravam sinais de puberdade já aos oito anos. Com essa mesma idade, um em cada quatorze meninos já tinha pelos pubianos, comparados com um em cada 150 na geração de seu pai. "Sabemos que a mente biológica da puberdade começa a se desenvolver cerca de dois anos antes dos aspectos físicos", diz Ringwood. É um efeito dominó: da obesidade infantil à puberdade prematura; da puberdade prematura aos anoréxicos aos oito anos. "É um golpe duplo", prossegue Susan Ringwood. "Você está começando a desenvolver o corpo adulto com uma mente imatura." Quando crianças jovens são acometidas pela anorexia, a doença parece se agravar mais depressa do que com os adolescentes. Uma comparação entre crianças e adolescentes anoréxicos concluiu que as crianças perdiam peso mais rápido e estavam propensas a apresentar um percentual menor de seu peso corporal ideal no momento em que elas – ou os pais – procuravam ajuda médica. O que é ainda mais preocupante, já que ainda estão numa idade em que precisam da melhor nutrição para crescer e desenvolver densidade óssea de longo prazo.

A única coisa boa da anorexia em idade precoce – e, convenhamos, é difícil ver algo de bom nela – é que as crianças mais jovens tendem a demonstrar melhores taxas de recuperação e uma doença mais curta que pacientes mais velhos.[32] De certa forma, ser criança ajuda a situação. "Para se recuperar", afirma Susan Ringwood, "as crianças anoréxicas precisam comer." A vantagem de ser criança é que você já tem o hábito de ser alimentado por outra pessoa. Você também tem o hábito de ouvir ordens de adultos, por isso não é tão estranho quando lhe dizem que tem que comer, ponto-final. Essa obediência infantil pode ser muito útil ao longo da recuperação, pelo tempo que ela durar.

QUANDO A CRIANÇA APRESENTA um distúrbio alimentar, as refeições em família podem se tornar ocasiões tristes e deprimentes; as crianças mentem, os pais as bajulam para convencê-las a comer e muito pouco é consumido por qualquer um à mesa. Ou elas podem virar exercícios de faz de conta, em que todos fingem educadamente não perceber que uma pessoa não comeu mais do que duas fatias de pepino e meio iogurte.

Mas o jantar em família é também a melhor esperança de a criança se recuperar. Vista sob o prisma da anorexia, percebe-se quão poderosa e terapêutica a refeição pode ser. Quando corre tudo bem, a criança recebe, ao mesmo tempo, nutrição, amor e um caminho para escapar de seu sofrimento. Não é fácil alcançar isso, para nenhuma das partes envolvi-

Distúrbios

das. A mãe de uma menina que foi severamente anoréxica durante nove anos descreveu sua frustração ao ler relatos otimistas demais de "pais que simplesmente insistiam para que a criança comesse, ela obedecia, rosas brotavam e a vida era boa de novo".[33]

No caso da anorexia e de outros transtornos alimentares a ela relacionados, os riscos são ainda maiores do que com a alimentação seletiva. Os seletivos não tentam ativamente passar fome; os anoréxicos, sim. Uma das verdades horríveis sobre a anorexia é que, frequentemente, não se recuperar significa a morte. Em 2002, uma revisão sistemática da bibliografia avaliou estudos envolvendo mais de 5 mil anoréxicos. Constatou-se que, embora houvesse um "resultado positivo" para cerca de metade das pessoas que sofrem de anorexia (ou seja, em quem todos os sintomas tinham desaparecido) e um "resultado médio" para cerca de 30% (ou seja, melhora, com alguns sintomas residuais), mais de 20% apresentavam "resultado ruim", o que significa que a doença era crônica. Na anorexia, em alguns casos, "resultado ruim" significa morte.[34]

No entanto, alguns terapeutas descobriram, na década de 1980, no Maudsley Hospital, no sul de Londres, que podiam obter resultados muito mais esperançosos com pacientes anoréxicos do que a norma estatística. Eles o fizeram concentrando-se mais intensamente nos sintomas da doença: a alimentação em si. Os terapeutas perceberam que, quando os enfermeiros se sentavam para conversar com os pacientes enquanto eles comiam, às vezes esfregando suas costas, isso podia criar uma atmosfera de persistência tão gentil que era "impossível... não comer".[35] Os médicos tiveram a genial ideia de que os pais aprendessem a desempenhar a mesma função em casa. Esse foi o germe do atual movimento do "tratamento baseado na família" (FBT, na sigla em inglês de Family Based Treatment), às vezes chamado de "abordagem Maudsley", embora se apoie em pesquisas feitas em sua maioria nos Estados Unidos, em Stanford e na Universidade de Chicago, na década de 1990. O FBT parte da premissa de que a criança com anorexia precisa ser sistematicamente "realimentada" pelos pais até estar bem o suficiente para reassumir a responsabilidade por sua própria alimentação. Uma pesquisa orientada por Daniel Le Grange e James Lock, duas estrelas do FBT, sugere que, para pacientes anoréxicos com menos de dezoito anos e uma doença de duração relativamente curta, as taxas de recuperação podem ser de até 90%, com remissão completa após um ano, e de novo após cinco anos. Quando seguido muito sistematicamente, o FBT alcança essas taxas de recuperação impressionantes, fazendo exatamente o que a maioria dos terapeutas de transtorno alimentar foram treinados a não fazer: permitir que os pais assumam o controle da alimentação dos filhos.

O tratamento tradicional do transtorno alimentar baseava-se na ideia de que os pais eram os culpados. O famoso livro *The Golden Cage* (1978), de Hilde Bruch, psicanalista alemã que trabalhava nos Estados Unidos, descrevia os pais – em especial as mães – de meninas anoréxicas como monstros que sufocavam as filhas com expectativas impossivelmente altas e uma atmosfera de neurose.[36] Bruch achava que, para se recuperar, o paciente tinha de se distanciar da família. A terapia individual o encorajava "em direção à independência". Não se pensava em usar as refeições em família como parte do tratamento, porque elas eram tidas como a causa da anorexia. No modelo de Bruch, muitas vezes orientava-se os pais a não se sentar e comer com os filhos, a fim de que sua presença não se tornasse opressiva. Eles não deviam fazer qualquer julgamento a respeito do que o filho comia e deviam permitir que eles escolhessem a própria alimentação. Em alguns casos, os terapeutas julgavam aconselhável promover uma "parentectomia": a separação total de pais e filhos. A ideia era que se, na verdade, a anorexia não tinha "a ver" com a comida, a criança iria optar por comer uma vez que tivesse resolvido as outras questões. Mas ter um transtorno alimentar significa que a criança *não tem* controle sobre sua alimentação. Deixá-la à própria sorte provavelmente irá fazê-la voltar para o comportamento desordenado, seja ele comer compulsivamente ou passar fome. No tratamento tradicional, as clínicas para anorexia descobriram que seus pacientes podiam se recuperar no hospital, onde eram ativamente alimentados – por sonda ou com comida de verdade –, e então recaíam muito depressa quando voltavam para casa. Não era para menos, afinal os pais estavam recebendo a orientação de não interferir na alimentação dos filhos.

Distúrbios

O FBT vira essa dinâmica de ponta-cabeça. Ele se baseia numa atitude não condenatória dos pais. Isso não quer dizer que a dinâmica da família jamais contribua para o distúrbio alimentar, mas significa que a criança muito doente precisa é de tratamento urgente, e não de discussões intermináveis sobre o que causou sua doença. A culpa é uma emoção paralisante que faz os pais perderem as esperanças e se sentirem incapazes de agir. A ideia do FBT é que eles devem se sentir responsáveis por fazer o filho voltar a comer, e, portanto, precisam parar de culpar a si mesmos. Uma vez que se perdoam, eles estão – com a ajuda de um terapeuta – prontos para iniciar a difícil tarefa da realimentação, que é como ensinar a criança a comer alimentos sólidos de novo. Mais uma vez, as necessidades do paciente com transtorno alimentar são como uma versão distorcida da labuta de todos nós para aprender a comer.

Tal como acontece com o desmame, a "realimentação" é um processo lento, que exige energia. No começo, o pai pode se dar por satisfeito se a criança ingerir uma porção de purê de abóbora na colher de chá (muitos anoréxicos voltam a usar talheres de bebê). Conforme o tempo passa, você espera mais da criança, aumentando as calorias aos poucos. Assim como no caso dos seletivos, ela precisa ampliar o repertório alimentar. Você evita opções de baixo teor de gordura. As refeições não devem ser puladas, e a criança é incentivada a dar uma colherada a mais do que quer. A comida nunca é forçada, mas o filho também não tem permissão para dizer que não está com vontade de comer. James Lock argumenta que é um erro respeitar a voz da criança quando ela diz que não quer comer, porque é a doença que está falando.[37]

No início do processo de FBT, a família faz uma ou mais "refeições de treino", nas quais um terapeuta ensina os pais a gerenciar a comida da família de modo que a criança coma. Quando chegam a uma clínica para tratamento de distúrbios alimentares, as famílias muitas vezes dizem já ter "tentado de tudo" à mesa do jantar, porém – como no caso dos pais dos pacientes seletivos –, o mais provável é que não tenham conseguido impor nenhuma das técnicas de forma consistente. Muitas das famílias orientadas por James Lock não têm refeições regulares, apenas engolem alguma coisa de vez em quando. A família inteira, e não apenas o paciente, precisa reaprender a comer café da manhã, almoço e jantar, com lanches estruturados entre uma refeição e outra. Os irmãos também devem ser incluídos, embora os pais sejam treinados a não cair na armadilha de comparar o que pessoas diferentes estão comendo à mesa. A "refeição de treino" ensina os pais a parar de pisar em ovos quando se trata da alimentação dos filhos, a sentar-se ao seu lado e repetir com calma que eles têm de comer a refeição que está à sua frente mesmo que a criança recuse, chore ou diga que os odeia. Os pais precisam acertar de antemão o quanto esperam que a criança coma e quais serão as consequências caso ela se negue (sem computador por um dia, por exemplo). Com pais divorciados, Lock chega a afirmar que a criança deve morar inicialmente com o pai que for mais capaz de gerenciar as refeições.

Harriet Brown, uma defensora do FBT, descreve em *Brave Girl Eating* – suas memórias sobre a convivência com Kitty, a filha anoréxica de quatorze anos – como pode transcorrer a refeição de realimentação.[38] Brown serve para Kitty um café da manhã que consiste em uma tigela de cereal com leite e morangos. Kitty diz que quer queijo cottage. Brown responde que não tem queijo cottage em casa. Kitty reclama que o cereal está empapado. Brown prepara uma tigela nova, mas então insiste com toda a calma possível para que Kitty "sente-se e comece a comer". A ladainha se repete várias vezes ao dia, com Kitty às vezes aos prantos, dizendo que a comida vai fazê-la engordar, e Brown argumentando que a comida é o seu "remédio", e que ela tem de comer. Brown e o marido se revezam junto à filha por uma hora depois de cada refeição, para evitar que ela corra para o banheiro e vomite. São muitas refeições como essa – Kitty precisa fazer um lanche a cada duas horas. Quatro anos depois, Kitty se recuperou a ponto de seus pais acharem seguro ela ir para a faculdade sozinha e assumir a responsabilidade por suas próprias refeições. Ainda há recaídas, quando o "demônio" retorna à mesa de jantar e o peso de Kitty cai, mas, pelo menos, todo mundo sabe que fez todo o possível para normalizar a relação da menina com a comida. Mais importante ainda, a própria Kitty hoje desenvolveu uma forma de encarar a comida à qual pode recorrer para reverter sua situação sempre que começar a recair e a perder peso. Comida é remédio.

Um dos muitos aspectos difíceis da realimentação é que não basta o paciente comer a quantidade saudável para uma pessoa de peso normal. O anoréxico precisa de muito mais calorias do que antes para recobrar o peso necessário, a fim de que seu corpo e seu cérebro se recuperem. Anoréxicos jamais "escolheriam" por conta própria beber um milk-shake de mil calorias, mas, depois de se recuperar, os pacientes muitas vezes declaram que ter os pais ditando o que eles devem comer é estranhamente libertador, porque reduz a vergonha. As famílias precisam se tornar especialistas nas comidas que oferecem mais calorias sem estufar a criança a ponto de sua barriga doer. É o oposto da forma com que a maioria de nós tenta se alimentar, procurando o máximo de comida com o mínimo de calorias.

Esse processo de realimentação pode ser ainda mais difícil para anoréxicos que desenvolvem a doença depois da adolescência e que não têm os pais para ajudá-los. Alguns anos atrás, escrevi um artigo sobre mulheres que estavam lutando contra a anorexia na casa dos trinta, quarenta e cinquenta anos.[39] Entre as que conheci, havia Jane, uma reservada auxiliar pedagógica, de 53 anos, que descreveu a humilhação de ser anoréxica na meia-idade. Para ela, o sofrimento da anorexia era agravado pelo sentimento de vergonha, porque, na idade dela, já deveria "saber das coisas", como dizia. Em seu pior momento, Jane perdeu trinta quilos de um corpo já magro. Um dia, ficou tão desesperada que pegou um martelo e quebrou a própria mão. Ela foi colocada num grupo de terapia com seis adolescentes "descoladas" para as quais devia se abrir e dizer como se sentia. Jane se sentia assim: "Por que deveria dividir meus sentimentos mais íntimos com um monte de estranhos?" Outro obstáculo para sua recuperação – e para a de outros anoréxicos mais velhos que entrevistei – era que Jane era a responsável pela alimentação da família. Ela era muito boa em alimentar os outros; já alimentar a si mesma era outra história. Preparava refeições generosas e elaboradas para o marido e os dois filhos, enquanto beliscava uma maçã ou um iogurte. Nas raras ocasiões em que saía para jantar com o marido, a chegada de uma tigela de sopa podia levá-la às lágrimas. Quando a conheci, Jane estava aos poucos aprendendo a comer de novo e tinha conseguido chegar a mil calorias por dia: não o suficiente – ainda estava dolorosamente magra –, mas o bastante para manter-se fora do hospital.

Para alguns anoréxicos adultos, o melhor tratamento pode ser a internação num programa de reabilitação no qual os pacientes – independentemente da idade – possam desempenhar de novo o papel de crianças protegidas em seu lugar à mesa numa refeição em família. Em Norwich, no leste da Inglaterra, visitei a Newmarket House, centro de tratamento especializado em anorexia que parece mais uma grande casa do que uma clínica, com sofás coloridos e cheiros deliciosos de comida sendo preparada. Lá conheci Beth, na faixa dos trinta anos e mãe de quatro filhos. Como Jane, Beth era uma cozinheira de mão cheia e tinha muito orgulho dos bolos de aniversário que preparava para os filhos, mas lutava para se permitir comer mais do que só alface e tomate. Ela afirmou que desejava desaparecer, e ainda estava longe da recuperação completa. Mas pelo menos as refeições estruturadas da Newmarket House – onde os enfermeiros parecem mais parentes que terapeutas – ofereciam a Beth um ambiente em que, variando os papéis, alguém cuidava de sua alimentação.

Com outros distúrbios alimentares, no entanto, ser mais velho e mais independente parece ser benéfico para a recuperação. A bulimia tende a surgir numa idade mais avançada que a anorexia (numa revisão de 5 653 casos de bulimia, a idade média de surgimento dos primeiros sintomas era dezessete anos, mas muitas vezes ela começa aos vinte).[40] Um estudo de quarenta mulheres totalmente recuperadas de bulimia concluiu que elas eram mais motivadas a melhorar e não gostavam da ideia de que "alguém é impotente diante dos próprios problemas".[41] Em última análise, 80% delas se esforçaram a mudar pelo próprio desejo de construir uma vida melhor e por se sentirem cansadas com os sintomas (quando estavam doentes, vomitavam, em média, 22 vezes por semana). Embora a maioria tenha se beneficiado da ajuda profissional, quase metade reforçou isso lendo livros de autoajuda. Outro estudo descobriu que, entre um grupo de bulímicos na Áustria, mais pacientes se livraram dos sintomas por meio da autoajuda,

Distúrbios

seguindo um manual por conta própria, do que com a terapia cognitivo-comportamental.[42]

Aprender uma nova maneira balanceada de se alimentar depois da bulimia ou da compulsão alimentar é muito diferente da realimentação de um anoréxico. Em vez do aumento de calorias, o bulímico precisa encontrar uma maneira confiável de limitar a ingestão diária, evitando tudo que possa desencadear um episódio de compulsão. Ao contrário do seletivo, o bulímico precisa aprender a se tornar *menos* onívoro. Uma bulímica recuperada de 45 anos descreveu o regime rigoroso que criara para si mesma e que lhe possibilitara comemorar dezoito meses sem qualquer sintoma.[43] Ela fazia compras em quantidades muito pequenas, para impedir a ingestão compulsiva, e comia cinco pequenas refeições por dia de peixe, carne, frutas, legumes e verduras. Almoçava atum em conserva ou frango frio, porque pão a faria lembrar demais da compulsão e criaria a tentação de entrar num comportamento purgativo. Trigo e leite tinham sido cortados de sua dieta. Para o anoréxico, essa rigidez nas regras alimentares pode ser um perigo, contudo para o bulímico os limites podem ser libertadores.

Há, no entanto, ao menos um aspecto no qual a situação dos anoréxicos e dos bulímicos é muito parecida. Antes de decidir o que comer, o mais urgente é definir como comer. A primeira fase da recuperação da bulimia é a reintrodução de refeições regulares: nada de excessos, nada de períodos de fome. Aos poucos, os dias vão recuperando o ritmo normal. Como qualquer pessoa que tenha sofrido de *jet lag* sabe, poucas coisas são mais desnorteantes do que a perda da noção de tempo. Parte do que transforma a bulimia – e outros transtornos alimentares – num pesadelo é que ela perturba o ritmo diário de refeições. Uma mulher que se recuperou da alimentação compulsiva descreveu como costumava viver numa "névoa movida a comida", mas agora descobrira que, ao se permitir refeições regulares claramente definidas, havia recuperado o sentimento de segurança.[44] O almoço perde o sentido quando você já comeu – e, possivelmente, já vomitou – uma caixa inteira de cereal no meio da manhã. Quando você se alimenta o tempo inteiro, curiosamente a comida perde muito de sua alegria, junto com a aura de cerimônia e sociabilidade.

Mais uma vez, as experiências das vítimas de transtorno alimentar formam um continuum com as dos demais. Quando as refeições não recebem a devida atenção, é difícil para qualquer um viver bem. Como afirmou o comentarista da *New Yorker* Adam Gopnik, "a mesa vem em primeiro lugar", o que significa que, antes de resolvermos nossos dilemas intermináveis com a comida – por exemplo, "de onde veio a abobrinha e que caminho ela percorreu até chegar à minha mesa" –, temos de estabelecer o paradigma básico de que, todos os dias, há uma hora em que a gente para, senta e come.[45]

EM MUITOS ASPECTOS, as necessidades de um bulímico ou de um anoréxico não são tão diferentes das de um adulto chato para comer, como Diane, ou de qualquer ser humano moderadamente problemático com vontade de perder peso. Segundo observou um artigo acadêmico sobre anorexia, a pessoa anoréxica "se desconectou de suas experiências internas" e não consegue ler seus sinais internos de fome direito.[46] Mas, como vimos, a maioria da população está igualmente desconectada dos sinais internos que regulam o quê, como e quanto comer. A dificuldade é que as pessoas com transtornos alimentares menos radicais provavelmente vão receber menos ajuda: quando você se senta para comer, encarna tanto o pai quanto a criança, o médico e o paciente. Como o paciente anoréxico diante de um milk-shake de mil calorias, muitos de nós jamais "escolheria" um prato de comida saudável em detrimento de fast-food, porém, se pudermos dar ao nosso corpo a comida de que ele precisa vezes o bastante, de um jeito suficientemente gentil e persistente, talvez comecemos a nos recuperar. Alimentar-se tem a ver com comida. O que todos nós precisamos é encontrar uma maneira de fazer refeições regulares, para obter prazer de vários alimentos e sermos capazes de ingeri-los sem sermos consumidos por emoções negativas.

É surpreendente ouvir dos terapeutas que lidam com transtornos alimentares a orientação de que refeições familiares nutritivas e saudáveis, feitas em companhia agradável, são tão importantes para o bem-estar da

Distúrbios

criança que o resto deve estar em segundo plano. A maioria das famílias – a maioria das pessoas – não vive assim. Os dias do patriarca à cabeceira da mesa comandando a família ficaram para trás – ainda bem. O fim dos modos rigorosos à mesa – "crianças são para serem vistas, não ouvidas!" – tem sido libertador em alguns aspectos. Mas, como sociedade, ainda não descobrimos ao certo como deve ser a nova estrutura de nossas refeições, além de só um sanduíche comido às pressas dentro do carro a caminho de um compromisso mais importante. A experiência diária de comer à mesa tem dado lugar a outras atividades: dever de casa, interesses extracurriculares, Instagram, e-mail. Numa vida agitada, a organização necessária para prover jantares em família com regularidade pode parecer inatingível, e mesmo que se dê conta das compras e do preparo dos alimentos, os pais muitas vezes hesitam em assumir a autoridade de reunir todo mundo para comer, que dirá insistir para que todos comam a mesma coisa. No entanto, a experiência dos transtornos alimentares demonstra que isso é, em parte, uma questão de prioridades. Quando a alimentação se torna um problema de vida ou morte, e cada nova mordida é motivo para comemorar, você pode descobrir que nada jamais foi tão importante quanto se sentar e dividir o pão.

BATATAS CHIPS

Conheci uma família cujos filhos colecionavam – e depois comiam – batatas chips de vários países. Sempre que os amigos viajavam para o exterior, eles pediam que trouxessem um pacote ou dois. As crianças já tinham experimentado batatas chips sabor curry, da Bélgica, e sabor camarão, da Tailândia; batata ondulada da Austrália, e com páprica, em forma de canguru, da Alemanha. Toda a sua ideia de culinária internacional se restringia a variedades de batatas chips.

Pessoas com transtorno alimentar seletivo com frequência consideram batatas chips (em geral as simples, só com sal) uma das comidas "seguras" que mais toleram. "Bob K", um dos fundadores de um grupo de apoio para adultos seletivos, diz que elas satisfazem os dois principais pré-requisitos que ele deseja na comida: ter gosto simples, mas textura crocante. A cor é outro aspecto reconfortante. Em 2012, uma mulher de 54 anos, apelidada pelos jornais como "a pessoa mais difícil para comer do mundo", explicou aos repórteres que só comia três coisas: leite, pão branco e batata frita, tanto de saquinho quanto a comum. Dentre essas opções, a batata chips era a sua preferida, porque é "tão salgadinha, crocante e com gostinho de batata".

Os seletivos não estão sozinhos nesse amor por batatas chips. A julgar por nosso hábito de comer chips, é tentador imaginar que a maior parte do planeta esteja no espectro do transtorno alimentar. Tem gente que faz pilhas enormes para colocar na boca o máximo possível de batatinhas; outros comem uma por uma, lambendo o sal antes de morder. Fatias fritas de batata já foram um prazer aristocrático, comidas em pequenas quantidades e usadas para decorar assados de aves de caça. Esse tempo já era. Em 1964, os britânicos consumiram em média 250 gramas de batatas chips por pessoa ao ano; vinte anos depois, esse número saltou para 1,33 quilo. Hoje está em mais de 3 quilos, sem contar os vários outros tipos de salgadinho e biscoitos que também devoramos.

Como aprendemos a comer tanta batata chips? John S. Allen, autor de *The Omnivorous Mind*, observa que a textura crocante é algo quase univer-

Distúrbios

salmente adorado em diversas culturas. Parte do apelo vem do fato de que mastigar alimentos crocantes ativa o sentido da audição, bem como o olfato e o paladar. O barulho da mastigação é parte do prazer: ele afasta o tédio e nos faz comer mais. Allen sugere que nossa predileção por comidas crocantes pode ter raízes em nossos ancestrais primatas, para quem insetos crocantes eram uma fonte valiosa de proteína.

No entanto, assim como aconteceu com a maneira como nos alimentamos, nosso instinto pelo que é crocante perdeu a utilidade. Quase todas as comidas crocantes produzidas comercialmente – das batatas chips ao frango frito e os nuggets – são as que deveríamos comer menos. Tenho de admitir que comida salgada frita pode ser uma delícia. Uma solução possível seria satisfazer a vontade de algo crocante com chips de outros legumes, como beterraba, batata doce, aipim e pastinaca, por exemplo. É possível fazer bolinhos de legumes fritos tão gostosos – *pakora* de couve-flor, *tempura* de beringela, panqueca de milho – que fazem a batata chip perder toda a graça. Mas a textura crocante ainda é difícil de reproduzir.

6. Mudança

A criança nem chega necessariamente a reparar que aprendeu, só o adulto percebe.

Relatório sobre o sistema de educação alimentar Sapere, Finlândia

DO PONTO DE VISTA de quase todas as outras pessoas do mundo, os japoneses têm uma relação invejável com a comida. A culinária japonesa – com seu foco em legumes frescos, peixes mais frescos ainda, sopas delicadas e pratos de arroz elaborados com primor – tem reputação mundial como alimentação saudável. De alguma forma, o Japão atingiu a postura ideal diante da alimentação: uma obsessão pelo prazer culinário que na verdade é benéfica à saúde. Os japoneses devem ter acertado em alguma coisa, pois em média vivem mais que as pessoas de qualquer outro país.

Tóquio tem mais restaurantes com estrelas Michelin que Paris, Nova York ou Londres. No Japão, a comida permeia todos os aspectos da cultura. Há parques temáticos dedicados ao sushi e músicas sobre macarrão ("Sua salinidade escorregadia clama/ Estou chorando, ou é um sonho?").[1] Ainda assim, para uma nação rica, o Japão tem pouquíssimos casos de obesidade. Sem dúvida hoje há mais pessoas obesas – sobretudo homens – do que vinte anos atrás, e os adolescentes japoneses comem mais junk food e apresentam mais transtornos alimentares que a geração anterior. Mas, segundo dados de 2013, apenas 3,3% das japonesas eram obesas, em comparação com 20,9% das polonesas, 33,9% das norte-americanas e 48,4% das egípcias.[2] Um dos fatores que ajudam a manter sob controle o peso dos japoneses é uma lei controversa, introduzida em 2008, pela qual as empresas podem

Mudança

ser multadas se muitos de seus funcionários excederem certo diâmetro de cintura (85 centímetros para os homens; 90 centímetros para as mulheres).[3] No entanto, o simples fato de que o governo de Tóquio tenha conseguido fazer passar uma lei dessas é um sinal de como já eram controlados os hábitos alimentares japoneses. Os únicos lugares do mundo com médias de obesidade mais baixas que o Japão são em geral países como a Etiópia e a Coreia do Norte, em que há fome generalizada e escassez de comida. O Japão é praticamente o único país que tem pouquíssima obesidade sem que haja uma população faminta.

É fácil olhar o Japão e imaginar que deve haver algo de essencial na cultura que faça a nação se alimentar tão bem. Comer refeições saborosas e bem apresentadas condiz com origamis, templos budistas, quimonos de seda e flores de cerejeira. Na China, muitas mulheres consideram que a "comida japonesa" – ou seja, arroz, legumes e sopa de missô – é o segredo da saúde e da beleza. Há indícios de que os próprios japoneses encaram sua excelente culinária como parte essencial do que significa ser japonês. O Ministério da Agricultura, das Florestas e da Pesca vende a ideia de que a culinária japonesa sempre foi invejada no mundo todo.[4]

Para nós que não moramos no Japão, o culto da comida japonesa pode parecer desanimador. Como seria fácil comer de forma saudável se ao menos estivéssemos em Tóquio! Talvez também estivéssemos tomando sopa de missô e comendo peixe no café da manhã e jantando verduras, arroz e tofu. Teríamos cinturas fininhas e corações saudáveis. Nossas memórias mais felizes da infância seriam do yakissoba com algas feito por nossa mãe, e não de cereal com leite e junk food. Encontraríamos um jeito de desfrutar da comida sem excessos. Mas, como não estamos no Japão, achamos que provavelmente fomos condenados a comer mal. Nunca seríamos capazes de comer como as pessoas em Osaka ou em Tóquio. Como é possível se alimentar como no Japão sem ser japonês?

Essa linha de pensamento não leva em conta o fato de que os próprios japoneses comem do jeito que comem há pouquíssimo tempo. Com frequência somos pessimistas sobre nossos padrões alimentares, negando nossa capacidade de mudar, e esse fatalismo pode ser observado tanto nos indivíduos quanto no plano social e cultural mais amplo. Em nossas próprias dietas pessoais, frequentemente nos convencemos de que há algo vital dentro de nós que nos impede de comer de forma diferente. Além disso, somos também fatalistas a respeito das dietas de populações inteiras, presumindo que, uma vez que a "dieta ocidental" pouco saudável e rica em carboidratos refinados foi adotada, não há como voltar atrás. Achamos que algo tão grande e abrangente como o ambiente alimentar não está sujeito a mudanças. Na verdade, mesmo quando se fazem esforços bem modestos de reformar o sistema alimentar – como a fracassada lei do prefeito Bloomberg para limitar o tamanho dos refrigerantes vendidos em Nova York –, eles são atacados como revolucionários. Há uma profunda resistência à ideia de mudar a dieta, tanto no âmbito cultural quanto no individual. E, no entanto, uma vez que você aceita a premissa de que comer é um comportamento aprendido, pode-se imaginar que a mudança dos hábitos alimentares deva ser ao menos algo possível – ainda que improvável e, sem dúvida, difícil.

Na verdade, o próprio Japão é um exemplo de como ambientes alimentares inteiros podem mudar de maneira positiva e inesperada. Até o século XX, a culinária japonesa tinha uma reputação muito inferior à da China. Há algo de revelador no fato de que, embora o Japão tenha assimilado muitos aspectos da culinária chinesa – entre eles o macarrão e os palitinhos –, a China tenha ficado até o final do século XX sem jamais copiar o Japão.[5] A comida japonesa não era nem variada nem atraente, e nunca era suficiente. Do século VII ao século XX, a maioria da população japonesa estava em estado de fome e isolamento gastronômico. As refeições eram vistas como um combustível necessário, não um prazer, muito menos uma forma de arte. Ao contrário de seus vizinhos da Coreia, os japoneses não tinham amor pelos sabores picantes. Enquanto os chineses compunham poemas sobre comida e livros de receitas, e se deliciavam com o aspecto social das refeições, os japoneses sentavam à mesa em silêncio. Durante a era Tokugawa (1603-1868), quando o Japão permaneceu em grande parte afastado do mundo exterior por uma política de isolamento nacional, os japoneses que visitavam a China ficavam chocados com o hábito local de conversar durante as refeições. Até o final dos anos 1930, ainda era costume no Japão se conservar em silêncio durante as refeições em família, enquanto se comiam algumas porções bem básicas de arroz e picles.

Barak Kushner, importante historiador da Universidade de Cambridge especializado no Japão, sugere que até recentemente a culinária japonesa era apenas "não muito boa".[6] As técnicas fundamentais de cozinhar em fogo baixo e refogar só foram adotadas lá pela década de 1920.[7] A dieta tradicional era pobre em proteínas, muitas vezes de forma perigosa. Kushner observa que, até o século XX, os japoneses comiam bem menos peixe fresco do que imaginamos (para famílias de renda média, era uma comida semanal, e não diária). Durante séculos, a refeição japonesa típica era composta por alguns grãos duros acompanhados por algo como folhas raladas de inhame e nabo com missô e picles: não chega a ser horrível, mas também não é uma refeição muito alegre ou variada.

Conheci Kushner numa "oficina de macarrão lámen" que ele organizou num pequeno restaurante de massas em Londres, no Soho. Kushner me contou que, quando chegou no Japão pela primeira vez, como professor de inglês na década de 1990, sentiu repulsa por grande parte da culinária, principalmente o peixe cru. Ele cresceu em Nova Jersey, achando que certo tipo de bolo de chocolate chamado Ring Dings, que vinha numas pequenas embalagens de alumínio, era o que havia de mais gostoso no mundo. Porém, como sabia que passaria um tempo no Japão, e estava com fome, continuou dando uma chance à comida local. Agora, vinte anos depois, é casado com uma japonesa e diz que a comida japonesa é a sua preferida.

Durante a oficina de Kushner, o grupo reunido de autores de culinária saboreou tigelas fumegantes de lámen feito na hora: um salgado caldo *shio* de porco, temperado com extrato de frutos do mar e completado com o macarrão elástico e escorregadio, uma fatia saborosa de porco, meio ovo cozido e algumas verduras escuras. Kushner comia com gosto e nos instruiu a sorver o macarrão fazendo barulho, engolindo ar para resfriar cada porção que levávamos à boca. "Você não sorve por causa da velocidade, mas pelo prazer", comentou ele.

Esse prato delicioso – macarrão lámen – tornou-se uma das muitas obsessões culinárias do Japão. Não tem nada a ver com o pacote de miojo instantâneo, típica comida barata de estudantes. Embora seja simples e acessível em comparação com o sushi, "bom lámen é algo difícil e demorado de fazer", como Kushner escreve em *Slurp!*, sua excelente história do macarrão lámen no Japão. O caldo – que varia de acordo com a região do país – precisa ser cuidadosamente cozido no fogo baixo; o macarrão é cozido exclusivamente para cada pedido; os aromas são acrescentados com arte e cuidado.

Na verdade, o tema de Kushner não é o lámen, mas a forma como um país pode mudar completamente a dieta e sua postura em relação à comida. "A culinária japonesa não é nem atemporal nem imutável", argumenta ele. Algumas semanas após a oficina, encontrei Kushner para tomar um chá. Ele me explicou que reprovava o "essencialismo" quando se trata de comida: a noção de que há algo inerentemente "japonês" no Japão que faz com que as pessoas comam de determinada maneira. Muitos dos pratos mais queridos hoje no país foram levados da China e da Coreia. A pesquisa de Kushner lhe ensinou que a verdadeira história da atual dieta japonesa é que ela surgiu de "uma multiplicidade de fatores", entre eles viagens, indústria, política, geografia, guerra, a ascensão das cidades e a ciência. O conceito de "delicioso" nasceu no Japão em 1908, quando um químico chamado Ikeda descobriu um "quinto sabor", conhecido como umami, que não era amargo, salgado, doce nem azedo, mas algo mais maravilhoso e sedutor que qualquer um desses sabores. Umami é o gosto salgado e encorpado das algas, do missô e do molho de soja. Trata-se, em grande medida, do conceito que permite que a culinária japonesa seja ao mesmo tempo saudável e atraente. No Ocidente, a palavra "delicioso" talvez remeta a algo cheio de açúcar, gordura e sal, enquanto no Japão ela representa um sabor encontrado em cogumelos, no peixe grelhado e nos caldos leves.

No entanto, o Japão levou muito tempo para chegar a esse conceito de delicioso. O lámen, com seu equilíbrio delicado de sabores e texturas, vai de encontro à maior parte das crenças tradicionais japonesas a respeito de comida. Durante séculos, o trigo usado para fazer o macarrão era visto

Mudança

como um grão estranho. Supostamente, uma refeição só era "japonesa" se contivesse arroz, embora a maioria das pessoas fosse forçada a fazer o arroz render misturando-o com grãos mais duros, como milho, cevada ou, em tempos de fome de verdade, bolotas de carvalho moídas. O macarrão chegou ao Japão na Idade Média, com os monges budistas chineses, mas, até o século XX, ele costumava ser feito com trigo-sarraceno ou com uma mistura de trigo e arroz. Os japoneses também não gostavam de carne de porco, vista como algo tipicamente chinês e pouco higiênico. No entanto, ao longo do tempo, eles passaram a gostar tanto de sorver o caldo da carne de porco com macarrão de trigo que, segundo Kushner, "o Japão contemporâneo está quase boiando num mar de sopa de macarrão".

A culinária japonesa não mudou de uma hora para a outra, mas em etapas. Houve três momentos cruciais na história do país em que novos sabores foram adotados, e, nos três casos, a mudança ocorreu como questão de urgência nacional, para melhorar a saúde de uma população subnutrida.

As primeiras grandes mudanças na postura japonesa diante da comida começaram durante a restauração Meiji (1868-1912), quando o Japão se tornou um império e abriu as fronteiras para outros países pela primeira vez. Enfim, o país começou a comparar a própria dieta à forma como as pessoas de outros países comiam. Houve debates urgentes no governo Meiji sobre se a dieta do Japão estava tornando seu povo muito fraco e pequeno para competir com o Ocidente. Os educadores argumentavam que, para ser uma raça imperial de verdade, os japoneses precisavam começar a comer carne e a aumentar o consumo de leite.[8] Em 1872, o imperador quebrou um tabu de 1200 anos contra a carne vermelha e informou ao povo que, a partir de então, ele próprio comeria carne. O consumo de carne de porco e bovina só aumentaria significativamente para a maioria dos japoneses dali a cinquenta anos. Mas a propaganda pró-carne da era Meiji ao menos estabeleceu as bases da ideia de que os japoneses não tinham de comer do jeito que sempre comeram. Pela primeira vez, consumir comida ocidental podia ser um ato patriótico. A abertura do período Meiji plantou a noção de que as pessoas iriam se alimentar melhor se abandonassem seus antigos hábitos alimentares e adquirissem hábitos novos. "Nós, japoneses, devemos abrir nossos olhos [para os benefícios] da carne e do leite", afirmava uma peça de propaganda pró-carne de 1871.

O segundo período fundamental de mudança foi a década de 1920. O Exército japonês estava em crise. A dieta tradicional de missô, legumes e grãos deixara muitos recrutas rurais terrivelmente desnutridos. Em 1921, foi criado um Comitê de Investigação da Dieta Militar para aplicar o que havia então de mais recente em ciência nutricional à dieta do Exército. Sob Marumoto Shozo, novo diretor de alimentação militar, a nutrição dos soldados japoneses sofreu uma transformação. A ração de carne foi aumentada para 13 quilos por ano, quantidade enorme para os padrões locais. Mas a mudança realmente notável introduzida por Marumoto foi a adoção na dieta militar de pratos chineses e ocidentais com maior teor de gordura e proteína que as comidas tradicionais. Os cardápios refor- mulados – que exigiam novos equipamentos para as cozinhas dos refei- tórios – incluíam costeletas de porco, frango empanado, macarrão com molho de curry, ensopados de carne, croquetes de vários tipos e pratos refogados. Essa foi uma jogada ousada da parte de Marumoto, algo em que pouquíssimos responsáveis pela alimentação militar teriam pensado. Como os jogadores de futebol, os soldados são sabidamente resistentes às comidas novas. No entanto, no Japão, os recrutas do Exército deviam estar com fome suficiente para agradecer esses exóticos pratos novos, e, no final da década de 1930, haviam desenvolvido um gosto permanente por eles. Enquanto isso, o governo japonês estendeu as lições dessa nova e nutritiva dieta do Exército ao resto da população. Os cozinheiros militares receberam ordens para dar palestras de propaganda, fazer demonstrações e participar de transmissões de rádio, tudo na tentativa de persuadir as mães japonesas de que, ao cozinhar como se fazia no Exército, era possível melhorar a força da nação.

Mas os japoneses só começaram mesmo a consumir a comida que conhecemos como japonesa nos anos após a Segunda Guerra Mundial. Durante a guerra, o Japão sofreu uma das piores fomes de todas as nações envolvidas no conflito: de 1,74 milhão de mortes de militares entre 1941 e 1945, cerca de 1 milhão foi motivada pela fome.[9] Os japoneses tiveram de

Mudança 213

recorrer a bolotas de carvalho, grãos duros e quantidades mínimas de arroz, como tantas vezes antes. O país dependia pesadamente da importação de alimentos e, portanto, o baque foi forte quando a guerra interrompeu os fornecimentos. A ração de arroz – distribuída em quantidades indignas – ficou conhecida como "Arroz cinco cores": arroz branco, arroz amarelo velho, feijão verde seco, grãos vermelhos grosseiros e insetos marrons. No entanto, quando os japoneses finalmente se recuperaram da fome, nos anos 1950, eles se elevaram a um estado de prosperidade sem precedentes e estavam receptivos aos prazeres da comida.

O novo espírito aventureiro japonês em relação à comida foi em parte uma consequência da ajuda alimentar pós-guerra dada pelos Estados Unidos. Em 1947, as forças de ocupação americanas introduziram um novo programa de merenda escolar para aliviar a fome entre os alunos japoneses.[10] Até então, as crianças levavam comida de casa: arroz, algum picles, talvez algumas lascas de bonito, mas quase nada na forma de proteína. Muitas crianças sofriam de corrimento excessivo do muco nasal por causa da dieta inadequada.[11] Os novos almoços americanos oficiais garantiram que toda criança tivesse leite e um pão branco (feito de trigo americano), além de um prato quente: muitas vezes uma espécie de ensopado feito com o que tinha sobrado do estoque de comida enlatada do Exército japonês, temperado com curry em pó. A geração de crianças japonesas criadas com esses almoços ecléticos se transformou em adultos abertos a combinações incomuns de sabores. Na década de 1950, a renda nacional duplicou, as pessoas migraram do interior para pequenos apartamentos na cidade e todos aspiravam aos "três tesouros sagrados": uma televisão, uma máquina de lavar roupas e uma geladeira. Com o novo dinheiro, chegaram novos ingredientes: a dieta nacional passou dos carboidratos para a proteína. Como o historiador da culinária japonesa Naomichi Ishige explicou, uma vez que os níveis de consumo de alimentos subiram de novo para valores equivalentes aos do período pré-guerra, "ficou claro que os japoneses não iriam voltar ao padrão alimentar do passado, mas estavam no processo de criação de novos hábitos alimentares".[12]

Em 1955, uma pessoa comum no Japão comia apenas 3,4 ovos e 1,1 quilo de carne ao ano para 110,7 quilos de arroz. Em 1978, o consumo de arroz caiu marcadamente para 81 quilos per capita, enquanto as pessoas passaram a consumir 14,9 ovos e 8,7 quilos só de carne de porco, para não falar na carne bovina, de frango e de peixe. Mas a questão não era apenas que o Japão estava se deslocando da privação para a abundância.

Mais que tudo, aquela era uma mudança da aversão para a preferência. Antes era considerado uma extravagância servir mais que um ou dois pratos para acompanhar o arroz do jantar; agora – graças à nova riqueza – tornava-se comum servir três ou mais pratos, além de arroz, sopa e picles. Pela primeira vez, os jornais passaram a publicar receitas, e, depois de séculos de silêncio à mesa, os japoneses começaram a falar sobre comida com grande discernimento.[13] Eles adotaram receitas estrangeiras, como o churrasco coreano, o camarão empanado do Ocidente e os refogados chineses, e incorporaram essas comidas de tal modo que, quando os estrangeiros visitavam o Japão e as experimentavam, elas pareciam "comida japonesa".[14] Talvez, depois de todos os anos de isolamento culinário, os cozinheiros japoneses, ao deparar com novos alimentos ocidentais, não os adotassem de forma indiscriminada, mas os adaptassem para se encaixar às ideias tradicionais japonesas sobre o tamanho da porção e a estrutura da refeição. Ao fazer omelete, por exemplo, eles provavelmente não serviam com batata frita como acompanhamento, como no Ocidente, mas com a velha sopa de missô, legumes e arroz. Enfim, o Japão tinha começado a comer da maneira que conhecemos hoje: fazendo escolhas cuidadosas, com prazer e de forma saudável.

Não havia nada de inevitável ou de inato no espírito japonês que lhes garantiu essa dieta quase ideal. Em vez de perdermos as esperanças diante da maneira como os japoneses se alimentam, ela deveria nos encorajar. O Japão demonstra o quanto os hábitos alimentares evoluem. Às vezes achamos que os italianos nascem gostando de macarrão, ou que os bebês franceses têm no sangue um conhecimento natural sobre alcachofras. A pesquisadora Elizabeth Rozin descreveu os "princípios do sabor" que permeiam as culinárias nacionais, muitas vezes com pouquíssimas alterações ao longo dos séculos, como "cebola, banha e páprica", na Hungria; ou "amendoim, pimentões e tomate", na África Ocidental. Segundo Rozin,

Mudança 215

"seria tão improvável um chinês temperar seu macarrão com creme de leite e endro quanto um sueco preparar o arenque com molho de soja e gengibre".[15] No entanto, o Japão demonstra que coisas improváveis assim acontecem. Princípios de sabor mudam. Dietas mudam. E as pessoas que comem essas dietas também mudam.

Acontece que, de onde quer que sejam, as pessoas não só podem mudar o que comem, mas também o que querem comer e seu comportamento ao comer. É surpreendente que o Japão, país cujos "princípios do sabor" não incluíam quase nenhum tempero, exceto gengibre, tenha se apaixonado pelo molho de curry *katsu*, feito com cominho, alho e pimenta. O país onde as pessoas comiam suas refeições em silêncio tornou-se um lugar em que a comida é debatida obsessivamente, e o macarrão é sorvido com barulho para aumentar o prazer. Então, a verdadeira pergunta talvez seja: se os japoneses podem mudar, por que nós também não?

É POSSÍVEL PROMOVER uma mudança alimentar em escala nacional, mas isso não significa que seja fácil alcançá-la individualmente. Imagine como devem se sentir os 3,3% da população japonesa que, apesar do ambiente circundante de magreza e boa comida, são, na verdade, obesos. Os japoneses com excesso de peso são submetidos a uma imensa pressão social para mudar, inclusive são xingados de "metabo" – abreviação de síndrome metabólica – e recebem tapinhas indesejados na barriga, dados por estranhos. No entanto, nada disso é suficiente para induzir a perda de peso. Não dá para forçar uma mudança pessoal na dieta dessa forma.

As revistas de dieta, cujo material de trabalho é a transformação, são especialistas em publicar fotos de "antes" e "depois". Seu objetivo é mostrar aos leitores que é possível perder peso, embora na prática talvez façam com que eles se sintam piores por ainda não serem uma das histórias de sucesso. A foto de "antes" mostra uma pessoa em calças enormes de elástico, com vergonha do olhar da câmera. A foto de "depois" mostra a mesma pessoa com metade do tamanho original, radiante numa roupa de lycra ou num biquíni. A ideia é nos encorajar com a foto de "depois", mas a disparidade entre as duas imagens é quase grande demais. Quando você está preso no cenário de "antes", o "depois" pode parecer algo de outro planeta.

Quando eu estava com excesso de peso, aos dezessete anos, embarquei com duas amigas – mais de uma vez – em programas de dieta e exercícios. Começávamos com grandes esperanças, mas tínhamos uma tendência a exagerar nos primeiros dias, ficar exaustas de fome e da aeróbica e sair da dieta antes de terminada a primeira semana. Não é fácil correr em público quando você tem vergonha do corpo e não está em forma; não existe nenhum prazer em "lanchar" aipo quando você só consegue pensar em chocolate. Um dos obstáculos é que não acreditávamos de verdade que éramos o tipo de pessoa capaz de chegar ao mundo de "depois". Reclamávamos entre nós das outras meninas, as que pareciam ter tudo com tanta naturalidade, as que tinham corpo de modelo e a pele bronzeada, e que de fato preferiam beliscar uma tigelinha de "muesli energético" e iogurte a comer cinco fatias de pão com manteiga de amendoim e geleia. Achávamos suspeitíssimo que essas meninas às vezes começassem a comer alguma coisa e parassem no meio, porque diziam que simplesmente não estavam mais com fome. Para nós, elas pareciam tão de outro mundo quanto o Japão. Jamais poderíamos ser iguais a elas. Achávamos que sua capacidade de comer bem era algo enraizado e essencial, impossível de imitar.

Só agora, que estou do outro lado, num lugar em que a comida não é um problema tão grande, é que vejo o nosso erro. A alimentação saudável dessas meninas não era algo com o qual elas nasceram, como a cor do cabelo. Eram hábitos e preferências que, de alguma forma, elas tinham adquirido por meio de uma combinação de circunstâncias e da sua educação; assim como nós, de alguma forma, aprendemos a nos consolar com torradas, a nos recompensar com açúcar e a limpar o prato mesmo quando já estávamos satisfeitas. Descobri que é absolutamente possível se tornar o tipo de pessoa que anseia por uma salada mais do que por um sanduíche – sobretudo se a salada for feita com folhas verdes gostosas e temperada com algo saboroso como anchova, azeite e limão, e com uma muçarela de búfala de acompanhamento. Os últimos anos experimentaram desenvolvimentos encorajadores na comida caseira. Numa reação à

Mudança

cultura culinária dominante, surgiu uma nova versão de "alimentação saudável", que – tirando a quinoa – não tem o clima austero da alimentação saudável da década de 1970. Essa nova culinária à base de legumes e verduras é sabiamente direcionada pelo sabor, tanto quanto pela nutrição: brotos crocantes, rolinhos vietnamitas de verão recheados com hortelã e amendoim, pimentão vermelho assado e defumado, grão-de-bico com alho, bolinhos de batata-doce. A autora de culinária Diana Henry usa a frase "uma mudança de apetite" para descrever o apelo dessa forma de alimentação.[16]

Uma mudança de apetite não implica uma mudança total de personalidade. Você continua gostando das mesmas músicas e dos mesmos filmes. Ao contrário do que afirma a seção de saúde das revistas, talvez você jamais consiga ter um corpo de modelo e uma pele bronzeada. Mas, se você encontrar um jeito de desejar ativamente – e, portanto, de consumir – uma grande variedade de alimentos saudáveis, o mais provável é que se sinta melhor, tenha mais energia para praticar exercícios, fique doente com menos frequência e desfrute mais das refeições porque come sem culpa. Considerando que a maioria de nós consome bem mais que mil refeições por ano, essa é uma excelente meta a se alcançar.

A grande questão é como chegar lá; e como não chegar. Qualquer pessoa que, por qualquer motivo, esteja ligeiramente acima do peso pode se ver recebendo conselhos que não pediu. Sejam colegas de trabalho, parentes ou médicos, as pessoas à sua volta têm opiniões sobre como você pode mudar: dietas que você deve tentar, coisas que não deve comer, dicas "úteis" sobre onde está errando. Elas parecem achar que as reprimendas ou insinuações irão fazê-lo mudar, como se você não tivesse notado o próprio ganho de peso. Contudo, se fosse possível fazer os outros mudarem seus hábitos alimentares com sugestões racionais, então sem dúvida todos iríamos virar esbeltos comedores de lentilha. "Seria de imaginar", observa um livro sobre mudança pessoal, "que as ameaças reais de insuficiência renal, cegueira e amputação bastassem para motivar as pessoas com diabetes a manter a glicose sob controle."[17] Em muitos casos, no entanto, essas ameaças terríveis não são suficientes. Medo e conselhos não são bons motivadores de mudança. Paradoxalmente, ter outras pessoas tentando corrigi-lo é uma das coisas que o impedem de chegar a esse lugar mágico chamado "depois".

DYMPNA PEARSON TEM um leve sotaque irlandês e fala tão baixo que às vezes você tem de esticar o pescoço para ouvi-la, mas algo em sua voz faz com que você preste atenção no que ela fala. O trabalho de Pearson é ensinar os nutricionistas a se expressar de tal forma que as pessoas que estão tentando perder peso – ou manter uma dieta livre de glúten, ou controlar o diabetes, ou fazer qualquer desses outros ajustes assustadores na alimentação que todos acham tão difíceis – consigam mudar seu comportamento. Desde o final da década de 1990, Pearson ofereceu ela própria milhares de cursos de formação para nutricionistas britânicos. Seu trabalho lhe ensinou que algo aparentemente tão simples quanto o jeito como o profissional da área médica fala com alguém pode influenciar no fato de essa pessoa conseguir ou não alterar sua dieta.

É um dia claro do início do verão. Cerca de quinze mulheres estão sentadas num círculo de cadeiras num salão comunitário, bebendo café. "Tenho de confessar que achava difícil mudar meus hábitos da vida inteira", reconhece uma delas. Ela não está falando de comer em excesso nem de passar o dia no sofá vendo televisão. Essa é a segunda fase de um dos cursos de Dympna Pearson para profissionais de saúde. A mulher que fala é uma nutricionista, e ela se refere ao hábito de dar conselhos sobre perda de peso sem realmente ouvir o paciente. "Velhos hábitos custam a desaparecer, não é?", responde Pearson, com um olhar compreensivo.

Baseada em anos de experiência clínica, Dympna Pearson estabeleceu a firme convicção de que a maior parte do aconselhamento dietético – ainda que bem-intencionado – não só é inútil como contraproducente. "Uma das nossas maiores ciladas", afirma ela, "é a persuasão." Os que entram na profissão de nutricionista tendem – por razões muito boas – a desenvolver um forte desejo de mudar os outros. É frustrante estar numa sala com uma pessoa com obesidade mórbida que simplesmente não consegue

Mudança 219

perder peso, nem ao menos manter alguma motivação para tal, mesmo quando seu futuro será a cirurgia bariátrica se continuar a se alimentar como está fazendo. Dá uma vontade imensa de corrigir a situação. Há uma tendência a recorrer ao que Pearson chama de "todas aquelas lindas frases persuasivas". "Por que você não usa um prato menor?" "Já pensou em comer uma maçã, em vez de uma barra de chocolate?" "Talvez ajudasse se você mastigasse mais devagar."

Não que as sugestões sejam ruins, mas oferecer a alguém conselhos sobre sua dieta dessa maneira é tratá-lo como uma criança rebelde, e a você mesmo como a um adulto que tem todas as respostas. O problema desse tipo de conversa – na qual amigos e parentes podem ser tão culpados quanto médicos, nutricionistas e governantes – é que, por mais gentil que pareça, com todos os sorrisos e a falsa modéstia, você está dizendo a outra pessoa o que fazer. E os seres humanos não respondem diante de ordens, sobretudo quando se trata de algo tão pessoal quanto o que colocar na boca. Na melhor das hipóteses, o conselho vai tornar a pessoa passiva, aceitando o que está sendo sugerido sem nunca realmente tomar as rédeas da situação. No pior dos cenários, ela vai ficar ainda mais resistente à mudança, porque, quando as pessoas recebem ordens, muitas vezes fazem exatamente o oposto. Pearson reparou que as respostas do paciente a uma sequência de conselhos tendem a ser uma série de "Tá, mas…". "Tá, mas não posso me dar ao luxo de comprar pratos menores." "Tá, mas o refeitório do trabalho não vende maçã." "Tá, mas sou muito ocupado e não tenho tempo para mastigar mais devagar."

Pearson estudou nutrição em Dublin "há muitas luas", numa época em que o modelo tradicional se limitava a ler em voz alta um plano de dieta e esperar que os pacientes o seguissem. Ou não. Se eles não seguissem o conselho dado, a culpa era deles. Depois que se formou, Pearson começou a trabalhar com pacientes diabéticos e experimentou a onda de entusiasmo que é melhorar a vida dessas pessoas, ajudá-las a seguir uma dieta que vai salvá-las das piores consequências do diabetes não tratado, como a cegueira ou o coma. No entanto, ela achava que as conversas que tinha com os pacientes tendiam a ser improdutivas: hoje ela treme só de lembrar. Ao ler o plano de dieta com as comidas proibidas, muitas vezes havia um desconforto no ar que ela não conseguia definir ao certo. O mais comum era os pacientes não conseguirem seguir a dieta. Pearson se via cada vez mais irritada com quem batia o pé e simplesmente se recusava a mudar – os diabéticos que saíam da sessão, iam para casa e se enchiam de guloseimas açucaradas. Só quando entrou num curso de aconselhamento é que percebeu o que estava faltando: com todos aqueles conselhos, não sobrava muito tempo para ouvir o que os pacientes realmente precisavam ou o que queriam. Depois do curso, ela repensou toda a sua abordagem. A partir de então, não seria mais uma questão de conselhos ou de persuasão, mas de encontrar uma maneira de falar que ajudasse as pessoas a mudar o próprio comportamento.

"Motivação" é uma palavra que Dympna Pearson usa muito, mas sua ideia de palestra motivacional é o oposto do que a expressão em geral sugere. Não se trata de correr no palco em meio a uma nuvem de gelo seco, bombardeando e intimidando as pessoas com sua apresentação. A maior parte do que Pearson faz – e ensina os outros a fazer – envolve permanecer em silêncio ou repetir para as pessoas, em voz baixa, o que elas acabaram de dizer: "escuta reflexiva". Ela é uma grande fã de um livro, *Entrevista motivacional* (1991), de William Miller e Stephen Rollnick, embora já tivesse desenvolvido muito de sua abordagem básica quando o leu pela primeira vez.[18] Miller e Rollnick desenvolveram a "EM" na década de 1980, como forma de ajudar pessoas com problemas de alcoolismo. Miller, que estava tratando e pesquisando o alcoolismo na Universidade do Novo México, decidiu recolher dados sobre quais pacientes estavam se recuperando melhor. Ele ficou surpreso ao descobrir que podia prever dois terços da variação na forma como os alcoólicos se recuperavam seis meses após o tratamento, "baseado em quão bem seu conselheiro os tinha ouvido". Todos os pacientes atendidos pelo terapeuta mais "empático" conseguiram lidar com o vício, enquanto apenas um quarto das pessoas atendidas pelo conselheiro menos "empático" melhorou. Nesse contexto, discutir a empatia não tem nada de sentimental. Pode ser a diferença entre a morte e a cura.

Mudança

Quando alguém recorre a um nutricionista para perder peso, muitas vezes está num estado de defesa e desespero. Essas pessoas podem achar que já "tentaram de tudo" por anos, quando não décadas, e que nada fez diferença. Algumas afirmam que na verdade não querem mudar: dizem que gostam muito das comidas reconfortantes, são ocupadas demais para fazer exercício e que só estão ali porque o médico mandou. Numa situação dessas, conselho é a última coisa que vai ajudar. Embora pareça contraditória, a abordagem de Pearson envolve "seguir a maré". Em vez de discutir e falar para a pessoa que é errado manter uma dieta tão ruim – o que só vai criar mais hostilidade –, você diz algo como: "Ah, então parece que é difícil para você comer de forma saudável neste momento", ou "Você diria que não tem tempo para fazer exercícios?". Não importa se há silêncios, porque isso demonstra que o nutricionista está dando à outra pessoa tempo para refletir.

Conforme a conversa continua, talvez você pergunte ao paciente como a mudança é importante para ele. Esse é o ponto em que Pearson fica muito animada. Se ela percebe uma mínima intenção de mudar, ecoa-a de volta para o paciente. Pode ser não mais que uma frase como: "Talvez eu precise mesmo perder peso", ou "Gostaria muito de manter o diabetes sob controle", ou "Queria que meus filhos comessem melhor". Para Pearson, tais declarações são valiosas, pois sinalizam uma intenção, ainda que superficial, de tentar algo diferente. "Nós deixamos essa fala sobre mudança passar batido, perdemos isso o tempo todo", comenta ela. Mas, se o conselheiro só pode ouvir e repetir, o paciente – apenas talvez – vai perceber que é ele, e não o profissional de saúde, quem está reivindicando uma mudança. "Não posso deixar de sorrir quando os vejo baixando a guarda e dizendo: 'Bem, acho que poderia tentar...'"

Somos todos ambivalentes diante da mudança. Confrontados com um prato particularmente tentador de biscoitos saídos do forno, podemos nos sentir um pouco como Zerlina na ópera *Don Giovanni*, de Mozart, que se esforça – sem sucesso – para não ser seduzida enquanto canta *"Vorrei e non vorrei"*: quero e não quero. Uma pessoa pode querer perder peso com muito fervor, mas desejar com o mesmo fervor o conforto de um hambúrguer macio com todos os acompanhamentos. Seria desonesto fingir que não há desvantagens em comer um pouco menos do que você pode todos os dias. Mas a parte de nós que quer *não* comer o hambúrguer ou o prato de biscoitos também é verdadeira. Quando um nutricionista ouve as primeiras indicações de "mudança na fala", diz Pearson, ele não deve apressar a pessoa em direção aos aspectos práticos da dieta ou de um programa de exercícios, mas tentar capturar o desejo de mudança de tal maneira que o paciente possa ouvir o que disse. O trabalho do nutricionista não é persuadir, mas fortalecer o desejo de mudança. A princípio, o paciente pode afirmar: "Eu quero, mas não posso." Ou "Eu sei que deveria", ainda com um quê de hesitação. Se o nutricionista esperar com paciência o suficiente, a pessoa talvez saia de sua própria ambivalência. Dympna Pearson enxerga sua tarefa como permitir que a pessoa passe do "eu quero" ou "eu devo" para o "eu vou". Essa, para ela, é a frase mais poderosa, porque sinaliza uma intenção firme, e não apenas uma leve tendência.

Pearson sabe que a abordagem pode soar "sentimental". Mas, na cabeça dela, é só boa medicina, baseada em fatos. Na verdade, embora não haja ainda evidências conclusivas de que a entrevista motivacional é a melhor maneira de possibilitar mudanças na dieta, os indicadores são estimulantes. Quatro estudos randomizados controlados concluíram que sessões de EM tornavam as pessoas mais propensas a seguir uma dieta – fosse qual fosse o programa – do que o uso apenas de intervenções convencionais de regime alimentar, envolvendo aconselhamento, informação e formação cognitiva sobre como mudar o comportamento.[19] Há sinais de que a entrevista motivacional pode ajudar as pessoas a manter novos comportamentos alimentares por tempo suficiente para que eles se tornem habituais. Num estudo, 148 mulheres obesas receberam um ano de tratamento intensivo dietético.[20] Todas elas participaram de dezoito sessões de grupo destinadas a lhes dar habilidades e informações para fazer grandes mudanças em sua alimentação. Metade recebeu também apenas três sessões individuais de EM com um nutricionista. Um ano depois, as mulheres aleatoriamente designadas para o grupo de EM tinham perdido 2,6% mais gordura corporal que as demais.

Um pequeno teste realizado em 2014 também descobriu que a entrevista motivacional ajudou crianças obesas e com sobrepeso a baixar seus IMC.[21] No entanto, estudos envolvendo dependência, e não dieta, têm apresentado resultados mistos: as entrevistas motivacionais se provam mais eficazes em algumas clínicas que em outras. Miller e Rollnick atribuem isso a "diferenças na habilidade clínica em conduzir a EM".[22]

O que fica nítido é como a velha técnica de dar conselhos é ineficaz. Afirma um artigo sobre entrevista motivacional: "Confrontar os pacientes pode levar a uma atitude defensiva, quebra da boa relação e, em última instância, resultados ruins." Quando você ouve Dympna Pearson descrevendo como soa o método padrão de oferecer conselhos, fica evidente que – por melhores que sejam as intenções – esse tipo de conversa não vai fazer bem algum. "A essência do negócio é como você lida com as pessoas", diz ela. Presenciei vários exercícios de dramatização conduzidos por Pearson para demonstrar como é fácil se deixar embarcar numa conversa improdutiva sobre mudança. Para mostrar aos outros conselheiros que o método não é eficaz, ela os interrompe com dicas "úteis" e fala mais do que ouve, com um leve tom de rispidez na voz. Mesmo que seja apenas uma dramatização, dá para ver como a outra pessoa fica na defensiva e irritada. É difícil de assistir. Ela me faz lembrar as conversas inúteis que com frequência tenho com meu filho adolescente, quando o interpelo sobre não deixar as meias no chão ou limpar a mochila; ninguém ganha nada com a discussão, e nós dois saímos com o humor um pouco pior que antes. Quanto mais pressionada a pessoa é, mais ela cria razões para não poder ou querer mudar.

É um truísmo dizer que ninguém é capaz de fazer outra pessoa mudar. "Não devemos empurrar as pessoas para a piscina", argumenta Pearson, "antes que elas estejam prontas para entrar." Mudar nossa dieta sempre envolve perdas, bem como ganhos. Ao testar a água da piscina com a ponta do pé, ela vai estar fria. Abrir mão de junk food envolve separar-se de algumas de suas melhores lembranças de infância. Aprender a gostar de comidas novas pode parecer que você está deixando seu antigo eu para trás. Recuperar-se de um distúrbio alimentar implica abandonar mecanismos de enfrentamento há muito estabelecidos. Obrigar-se a experimentar coisas que acha repugnante é... bem... repugnante. O melhor que qualquer um de fora pode fazer é ajudar a pessoa a superar sua própria ambivalência. Se Dympna Pearson estiver certa, a parte mais difícil, depois de tantas tentativas frustradas e de erros, depois de todas as dietas furadas e dos vídeos de exercícios assistidos pela metade, depois de todo o estigma e toda a vergonha, depois de todas as vezes em que você disse a si mesmo que essa dieta vai ser diferente e todas as vezes em que ela não foi – tudo isso –, é encontrar a motivação para voltar à piscina e ficar lá tempo suficiente para se aclimatar.

A MAIORIA DAS CAMPANHAS de saúde pública destinadas a modificar as dietas baseia-se na ideia de que, uma vez que compreendemos que determinados alimentos e condutas são prejudiciais, vamos abrir mão deles. No entanto, as evidências indicam que a mudança de dieta não funciona desse jeito. Seja para o nutricionista numa sala, diante de um paciente diabético, ou para um governo enfrentando uma "crise de obesidade", persuasão não é a resposta, porque não é assim que aprendemos a comer. Em âmbito social, a solução para melhorar a dieta não é forçar as pessoas a fazerem algo que não querem, mas remover os obstáculos que atrapalham a mudança. Eles podem ser psicológicos, culturais, econômicos ou relacionados ao ambiente em que vivemos. Às vezes, todo o nosso sistema alimentar parece um imenso obstáculo para a mudança, ensinando-nos todos os dias que é normal comer grandes quantidades de açúcar e encher o cérebro com propagandas de pessoas saudáveis e bonitas comendo alimentos prejudiciais à saúde. Falamos de ajudar as pessoas a fazer escolhas alimentares melhores, mas, em muitas lojas modernas de comida, a escolha saudável envolve ignorar nove entre dez itens à venda.

Aparentemente, a forma mais comum de os indivíduos modificarem suas dietas ao longo da vida é a "mudança contínua", que se dá sem esforço consciente.[23] Exemplos de mudança contínua seriam comprar automaticamente mais de um item quando o preço cai ou consumir ingre-

Mudança

dientes diferentes sem se dar conta disso, pois o fabricante reformulou o produto. De 2003 a 2010, o consumo médio de sal no Reino Unido caiu em 15%, não por escolha individual, mas porque a indústria alimentícia cortou a quantidade de sódio em seus produtos por pressão de lobby e do governo: uma forma muito benéfica de mudança contínua.[24] O problema é que, em geral, a mudança contínua nos faz comer de forma menos saudável, e não o contrário. Você come um croissant todos os dias, meio que por acaso, porque começou num novo emprego que os serve com o café. Ou você não repara que a taça de vinho branco que sempre pede é agora muito maior e mais alcoólica do que há uma década. Um estudo de 2008 envolvendo mais de quatrocentas pessoas no Reino Unido descobriu que cerca de 40% estavam ingerindo mais comida pronta do que na infância, mas a maioria não era capaz de explicar por quê: "A mudança simplesmente tinha acontecido."[25] Por outro lado, quando alguém tenta fazer mudanças conscientes de comer de forma mais saudável, pode se deparar com um monte de obstáculos.

Digamos que você resolveu consumir mais legumes e frutas frescos todos os dias. Talvez você nunca vá além do planejamento e do gasto envolvido em comprá-las. Um estudo descobriu que as resoluções de comer mais banana com frequência fracassavam no primeiro obstáculo, porque não havia bananas em casa.[26] Mesmo supondo que você consiga obter produtos frescos, há a questão de como cozinhá-los. Entre uma amostragem de famílias de baixa renda de Chicago, as que comiam menos refeições caseiras eram as que não tinham os equipamentos mais básicos de cozinha, como tábuas de corte, descascadores e batedores.[27] E mesmo que você possua esses itens, talvez não saiba bem como usá-los. Seus planos de comer uma ampla gama de legumes e verduras também podem ser frustrados por outros membros da família que se queixam de que não gostam dessas comidas; nesse caso, você prepara uma refeição separada para si mesmo ou cozinha para todo mundo e se arrisca a ter de jogar comida boa fora?

A cultura é outra barreira. Como vimos, a sabedoria tradicional sobre alimentação frequentemente entra em conflito com as realidades da nossa nova oferta de alimentos. No Reino Unido, os sul-asiáticos – provenientes da Índia, de Bangladesh e do Paquistão – constituem a maior minoria étnica e são também, estatisticamente, os que apresentam maior risco de doença cardíaca e diabetes. As pesquisas demonstram que entre os sul-asiáticos britânicos há vários obstáculos para se engajar em um comportamento mais saudável.[28] Sobretudo entre a geração mais velha, pode haver uma postura fatalista em relação à doença: a ideia de que o diabetes foi causado pelo destino, ou por Alá, ou pelo terrível clima britânico, então não há nada a ser feito. Frequentar a academia é visto por alguns sul-asiáticos muçulmanos como uma atitude individualista e egoísta, e para as mulheres em particular pode ser algo problemático, por causa das expectativas culturais de muitas famílias de que elas não devem suar, ser vistas em momentos de pressa nem usar roupas esportivas. Quanto à comida, a noção de servir porções menores e diminuir o consumo de alimentos calóricos é contrária às suas crenças sobre hospitalidade. "Doces indianos supostamente são para ocasiões especiais", diz Baldeesh Rai, nutricionista que trabalha com comunidades sul-asiáticas, "mas, para uma família sul-asiática, qualquer coisa pode ser uma ocasião especial."[29] Rai constatou que, com muitas famílias da região, só é possível mudar a dieta se a cozinheira da casa – frequentemente a sogra – estiver envolvida. Não importa a quantidade de informação que você tenha sobre o teor calórico do *ghee* se não é você que define a quantidade a ser usada.

Se você passa tempo demais pensando em todos os obstáculos, é fácil aceitar a visão comum de que quase ninguém consegue mesmo emagrecer a longo prazo. Talvez você perca as esperanças sobre suas chances de manter a dieta, se é o que está tentando fazer. A opinião geral é que, a curto prazo, você pode perder uns seis quilos mais ou menos, mas vai ganhar tudo de volta, com juros, e ficar pior que antes. Qualquer pessoa com problema de peso – ou assim dita o senso comum – está destinada a lidar com isso pelo resto da vida, sem muita possibilidade de melhora. Esse é um pensamento muito deprimente, sobretudo se você tiver o azar de se tornar obeso na infância.

Felizmente, isso não é verdade. Ninguém pode fingir que perder peso e manter-se magro é fácil, mas as evidências sugerem que cerca de 20% das pessoas com excesso de peso que estão de dieta – uma em cada cinco –

Mudança

na verdade conseguem alcançar uma perda de peso intencional a longo prazo, definida como a perda de pelo menos 10% do peso corporal inicial e a manutenção disso ao menos por um ano.[30] Relativamente poucos estudos sobre emagrecimento têm acompanhado os participantes por longos períodos de tempo, mas os que o fazem indicam que há uma minoria considerável que tem sucesso no emagrecimento e consegue manter o peso um ano depois; e três anos depois; e até mesmo cinco anos depois. Uma boa notícia pouco divulgada é que, ao longo das últimas duas décadas, a manutenção a longo prazo do peso tem melhorado para os que mais precisam dela. O dr. James Anderson é endocrinologista na Universidade de Kentucky. Ele descobriu que, em comparação com a década de 1990, um número maior de pacientes seus com obesidade grave tem sido capaz de manter uma grande perda de peso, talvez graças à utilização de sessões mais intensas e frequentes de treinamento comportamental.[31] Para alguns pacientes que precisavam perder mais de 45 quilos – e que seriam candidatos à cirurgia bariátrica –, tem sido possível alcançar uma perda de peso prolongada (com acompanhamento após cinco anos) usando shakes para substituir as refeições, pratos principais balanceados com cuidado e muitas frutas, legumes e verduras, além de apoio médico regular.[32]

A questão vital é: o que esses 20% bem-sucedidos – conhecidos na literatura como "mantenedores" de peso – têm que os torna capazes de emagrecer e continuar assim? Eles parecem possuir certos hábitos comuns entre si que os distinguem dos recidivos. Um fator é que os mantenedores tendem muito mais a se envolver no exercício físico regular, idealmente uma hora ou mais de atividade física moderada todo dia. Esse padrão foi confirmado por diversos estudos: os recidivos não se exercitam de forma consistente, ao passo que os mantenedores, sim.[33] Não sabemos se o exercício ajuda a prevenir a recaída por causa do gasto de energia, porque é um momento em que você não está comendo ou porque contribui para o bem-estar: a dopamina e a serotonina liberadas durante o exercício podem ajudar a prevenir a depressão. Claro, também é possível que o tipo de pessoa que mantém a perda de peso seja a que persiste com os exercícios. Correlação não é necessariamente causalidade.

Existem alguns outros hábitos que os mantenedores têm em comum. Um estudo envolvendo mais de 4 mil deles descobriu que eles tendem a tomar café da manhã todos os dias e a manter uma dieta consistentemente moderada durante a semana inteira, o ano inteiro, em vez de se privar nos dias úteis e cometer excessos nos finais de semana e feriados (aos que esquecem da dieta nos finais de semana, tomem nota!). Muito tempo após a "dieta" inicial de perda de peso, eles continuam a monitorar o que comem e são flexíveis o suficiente para lidar com pequenos deslizes antes que se transformem em grandes recaídas, sem se punir. Parte de seu sucesso talvez possa ser atribuído ao seu estado emocional. Eles têm menos tendência a ficar deprimidos e são muito menos propensos a comer compulsivamente. "Desinibição" em torno da comida e alimentar-se de forma emocional são fortes indicadores de recuperação do peso. Como sempre acontece quando se trata da alimentação, aqui é difícil desembaraçar a complexa trama de causa e efeito. Os recidivos tendem a ter a autoestima mais baixa e uma imagem corporal mais pobre que os mantenedores, mas isso talvez seja precisamente porque, quando se olham no espelho, eles veem o peso que recuperaram. Também parecem se sentir piores quanto a todo o processo de comer.

Por mais contraditório que pareça, os mantenedores desfrutam mais de sua comida. Essa diferença fundamental entre mantenedores e recidivos foi identificada por um estudo de 1990 realizado na Califórnia.[34] A pesquisadora-chefe, Susan Kayman, nutricionista de saúde pública, observou que "sabe-se surpreendentemente pouco sobre os que perdem peso e os que o recuperam". Kayman decidiu descobrir mais, realizando entrevistas detalhadas com três grupos de mulheres, na sua maioria de meia-idade: mulheres anteriormente obesas que tinham mantido com sucesso a perda de peso; ex-obesas que perderam peso e o recuperaram; e mulheres de peso mediano que não tinham ganhado nem perdido peso. As entrevistas revelaram que, em muitos aspectos, as mantenedoras não eram tão diferentes das recidivas. Elas não se distinguiam muito em termos de estado civil nem se tinham filhos, apesar de haver uma pequena diferença quanto à educação universitária e a trabalhar fora de casa. A distinção mais sig-

Mudança 229

nificativa era a maneira como comiam. As mantenedoras disseram aos entrevistadores que nunca tinham restringido por completo suas comidas preferidas e que "fizeram esforços para evitar sentimentos de privação durante a mudança de padrão alimentar". Conforme o tempo passava, seus apetites mudaram. Elas já não queriam ingerir quantidades tão grandes, e muitas tinham perdido o gosto por doces e *donuts*, achando-os açucarados e gordurosos demais. Tinham também mudado a maneira como cozinhavam, diminuindo a quantidade de frituras ou de açúcar, incluindo mais frutas e legumes, e reduzindo as porções. Mas a mudança verdadeira era nelas próprias, porque era assim que elas queriam comer agora. Como os japoneses, elas começaram não se alimentando bem; mas foram capazes de mudar hábitos e preferências até chegar a um ponto em que comida saborosa e comida saudável eram uma coisa só.

Em contrapartida, as recidivas associavam a perda de peso ao consumo de alimentos de que não gostavam. Enquanto as mantenedoras elaboravam planos de dieta para atender às suas próprias vidas e gostos, as recidivas tendiam a seguir programas rígidos de dieta que iam ativamente de encontro às suas próprias preferências alimentares. Quando estavam "de dieta", as recidivas proibiam-se de comer qualquer coisa de que gostavam. Segundo Kayman, elas "consideravam suas comidas da dieta especiais, diferentes das que sua família poderia consumir e do que realmente queriam". O tempo todo em que estavam comendo esses alimentos, sentiam-se privadas. Não demorava muito para que desistissem da luta e voltassem aos antigos padrões de alimentação. Setenta e sete por cento das recidivas entrevistadas por Kayman disseram que o que desencadeara o ganho de peso fora algum tipo de complicação da vida que as fizera voltar às suas comidas normais.[35] O maior obstáculo para a mudança dietética é, em alguns aspectos, o mais óbvio: ninguém – seja adulto ou criança – quer comer o que não lhe agrada.

Embora isso pareça óbvio, vai de encontro à maneira como quase todos os nossos esquemas para uma alimentação saudável foram até hoje construídos – seja em âmbito pessoal ou social. Adam Drewnowski, professor de nutrição pública que estuda como as dietas podem ser melhoradas entre populações inteiras, observa que "as estratégias de educação e intervenção nutricional destinadas a melhorar a dieta têm se concentrado quase exclusivamente na qualidade nutricional dos alimentos, e não no gosto ou na resposta de prazer".[36] Trata-se de uma enorme oportunidade perdida, porque a nutrição só vai melhorar se você fizer as pessoas consumirem alimentos mais saudáveis. E as pessoas só vão consumir alimentos mais saudáveis ao longo da vida se optarem, consistentemente, por comê-los. Caso todos os demais fatores permaneçam inalterados, e presumindo-se que haja comida saudável à disposição e que ela não seja muito cara, você só vai escolhê-la se for algo de que gosta. Em vez de intervir no âmbito da nutrição e da informação – coma menos açúcar! –, talvez fosse melhor começar pelo prazer. É possível ilustrar isso num diagrama. A lista a seguir demonstra, em linhas gerais, como alcançamos as vantagens nutricionais de uma alimentação saudável. Os brócolis, por exemplo.

1. SENTIDO. Você vê, cheira e prova brócolis: a cor verde, os doces talos crocantes e as flores macias.
2. RESPOSTA. Você responde aos brócolis. Talvez com prazer, talvez com dor. Sua resposta aqui vai ser influenciada pelo fato de estar sendo forçado a comer brócolis ou se alguém os oferece com entusiasmo, e também pela habilidade com que eles são cozidos, bem como se você é sensível ao "sabor amargo" e quantas vezes lhe ofereceram brócolis antes.
3. PREFERÊNCIA. Com base na sua resposta, você forma uma preferência. Ou se torna um amante de brócolis, um inimigo de brócolis ou fica em algum lugar entre os dois extremos.
4. ALIMENTAÇÃO. Essa preferência decide se você opta por comer brócolis regularmente ou não.
5. NUTRIÇÃO. O fato de comer ou não brócolis vai decidir se você vai ganhar todas as vantagens nutricionais de fazê-lo, que incluem ácido fólico, fibras, vitamina C e cálcio, além de certas substâncias fitoquímicas que combatem doenças.

A chance de obter os benefícios de saúde dos brócolis é pequena, a menos que se faça o caminho certo pelos estágios 1, 2, 3 e 4. Não importa

Mudança 231

quanta "nutrição" exista num dado alimento, a menos que alguém o coloque na boca. Campanhas de saúde pública e dietas quase sempre começam no estágio 4 ou no 5. Somos informados dos benefícios de se comer verduras e instados a consumi-las mais. Quando não conseguimos mudar nosso comportamento, ouvimos tudo de novo. E de novo. Mas ninguém pensa em conferir primeiro se gostamos de verduras ou se algum dia chegamos a experimentá-las. Em 2010, o programa de TV *Jamie Oliver e a revolução da comida* revelou que muitas crianças não eram capazes de identificar, visualmente, inúmeros vegetais crus, entre eles batata, couveflor, tomate, beterraba e beringela. Isso sugere que os adultos, ao longo de sua vida, nunca aprenderam a gostar desses vegetais nem a cozinhá-los. É improvável que você coma alguma coisa se não sabe o que é. É como ser empurrado para dentro da piscina. O verdadeiro objetivo deve ser o de levar as pessoas a gostar de comer de forma saudável o suficiente para mergulhar por vontade própria. Quando chegam aos estágios 4 e 5, é tarde demais. Para ocorrer uma verdadeira mudança em nossas dietas, precisamos voltar às etapas 1, 2 e 3. Quando damos conta de nossas preferências, a nutrição vai cuidar de si mesma.

No começo do livro, perguntei o que seria preciso para nos submetermos a uma "adaptação hedônica" e passarmos a desfrutar de comida saudável de verdade. A essa altura, talvez não seja uma surpresa que a resposta esteja em exposições positivas frequentes a alimentos saudáveis. O surpreendente é como é curto o espaço de tempo necessário para direcionar nosso paladar num caminho saudável. Nossos gostos são construídos ao longo de décadas e reforçados diariamente por refeições e lanches. No entanto, as pesquisas têm demonstrado que ao menos algumas de nossas respostas ao sabor podem ser reaprendidas numa questão de semanas. O sistema olfativo é uma das poucas partes do cérebro adulto que estão constantemente se regenerando. O cérebro é flexível (o termo técnico é "plástico") o suficiente para alterar suas respostas aos sabores ao longo de um período muito curto de exposição. Isso tem se demonstrado com sal e açúcar, que imaginamos estar entre nossos gostos mais definitivos.

Comer menos açúcar de forma consistente muda, de fato, nossa percepção de doçura. No final da década de 1990, biólogos da Universidade Clark, em Massachusetts, começaram a fazer pesquisas para descobrir se ser intensamente exposto à frutose ou à glicose pode afetar a capacidade do indivíduo de perceber baixas concentrações de outros açúcares. Eles concluíram que apenas cinco exposições curtas a glicose durante algumas semanas poderiam tornar os indivíduos mais receptivos à doçura do açúcar em soluções muito fracas.[37] A boa notícia, porém, é que os efeitos foram reversíveis. Após o término da experiência, os sujeitos voltaram para suas respostas normais ao açúcar depois de apenas algumas semanas. Isso sugere que, se tirarmos apenas quinze dias de férias do açúcar, podemos voltar a ele mais moderadamente.

O mesmo vale para o sal. As experiências sugerem que a redução de sal na dieta por um período de apenas oito a doze semanas é suficiente para diminuir o prazer da comida muito salgada.[38] Curiosamente, parece que hipertensos (sensíveis ao sal) levam mais tempo que os outros para abandonar o hábito do sal, embora não esteja claro por quê. Contudo, um estudo tanto de adultos normais quanto de indivíduos sensíveis ao sal descobriu que, após três meses de uma dieta de baixo teor de sódio, "ocorreu uma significativa adaptação hedônica" em todos os adultos. Antes de o experimento começar, todos eles avaliaram alimentos salgados como mais gostosos que os não salgados. Após doze semanas, isso mudou. Os indivíduos não achavam as versões de baixo teor de sódio de caldo de galinha, batatas chips e biscoitos menos gostosas que as variedades "normais", com alto teor de sódio.[39]

Ao realizar ajustes como esses várias vezes em nossas dietas, podemos atingir o estado feliz em que as comidas que mais desejamos – tirando uma batata frita aqui e outra ali – são as que nos fazem bem. É possível voltar a aprender a gostar de alimentos saudáveis básicos, assim como fizemos quando éramos crianças. Como o dr. Spock sabiamente observou em seu best-seller *Meu filho, meu tesouro*, de 1946: "Alimentar é aprender."

Mudança 233

Minha filha tem uma amiga chamada Lily. Ela costumava ser uma das crianças mais difíceis para comer que conhecemos. Não suportava comida "misturada" nem nada que viesse com molho. As principais coisas de que gostava eram carne, batata e pratos de pepino cortado. Não só odiava tomate como não podia haver um traço sequer de tomate em seu prato. Isso a impedia de experimentar a maioria das massas, saladas, pratos de curry, ensopados e a pizza caseira da mãe. Ela também não comia frutas, exceto framboesa. Isso dificultava a vida de Lily e do resto da família, que gosta de experimentar coisas novas e adorava pratos indianos picantes, como *sag aloo*, feito com espinafre, batata, gengibre e tomate. Lily com frequência acabava comendo refeições separadas de nuggets de peixe e batatas fritas. Não parecia haver saída para sua dieta limitada.

Então, aos dez anos, ela começou a buscar uma boa resolução de Ano-Novo e, de repente, resolveu dar um jeito em seu paladar restrito. A ideia foi dela mesma; os pais não a pressionaram. Lily – uma menina tagarela e animada – estabeleceu para si mesma a tarefa de experimentar uma comida nova por mês. Ao final do mês, talvez ela ainda não gostasse da comida nova, mas pelo menos teria tentado. De algum modo, o espírito de diversão e aventura desse pequeno projeto fez com que ela colocasse na boca comidas que anteriormente lhe teriam causado repulsa. Era o oposto da maioria das resoluções de Ano-Novo dos adultos, que tendem a envolver cortar coisas, e não as adicionar. Durante aquele ano, sempre que encontrávamos Lily, ela falava animada sobre a comida da vez. Já no primeiro mês, ela se ensinou com sucesso a gostar de pizza caseira, mesmo com o queijo e o tomate, dois de seus alimentos antes proibidos. Nos meses seguintes, ela aprendeu a comer curry de frango, maçã, espaguete à bolonhesa e carne com molho. No final do ano, Lily ainda não era louca por banana, salada nem peixe que não fosse empanado e servido com batata frita. Mas, em apenas doze meses, tinha expandido muito seu repertório de alimentos e também provara a si mesma que era possível ampliar seu mundo alimentar sempre que precisasse.

Como vivemos na Inglaterra, a resolução de Ano-Novo de Lily foi vista por seus amigos como bastante incomum, talvez até um pouco estranha.

Na Finlândia, no entanto, esse tipo de exploração sensorial hoje tornou-se parte fundamental da educação de todas as crianças. Elas também têm aula sobre sabor em escolas da Suécia, Dinamarca, Holanda e de algumas áreas da Suíça e da França. Essa educação alimentar é parte do crescente movimento Sapere. Em latim, *sapere* significa "ter sabor", "compreender" e "saber". A ideia por trás do Sapere é que é possível educar as crianças nos prazeres da comida, e que isso vai conduzi-las a uma vida de alimentação saudável. Alimentar é aprender.

Talvez não seja uma surpresa para ninguém que a inspiração por trás da ideia de ensinar sabores às crianças seja francesa. Neste país, mais que em outros lugares, existe uma antiga crença profundamente entranhada de que a criança educada é "civilizada" nos prazeres da mesa. Num experimento famoso no século XIX, um médico chamado Itard passou a cuidar de um menino selvagem. Ele lhe deu o nome de Victor. Por doze anos Victor vivera na floresta de Aveyron, e, no começo, só queria comer as frutas silvestres a que estava acostumado. Mas, com o tempo, Itard conseguiu "despertar" no menino novos gostos por "toda uma quantidade de pratos que até então ele sempre desprezara".[40] O dr. Itard doutrinou Victor nos prazeres da culinária francesa, que ele via como um passaporte para a civilização.

Mais de cem anos depois, outro cientista francês, chamado Jacques Puisais, teve uma ideia parecida. Puisais (nascido em 1927) é químico e fanático por vinho, e acredita que as crianças podem e devem ser treinadas para se tornar *gourmets* mais exigentes. Puisais estava preocupado porque as novas gerações cresciam sem capacidade de responder a sabores complexos ou de apreciar os pontos mais delicados da culinária. Ele fundou o Instituto Francês do Sabor e, em 1974, começou as primeiras "aulas de educação em gosto" nas escolas primárias francesas: *les classes du goût*.[41] O típico programa de uma escola francesa baseado nas ideias de Puisais começaria com os cinco sentidos, passaria para o conhecimento das especialidades regionais francesas e terminaria com uma grande refeição "festiva" num restaurante chique, na qual os alunos iriam aprender boas maneiras à mesa e a arte do *savoir-vivre*.[42]

Dá para ver por que essa visão tão francesa de educação culinária não pegou em outros lugares. Fora da França, dizer que alguém não é "educado" porque não sabe como se sentar a uma mesa e comer uma refeição de três pratos num restaurante com os talheres adequados pode parecer meio... como posso dizer?... esnobe. Mas nutricionistas e educadores de outros lugares da Europa pegaram a visão original de Puisais e a desenvolveram, tornando-a mais democrática e mais diretamente orientada para a melhoria da saúde. Da década de 1990 em diante, as escolas suecas começaram a oferecer aulas sobre "comida para os sentidos", e as holandesas se juntaram a elas em 2006. Mas o país que abraçou o Sapere com mais vontade foi a Finlândia.[43] De 2009 a 2014, o governo finlandês deu um passo ambicioso e passou a financiar a educação alimentar Sapere em todos os jardins de infância do país. Existem hoje mais de 7 mil profissionais na Finlândia treinados no método Sapere. É, de longe, a maior experiência já realizada com o objetivo de mudar o paladar das crianças para melhor.

O engajamento finlandês com o Sapere foi motivado por um "alarme" nacional do início dos anos 2000 sobre os hábitos alimentares infantis. A Finlândia tinha níveis de obesidade infantil incrivelmente mais altos do que as vizinhas Noruega e Suécia (9,2% dos rapazes finlandeses eram obesos, contra 5,1% dos noruegueses, e 4,2% dos suecos). Nas creches, os professores perceberam que muitas das crianças sob seus cuidados estavam consumindo grandes quantidades de doces e bebidas açucaradas e poucas frutas e legumes: a história de sempre. O medo eram os problemas de saúde que as crianças iriam enfrentar no futuro. Os profissionais das creches também notaram que os hábitos alimentares das crianças eram fortemente influenciados pelo histórico da família. Para provocar uma mudança, a reeducação teria de vir da escola, e não de casa.

O Sapere foi testado primeiramente em Jyväskylä, cidade em rápido crescimento e situada à beira de um lago, onde os invernos são longos e frios, e é tentador ficar dentro de casa, comendo pão doce de cardamomo recheado com geleia e chantili.[44] Em 2004-05, os jardins de infância de Jyväskylä receberam financiamento para dar aulas de nutrição e "hábitos alimentares variados" a todas as crianças da cidade entre um e sete anos.

O objetivo era criar uma "relação positiva e natural com a comida e a alimentação". Para fazer isso, uma equipe de pesquisadores em nutrição aconselhou os jardins de infância a abandonar os dogmas que seus próprios pais haviam lhes ensinado, como "limpar o prato" ou "não brincar com a comida". Em vez disso, as crianças seriam positivamente encorajadas a brincar com a comida, explorando ingredientes com todos os seus sentidos: o barulho de uma torrada de centeio ao ser quebrada ao meio, a penugem macia de um pêssego, a acidez de cranberries cruas. Essa ideia de exploração continuava no almoço. Eram servidos cardápios "pedagógicos" compostos de alimentos sobre os quais as crianças estavam aprendendo, com mais ênfase em legumes, verduras e frutas. Os profissionais das creches descobriram que as crianças pequenas comiam muito mais legumes se pudessem pegá-los com as mãos.[45]

Os resultados de Jyväskylä foram tão promissores que o Sapere foi estendido para todos os jardins de infância da Finlândia. Os professores relataram que, ao incluir a comida diariamente na educação das crianças, a postura delas diante da alimentação podia ser modificada de forma radical. Durante o projeto Sapere, as crianças "ousaram provar comidas mais estranhas". Os pais ficaram surpresos ao descobrir que os filhos tinham aprendido novas habilidades com a faca e adquirido gostos mais variados e comportamentos novos. Em vez de terem nojo de beterraba, agora ficavam fascinados com a questão de como ela deixava a água da panela roxa. As crianças estavam mais conscientes do que comiam e mais em contato com o próprio corpo para saber se estavam com fome ou satisfeitas. O mais impressionante de tudo, há indícios promissores de que o Sapere reduziu a incidência da obesidade infantil em Jyväskylä.[46]

Isso se deu não com palestras explícitas sobre os nutrientes, mas canalizando a curiosidade natural das crianças. A mudança foi em grande parte inconsciente. Arja Lyytikäinen, nutricionista que supervisiona o programa Sapere na Finlândia, diz que é tudo uma questão de "aprender com os sentidos, aprender brincando". Em alguns dias, as crianças saem para colher frutas; em outros, fazem pão, picam frutas para uma salada ou desenham imagens de legumes e verduras. Na maioria das vezes, mal percebem

Mudança

que estão aprendendo. Às vezes, brincam de "ladrão do limão", jogo em que uma criança sai da sala e outra esfrega limão nas mãos. O "detetive" volta e tem de dizer quem roubou os limões do jardim. Muitas das sessões Sapere assumem a forma de brincadeiras sensoriais abertas, em que as crianças descrevem a visão, o paladar e o cheiro de comidas diferentes. Elas discutem se preferem cenoura crua ou cozida; se gostam mais de pão com alho, com manteiga ou puro. Em uma sessão Sapere em Jyväskylä, uma criança comentou que pimenta moída branca "ataca o nariz". Outra disse que queijo azul era "macio, branco e verde ... feito um fantasma".[47]

Para gerações anteriores, criticar a comida assim teria parecido maus modos. Mas a perspectiva de salvar uma geração de crianças de dietas ruins e de problemas de saúde supera qualquer pequena discussão sobre etiqueta. O objetivo do Sapere é fazer com que as crianças conheçam seus próprios gostos autênticos. "Todo mundo tem suas próprias preferências" é um dos lemas; outro é "Gosto não se discute, se analisa". Cada criança é incentivada a criar o próprio bolo de aniversário, incluindo o recheio e a decoração de que mais gostam. Como Dympna Pearson, os professores do Sapere na Finlândia descobriram que, para mudar a dieta, não adianta forçar alguém a comer o que não gosta, e sim ajudá-lo a descobrir suas próprias paixões. Num jardim de infância do método Sapere, as crianças têm muitos gostos diferentes. Algumas preferem mirtilo, outras gostam de framboesa. Algumas gravitam em direção ao sabor azedo; outras ao salgado. Mas todas elas terminam com um conjunto de preferências variado o suficiente para lhes permitir comer bem quando estiverem mais velhas. O que o Sapere mostra é que, com o incentivo certo e acesso a uma variedade de comidas boas, qualquer criança pode aprender a comer melhor.

As mudanças no comportamento alimentar desencadeadas por esse tipo de "educação sensorial" são profundas. Não se trata de aprender a gostar desta ou daquela verdura; mas de desenvolver uma atitude geral diante da alimentação mais aberta à variedade e menos governada pelos sabores simples da combinação de açúcar, sal e gordura da junk food. Como os mantenedores de perda de peso bem-sucedidos, as crianças do método Sapere já não respondem da mesma forma à doçura simples dos doces e dos refrigerantes. Elas começam a desejar a "vivacidade" do limão e o sabor terroso dos biscoitos de centeio. Uma série de estudos conduzidos pelos psicólogos Hely Tuorila, E.P. Köster e outros mostram que oferecer educação sensorial a crianças entre oito e dez anos pode deixá-las com respostas muito mais positivas tanto para sabores novos quanto mais complexos.[48] Köster demonstrou que um dos efeitos da educação sensorial é dar às crianças um apetite por alimentos mais sofisticados. No início elas preferem sabores simples, mas, depois da educação sensorial, todas passam a apreciar sabores complexos – que chamam de comida "misturada". Elas começam a preferir purê de batata com aipo e noz-moscada a batata sem tempero.[49]

A melhor parte é que a educação sensorial parece ter o potencial de libertar a criança de muitos dos antigos obstáculos de se experimentar comidas novas. Tuorila – que trabalhou como consultora para o governo finlandês sobre o método Sapere – tem feito experiências que provam que a educação sensorial pode fazer as crianças se sentirem muito mais favoráveis a comidas desconhecidas, e não apenas as que provaram durante a aula. Tuorila observa que a neofobia é em geral considerada uma característica pessoal que nunca vai se alterar. Cerca de 40% dos adultos finlandeses dizem que não gostam muito de legumes e verduras porque nunca os experimentaram. No entanto, essa postura pode mudar, e muda, mesmo nos que têm uma disposição individual – como minha amiga Lily – propensa a rejeitar sabores novos e complexos. De acordo com Tuorila, a educação ao estilo Sapere mostra que é possível para as crianças aprender a melhorar suas habilidades alimentares de uma forma que irá levá-las automaticamente a uma dieta mais saudável.[50]

Ninguém é destinado pelos genes a comer mal (a pessoa pode ser restringida pela pobreza ou pela negligência, mas isso é outro assunto). No entanto, muitos de nós parecemos empacados quando se trata da alimentação. Estamos presos a hábitos e atitudes que parecem impossíveis de mudar. Presos à ideia de que comida é amor. Presos à culpa em torno da comida porque somos mulheres; ou presos à noção de que não podemos gostar de legumes porque somos homens. Presos ao costume de alimentar fomes que muitas vezes existem mais no cérebro do que na barriga. Presos em

Mudança 239

nossas memórias felizes da infância, de comidas que não eram saudáveis. Mas a maior prisão é a nossa crença de que nosso hábito alimentar é algo a respeito do qual podemos fazer muito pouco. Na verdade, podemos fazer muito. O primeiro passo é perceber que comer é uma habilidade que todos nós aprendemos e que temos capacidade de aprender, não importa a idade.

O Sapere mostra como mudanças nos hábitos alimentares pessoais podem acontecer em conjunto com mudanças na cultura alimentar nacional – como as que vimos no Japão, no início do capítulo. Num mundo ideal, outros países seguiriam o exemplo da Finlândia e reconheceriam que aprender a comer uma dieta boa e variada é parte fundamental da educação de todas as crianças. As consequências de não aprender essas habilidades podem prejudicar tanto o futuro da criança quanto não saber ler e fazer contas; ou pior, se considerarmos o dano à saúde. A primeira infância, como vimos, é o momento em que estamos mais receptivos ao desenvolvimento de novos sabores. Perguntei a Arja Lyytikäinen, a principal nutricionista supervisionando o Sapere na Finlândia, qual a idade ideal para oferecer esse tipo de educação alimentar, e ela respondeu que eles descobriram que o método funciona melhor com crianças de um a seis anos, ou talvez até os dez anos. É mais fácil adquirir um gosto pelo amargo e o azedo quando você começa cedo, e, quanto mais jovem é a criança, maior a chance de que sua educação alimentar ajude a família inteira a melhorar a forma como se alimenta. Há também o fato de que as crianças estão mais abertas a aprender.

Mas nunca é tarde demais. Arja Lyytikäinen diz que a Finlândia teve resultados muito positivos com versões do Sapere para adultos. Clínicas de saúde mental têm usado educação sensorial alimentar durante o aconselhamento em grupo; o método também tem sido empregado para ajudar adolescentes com diabetes do tipo 1 a melhorar suas dietas. Realizaram-se na Escandinávia até alguns pequenos experimentos com "escolas de sabor para idosos", em que, como as crianças no jardim de infância, aqueles mais perto do final da vida aprendem a explorar comidas novas. Além do sistema Sapere, intervenções com idosos no Canadá sugerem que oficinas gustativas são uma forma mais eficaz de ensinar nutrição do que outros métodos, tais como folhetos ou palestras, que podem soar condescendentes com os idosos.[51] Até um terço das pessoas em asilos sofrem de desnutrição; ingestão inadequada de proteínas, vitamina D e de legumes e verduras frescos são um problema em especial.

Na velhice, sem as distrações do trabalho para ocupar o dia, a comida se torna uma preocupação cada vez mais central, mas os obstáculos para se comer bem apenas aumentam. A perda do sentido do olfato e do paladar pode tornar as refeições insípidas. É muito comum a dificuldade com a deglutição. Músculos mais fracos podem impedir o ato de cozinhar. No entanto, o maior obstáculo continua a ser o mesmo de sempre, desde a infância: ter apetite para satisfazer as exigências nutricionais. Um estudo de 2004 envolvendo homens britânicos mais velhos que viviam sozinhos constatou que apenas 13% conseguiam cumprir a recomendação nacional de comer cinco frutas e/ou verduras por dia.[52] Um dos participantes, um viúvo de setenta anos, observou: "Não como verduras nem frutas; odeio os dois." A ideia de entrar numa quitanda o horrorizava, embora seus netos desejassem que ele fizesse um esforço para isso. Quando sua mulher era viva ele comia verduras por obrigação, mas agora que ela tinha morrido não comprava uma verdura "sequer". Assim como as pessoas com transtorno alimentar ou problema de peso, os idosos muitas vezes precisam reaprender suas respostas a alimentos que vão nutri-los. Enfermeiros e outros profissionais de saúde que atuam no cuidado geriátrico têm uma tendência a encarar a desnutrição dos idosos como algo em que não podem ajudar, justamente porque é tão comum. Em 2006-07, no entanto, um grupo de pesquisadores suecos decidiu testar se era possível aumentar o prazer obtido da comida saudável na velhice por meio de uma "escola de sabor para idosos".[53] A iniciativa foi realizada no condado de Skane, no sul da Suécia. Um professor de culinária ofereceu educação ao estilo Sapere a um grupo de doze pessoas que viviam sozinhas e com média de idade de 75 anos: oito mulheres e quatro homens. A ideia era "aumentar seu interesse por cozinhar e o prazer com as refeições saudáveis". Eles também foram levados em caminhadas guiadas por um preparador físico.

Mudança 241

Ao contrário de outras iniciativas suecas de nutrição para idosos, que tendem a enfatizar a saúde, essa começou com a "alegria". Não que todos no grupo vissem isso dessa forma, a princípio. Três dos homens disseram que não tinham interesse em alterar a forma como se alimentavam. Com uma tal média de idade, quem poderia culpá-los? No entanto, depois de três meses, todos os participantes disseram que o programa havia lhes ensinado "muito" e aumentado o prazer que sentiam em cozinhar para si próprios. Fiel à filosofia Sapere, cada sessão alimentar começava com um treinamento sensorial. Numa ocasião, os septuagenários foram convidados a provar soluções contendo os sabores doce, azedo, salgado e amargo antes de prepararem uma salada de chicória amarga com molho de alho e almôndegas com molho de frutas e servidas com legumes cozidos com e sem sal.

Por meio de sessões de culinária e sabor, esse pequeno grupo começou a saborear o perfume de especiarias que nunca tinha imaginado apreciar. Eles descobriram uma predileção por legumes e verduras, como funcho e batata-doce, que passaram sete décadas sem conhecer. Doze pessoas é uma amostra mínima, e infelizmente, apesar do resultado positivo, o projeto não foi repetido. A pesquisadora-chefe – Kerstin Ulander – morreu no ano seguinte à conclusão do experimento, e o método Sapere não tem sido amplamente difundido no campo geriátrico, na Suécia ou em outros lugares. Um colega de Kerstin Ulander me disse que era "surpreendente" que o método não fosse oferecido de forma mais ampla entre idosos.[54] A razão, sugeriu ele, era a "falta de conhecimento" entre os médicos que trabalham no cuidado geriátrico. No entanto, esse projeto – embora modesto – ainda oferece outro indício de que, sob as condições certas, os hábitos alimentares podem ser alterados para melhor em qualquer fase da nossa existência. Mesmo no final.

Comparando com todas as outras coisas que realizamos na vida e que são muito menos propensas a aumentar nosso bem-estar – entre elas, fazer dieta –, é surpreendente como nos esforçamos pouco para melhorar nossas preferências alimentares. Tudo indica que os métodos básicos para se alimentar melhor – aumentar a variedade, incluir mais alimentos de origem vegetal, estruturar as refeições e se tornar mais sensível aos sinais de fome –

podem ser aprendidos em qualquer idade, se houver motivação. Nos capítulos anteriores vimos que, embora pensemos nos nossos "gostos" como uma parte íntima de nós mesmos, na verdade eles são em sua maioria aprendidos, e, portanto, podem ser reaprendidos. Pense em como Keith Williams, no Capítulo 5, foi capaz de usar seu sistema de Prato A/Prato B com adultos e crianças para libertá-los de uma vida de seletividade alimentar.

Você também já foi criança um dia. Quando chegou ao mundo, suas únicas preferências alimentares eram leite e as memórias profundas da dieta de sua mãe. As primeiras semanas foram dominadas pelas refeições – a pontada da fome, o doce contentamento de ser saciado –, mas você ainda não sabia distinguir o jantar do café da manhã. Ainda não conhecia – sorte a sua! – a gordura trans ou o *frappuccino*. Ninguém tinha lhe ensinado a se preocupar com a ingestão suficiente de proteína ou a se sentir culpado quando sua barriga ficava cheia. Você nunca tinha visto um comercial de fast-food e não tinha opinião formada sobre os méritos relativos da quinoa e dos *macarons*. Comida era um mundo aberto para você. O grande jardim de ingredientes – desde verduras amargas a tâmaras doces – era inteiramente desconhecido: tudo novo, tudo estranho, tudo à espera de ser descoberto.

Pode não parecer, mas você nunca perdeu o potencial de mudar a forma como se alimenta. O segredo maravilhoso de ser onívoro é que podemos ajustar nossos desejos, mesmo no final do jogo. Isso não vai acontecer na primeira mordida. Preferências de longa data não vão embora facilmente; a princípio, aumentar o intervalo entre as refeições ou não tocar em suas comidas habituais é inquietante. Às vezes, é difícil lutar contra a repulsa por tempo suficiente para colocar algo novo na boca. Supondo que você não vomite ou morra, talvez tente de novo. Com o tempo, você se esquece de que um dia essa comida lhe foi estranha. Instala-se algo parecido com o prazer. Um dia, você come um prato de pepino com hortelã e, em vez de achar sem graça, se maravilha com o frescor e o gosto de ervas. Agora são as antigas fomes e os velhos hábitos que parecem estranhos – a descarga doentia de açúcar, o sabor residual de sal. Com repetições suficientes, as novas formas de se alimentar podem se tornar tão familiares e doces para você como leite.

PIMENTA

Se você ainda duvida que gosto é algo que se aprende, pense na pimenta. Na primeira vez em que você prova uma pimenta, ela é irritante, pois contém uma substância (capsaicina) que ativa os receptores de dor na língua. Pimenta arde! No entanto, em muitas partes da Ásia, África e América do Sul, essas pimentas pungentes (*Capsicum sp.*) são consumidas todos os dias com prazer.

A suposição óbvia daqueles entre nós que têm dietas mais leves é de que a pimenta simplesmente não provoca tanta dor nos que a comem muito. Mas um trabalho inovador, coordenado em 1980 por Paul Rozin e Deborah Schiller, refutou isso.[55] Rozin e Schiller testaram mexicanos de uma aldeia rural onde se consome pimenta três vezes por dia. Surpreendentemente, eles descobriram que os mexicanos não eram insensíveis à pimenta. Eles sentiam a ardência com a mesma intensidade que os norte-americanos que comiam pimenta em média apenas uma vez por semana. A diferença é que gostavam mais.

Em culturas que consomem pimenta, em geral as crianças muito pequenas são protegidas desse ardor. O único momento em que a criança talvez possa prová-lo é quando sua mãe coloca pimenta no seio para desmamá-la, gesto que confirma que elas detestam o tempero. A questão, como dizem Rozin e Schiller, é: "Como dezenas de milhões de crianças que odeiam pimenta se tornam amantes dela todos os anos?" Na aldeia mexicana que eles estudaram, quase todo mundo com mais de cinco ou seis anos consumia alguma forma de pimenta em todas as refeições. Se a comida não tinha pimenta, os aldeões sentiam sua falta e achavam tudo sem sabor.

Rozin e Schiller argumentam que a adoção da pimenta pelos seres humanos – algo que não se dá com outros onívoros, como ratos – é uma "adaptação hedônica". Por volta dos cinco anos, as crianças começam a temperar a própria comida. Elas veem os irmãos mais velhos e os pais pegando o molho na mesa e começam a copiá-los. Talvez a primeira mordida os faça chorar de dor, mas, com o tempo, começam a apreciar os efeitos secundários. Elas a associam a comida boa, como tortilha e feijão. E desenvolvem um prazer perverso justamente pelo aspecto de que não gostavam: a ardência e a dor que a pimenta provoca na boca. Rozin compara isso ao masoquismo benigno de assistir a filmes de terror ou andar de montanha-russa.

Nem todo mundo precisa aprender a gostar de pimenta. Algumas pessoas jamais deixam de achá-la irritante. Mas podemos substituí-la por muitas outras comidas de sabor pungente, desde verduras amargas a frutas cítricas e seu sabor azedo, passando pelo queijo de gosto forte e o azeite apimentado. O fato de que, todos os anos, milhões de crianças aprendem a gostar de pimenta pode servir de esperança para todos nós; de que a colherada seguinte talvez seja diferente da primeira.

Epílogo
Isto não é um conselho

DEPOIS DE TUDO o que escrevi sobre a futilidade e a ineficácia de tantos conselhos alimentares, seria muito irônico se eu lhe desse algum. Nada do que eu possa dizer sobre o quanto você deve comer esta ou aquela comida vai fazer com que você siga minhas recomendações. Se eu sugerir que você deveria abrir mão das coisas de que gosta, você poderia – muito compreensivelmente – me mandar para o quinto dos infernos. Então, nem vou tentar. Não tenho a menor ideia de quais são as suas circunstâncias pessoais. Não sei o que você tem na geladeira, nem o que acha de queijo, se glúten lhe cai bem, se corre maratonas, com que facilidade recusa uma segunda fatia de torta ou se sua mãe lhe acalmava com doces quando você chorava. Talvez você seja um dos felizardos para quem a comida e o peso jamais foram um problema. Que sorte a sua!

Porém, ao escrever este livro – para não falar da experiência de comer há quarenta anos e alimentar várias pessoas, inclusive meus filhos –, sinto que aprendi algumas coisas que me ajudaram a fazer as pazes com a alimentação. Aqui vão alguns dos segredos que gostaria de ter descoberto mais cedo – espero que não se importem que eu os liste:

- Comer bem é uma habilidade. Nós a aprendemos. Ou não. É algo a que podemos nos dedicar em qualquer idade.
- Açúcar não é amor. Mas pode dar uma sensação bem parecida.
- Ninguém está condenado pelos genes a comer mal. A seletividade é governada mais pelo ambiente do que pela biologia.
- Comemos basicamente o que gostamos (com uma ou outra exceção). Antes de mudar o que come, você precisa mudar aquilo de que gosta. E

você nunca vai gostar de comidas novas a menos que se dê a oportunidade de prová-las. O fato de que você não goste de alguma coisa agora não é necessariamente um sinal de que nunca vai gostar.

- Se você quer se alimentar melhor, concentre-se menos na comida e mais em sua resposta a ela.
- Nada é gostoso quando comido à força. O segredo é – tanto quanto possível – fazer da comida saudável e da comida gostosa a mesma coisa.
- Sua principal tarefa ao comer é nutrir-se.
- A maioria das pessoas come muito melhor quando a maior parte do que consome é feita em casa. Mas esse princípio só funciona se você aprender a cozinhar pelo menos algumas coisas que não sejam bolo.
- Ninguém é ocupado demais para cozinhar.
- A repulsa é mais poderosa que o desejo. Devemos usar isso mais a nosso favor. Seja esnobe com sua comida. O cenário ideal para comprar alimentos saudáveis é quando você deixa de comprar o que está à venda não porque não deveria, mas porque tem nojo daquilo.
- Calorias não são um código moral. Comida nenhuma pode ser "do mal" ou "do bem". É só comida.
- Antes de mudar o que você come, mude a forma como come. É praticamente impossível ter um relacionamento saudável com a comida se você não faz refeições estruturadas. Não vou dizer de quantas refeições por dia você precisa. Podem ser duas grandes, ou cinco ou seis menores. De um jeito ou de outro, não ignore os seus horários.
- Tome sopa.
- Se não for hora de comer e você estiver na dúvida sobre qual lanche "saudável" deveria comprar, a resposta provavelmente é nenhum.
- Se estiver na hora de comer e você tiver dúvida entre dois pratos principais, escolha o que aprecia de verdade. E, quando estiver satisfeito, pare.
- Ninguém gosta de desperdício, mas é hora de abrir mão da ideia de que é falta de educação deixar comida no prato. Falta de educação é fazer alguém sentir vergonha de deixar comida no prato quando já está satisfeito.
- Pratos menores – lancheiras menores e taças de vinho menores – realmente funcionam (e significam que você pode minimizar o desperdício

Epílogo

de comida em casa). Jante no prato de sobremesa ou em tigelas de sopa, e coma a sobremesa no pires. Se você passar uma semana ou duas pesando na balança tudo o que come – sem chegar a contar calorias –, vai começar a ver como costumamos perder o controle do tamanho das porções.

• Repense o que vale como prato principal. Em vez de comer uma pizza grande com uma saladinha de acompanhamento, coma uma saladona com uma pizza pequena de acompanhamento. Ainda é uma refeição muito reconfortante.

• Nem todas as ocasiões especiais precisam ser comemoradas com um bolo gigantesco cheio de açúcar. Você pode encontrar alegria igual num bolo menor, uma caixa de morangos e uma dancinha da vitória.

• Ao fazer pequenas mudanças em sua dieta, tente evitar a mentalidade da privação. Tirando meu primeiro café do dia, recentemente passei do café com leite para o café preto. Em vez de ficar triste porque não estava tomando todo aquele leite branco espumoso, eu me perguntava se queria um copo d'água ou uma xícara de café. Escolhi o café, e ele ficou muito mais gostoso. Claro que a próxima coisa que preciso tratar é meu vício em cafeína.

• Fala-se muito em "superalimentos". O termo é usado para comidas que são ricas em determinados nutrientes. Em geral, isso é uma estratégia de marketing para fazê-lo abrir o bolso e comprar ingredientes exóticos e caros, como gojiberries ou clorofila. Mas quantas pessoas você conhece que comem goji diariamente? O superalimento de verdade é aquele de que você gosta e que, por acaso, também é saudável: maçã crocante e doce, por exemplo; ou ovo cozido mergulhado no sal de aipo; ou aspargos com molho de soja e gergelim; ou salada marroquina de cenoura e alho. Quanto mais superalimentos desse tipo você puder incluir em seu repertório pessoal, melhor vai comer.

• Exercitar-se regularmente sem dúvida ajuda: as endorfinas, o gasto de energia, o fato de que você está fazendo algo diferente de comer. Mas, de novo, encontre um tipo de exercício de que goste tanto que queira fazê-lo de fato, em vez de algo que queima mais gordura porém deixa você tão esgotado que precisa buscar alívio urgente nos carboidratos.

- Se quer que seus filhos comam melhor, não lhes diga o que fazer; coma melhor você mesmo.
- A maior parte da nossa abordagem ao alimentar as crianças é de curto prazo. Preocupamo-nos com os próximos cinco minutos, quando deveríamos pensar nos próximos cinco anos. Se você pressionar uma criança a comer um prato inteiro de verduras, está ensinando-a a não gostar de verduras – e de você, diga-se de passagem. Se você a convencer a experimentar só um pouquinho (e a mesma coisa no dia seguinte, e de novo, e de novo), há uma chance de que ela se torne alguém que vai comer verduras a vida inteira.
- Bajular, insistir e insinuar não mudam a forma como as pessoas se alimentam. Não funciona com crianças e não funciona com adultos.
- Meninas comem melhor quando a comida deixa de ser algo proibido.
- Meninos comem melhor quando seus pais continuam a esperar que eles comam legumes e verduras, e os incluem nas refeições caseiras à medida que os filhos envelhecem. Ou – melhor ainda – os ensinam a preparar as refeições caseiras eles mesmos.
- É realmente possível chegar a um ponto em que se deseje brócolis mais que batata frita, e pão integral mais que pão branco.
- A fome não é sempre um sinal de pânico. Um dia em que você não sentiu umas pontadinhas de fome provavelmente foi um dia – é triste dizer isso – em que você comeu demais.
- Ninguém é completamente onívoro. Você pode achar algumas comidas repulsivas. Não precisa gostar de brotos. O problema é quando você não gosta de nenhum ou de muitos legumes e verduras.
- Mudar a forma como você se alimenta é difícil, mas pode ser feito. Veja só o Japão.

Notas

Introdução (p.11-32)

1. Jelliffe, 1962.
2. De Sa et al., 2013.
3. Cornwell e McAlister, 2010.
4. Lim et al., 2012.
5. Moss, 2014.
6. Hoek e Hoeken, 2003.
7. Rozin, Bauer e Catanese, 2003.
8. Lustig et al., 2012; Lustig, 2014; Pollan, 2008; Walsh, 2013.
9. Teicholz, 2014.
10. Nestle et al., 1998, p.S51; Morbidity and Mortality Weekly Report, 1994; e Stephen e Wald, 1990.
11. Katz e Meller, 2014.
12. Katz, 2014.
13. Walsh, 2014.
14. Köster e Mojet, 2007.
15. Pollan, 2008.
16. Garcia et al., 2009.
17. Wilkinson et al., 2014.
18. Hare, 2010.
19. Wise, 2006.
20. Drewnowksi et al., 2012.
21. Lustig et al., 2012.
22. Leigh Gibson, 2001.
23. Leigh Gibson, 2001; Wise, 2006.
24. Wise, 2006.
25. Leigh Gibson, 2001.
26. Cornwell e McAlister, 2011.
27. Unusan, 2006.
28. Disponível em: http://www.hopkinsmedicine.org/healthlibrary/conditions/digestive_disorders/constipation_85,P00363/; acesso em nov 2014.
29. Rozin e Schiller, 1980.
30. Baumeister et al., 1998.
31. Köster, Rummel et al., 2001.
32. Köster, 2009.

33. Gameau, 2014.

34. Meiselman, 2006, p.183-4.

1. Comida de criança (p.33-68)

1. Apud Elliott, 2008.

2. Apud Clifton e Spencer, 1993.

3. Hecht, 1912 e 1913.

4. McMillan, 1909.

5. Stevens Bryant, 1913.

6. Hecht, 1912.

7. Ibid., p.89.

8. McMillan, 1909.

9. Crowley, 1909.

10. Hecht, 1913.

11. *Financial Times*, 6 dez 2013.

12. *Evening News*, 14 mai 1912.

13. Culpeper, 1662.

14. Visser, 1991, p.46.

15. Washington, 2008.

16. Crowley, 1909.

17. Stevens Bryant, 1913.

18. Idem.

19. Pember Reeves, 1994.

20. Idem.

21. Idem.

22. Hecht, 1913, p.310.

23. Pooley, 2009 e 2010.

24. Albala, 2002.

25. Dutton, 1906, p.15.

26. Ibid., p.17.

27. Ibid., p.23.

28. Clark, 1874.

29. Holt, 1923.

30. Idem.

31. Rundell, 1827.

32. Pooley, 2009 e 2010.

33. Pritchard, 1909.

34. Hecht, 1912, p.304-5.

35. David, 2000.

36. Clifton e Spencer, 1993.

37. Apud Hardyment, 1995, p.264.

Notas

38. Boorstin, 2001.
39. Idem.
40. Groves, 2002.
41. Kawash, 2013.
42. Cathro e Hilliam, 1994.
43. Castonguay et al., 2013.
44. Groves, 2002, p.119.
45. Elliott, 2008.
46. Hilliam, 1996.
47. Urbick, 2000, p.65.
48. Wilson, 2002.
49. Urbick, 2011, p.219.
50. Idem.
51. Urbick, 2000, p.11.
52. Lobstein, 1988, p.40.
53. Ibid., p.48.
54. Williams, 2011, p.135.
55. Jennings, 2009.
56. The Associated Press, 28 ago 2013, "Some schools drop out of new healthy federal lunch program, citing small portions and foods kids won't eat"; disponível em: http://www.nydailynews.com/life-style/health/schoolsdrop-new-healthy-federallunch-program-article-1.1439576; acesso em jun 2015.
57. Disponível em: http://www.theguardian.com/lifeandstyle/2009/jan/30/family1; acesso em mar 2015.
58. Ver Wansink, 2002.
59. Mead, 1943.
60. David, 2000.
61. Popkin, 2006.
62. Skinner, 2002.
63. Humble, 2010.

2. Alimentando os outros (p.69-102)

1. Cole e Lanham, 2011.
2. Block e Krebs, 2005.
3. Weston e Colloton, 1993.
4. Goh, 2009.
5. Jiang Jingxiong et al., 2007.
6. Idem.
7. Hecht, 1912, p.33-4.
8. Prentice, 2001.
9. Idem.

10. Jiang Jingxiong et al., 2007.

11. Baldeesh Rai, "Asian diets and cardiovascular disease", artigo apresentado na conferência Nutrition and Health Live, Londres, 2013.

12. Ng et al., 2014.

13. French e Crabbe, 2010.

14. Pollan, 2008.

15. Jiang Jingxiong et al., 2007.

16. Beecher, 1986.

17. Idem.

18. Bentley, Wasser e Creed-Kanashiro, 2011.

19. Birch, 1998 e 1999; Birch e Anzman, 2010.

20. Batsell et al., 2002.

21. Holt, 1923.

22. Hubble e Blake, 1944, p.447.

23. Clifton e Spencer, 1993.

24. Batsell et al., 2002.

25. Carnell, Cooke et al., 2011.

26. Galloway et al., 2006.

27. Idem.

28. Discutido in Vollmer e Mobley, 2013.

29. Idem.

30. Tovar et al., 2012.

31. Vollmer e Mobley, 2013.

32. Rhee et al., 2006.

33. Vollmer e Mobley, 2013.

34. Hoerr et al., 2009.

35. Huang, Parks et al., 2012.

36. Carnell, Cooke et al., 2011.

37. Fisher e Birch, 2002.

38. Vollmer e Mobley, 2013.

39. Topham et al., 2011.

40. Disponível em: www.ellynsatterinstitute.org; acesso em dez 2014.

41. Davis, 1928, 1939.

42. Rapley e Murkett, 2008; www.rapleyweaning.com; acesso em dez 2014.

43. Rapley e Murkett, 2008.

44. Disponível em: http://www.rapleyweaning.com/assets/blw_guidelines.pdf; acesso em mar 2015.

45. Rowan e Harris, 2012.

46. Wright et al., 2011.

47. Gold, 1993.

48. Disponível em: http://www.schoolfoodplan.com/wp-content/uploads/2013/07/School_Food_Plan_2013.pdf; acesso em mar 2015.

49. Farris et al., 2014.

Notas 253

50. Disponível em: http://www.childrensfoodtrust.org.uk/news-and-events/news/school-meals-help-fussychildren-try-new-foods; acesso em dez 2014.
51. Itoh, 2011.

3. Irmãos e irmãs (p.103-34)

1. Levin e Kirby, 2012.
2. Pliner e Pelchat, 1986.
3. De Leeuw et al., 2007.
4. Smith, Yatsunenko et al., 2013; ver também "Debugging the problem", *Economist*, 2 fev 2013.
5. Disponível em: http://timesofindia.indiatimes.com/india/India-deadliestplace-in-world-for-girl-child/articleshow/11707102.cms; acesso em dez 2014.
6. Pande, 2003.
7. Idem.
8. Idem.
9. Idem.
10. Weber, 1981.
11. Idem.
12. Fong, 2004.
13. Sandler, 2013.
14. Laybourn, 1994.
15. Sandler, 2013.
16. Apud Coates, 1996.
17. Apud Pitkeathley e Emerson, 1994.
18. Bourdieu, 1986.
19. Brillat-Savarin, 2009.
20. Bourdieu, 1986.
21. Cathro e Hilliam, 1994.
22. Conley e Glauber, 2007.
23. Blisset et al., 2006; ver também Hendy e Williams, 2012,artigo que sugere que os pais nem sempre alimentam filhos de sexos diferentes de forma diferente.
24. Bauer et al., 2011.
25. Hammons e Fiese, 2011; Valdes et al., 2012.
26. Armstrong e Janicke, 2012.
27. Neumark-Sztainer et al., 2010.
28. Bauer et al., 2011.
29. Slater, 2004.
30. "Holding back half the nation", *Economist*, 29 mar 2014.
31. Disponível em: http://www.nhs.uk/chq/Pages/how-many-calories-do-teenagers-need.aspx?CategoryID=51&SubCategoryID=165; acesso em set 2014.
32. Köster, 2003.

33. Urbick, 2011.
34. Debatido in Ueland, 2007.
35. Wansink et al., 2003.
36. Ver Kimura, 2009 e 2012, para estereótipos alimentares de gênero no Japão.
37. Komatsu, 2008.
38. Martens, 1997.
39. Eftekhari et al., 2009.
40. Hercberg et al., 2001.
41. Xia et al., 2012.
42. Disponível em: http://healthyeating.sfgate.com/should-eat-liver-iron-intake-3367. html; acesso em set 2014.
43. Nelson, 1996, p.362.
44. Eftekhari et al., 2009.
45. Idem.
46. Dra. Laura Stewart, "An update on obesity in the U.K. young", Nutrition and Health Live, Londres; disponível em: http://www.nutritionandhealth.co.uk/.
47. Jain et al., 2001.
48. Kuchler e Variyam, 2003.
49. Howard et al., 2008.
50. Rozin et al., 2003.
51. Geier e Rozin, 2008.
52. Rodin et al., 1985.
53. Ueland, 2007.
54. Apud Groves, 2002.
55. Sirikulchayanonta et al., 2010.
56. Musaiger et al., 2012.
57. Disponível em: http://www.arabtimesonline.com/Default.aspx?TabId=96&smid-=414&ArticleID=162009&reftab=36&t=Kuwaitlifestyle-could-lead-to-obesity; acesso em mar 2015.
58. Roden, 1968.
59. Musaiger at al., 2013.
60. Botz-Bornstein e Abdullah-Khan, 2014.
61. Musaiger et al., 2013.
62. Urbick, 2011.
63. Hormes e Rozin, 2009.
64. Osman e Sobal, 2006.
65. Kuijer e Boyce, 2014.

4. Fome (p.135-68)

1. Disponível em: https://www.nokidhungry.org/solution/ending-childhoodhunger; acesso em dez 2014.

Notas

2. Disponível em: http://www.feedingamerica.org/hunger-in-america/impact-of hunger/hunger-and-poverty/; acesso em dez 2014.

3. Ficker e Graves, 1971, p.44.

4. Disponível em: http://www.wfp.org/hunger/stats; acesso em dez 2014.

5. Cutts et al., 2011.

6. Stevens Bryant, 1913, p.219.

7. Carlson, 1993, p.6.

8. Mattes, 1990 e 2010.

9. Mattes, 2010.

10. Idem.

11. De Graaf et al., 2004.

12. Idem.

13. Kovacs et al., 2002.

14. Kissileff et al., 2003.

15. De Graaf et al., 2004.

16. Benelam, 2009.

17. Idem.

18. De Graaf et al., 2004.

19. Carlson, 1993.

20. Keys, Brožek et al., 1950.

21. Brožek, 1953.

22. Hoefling et al., 2009.

23. Rice, 2010.

24. Disponível em: http://futurefood2050.com/peanut-butter-that-saves-lives/; acesso em dez 2014.

25. Disponível em: http://www.unicef.org/bangladesh/Child_and_Mother_Nutrition_Survey.pdf; acesso em abr 2015.

26. Conversa com a autora, mar 2014.

27. Ali et al., 2013.

28. Benelam, 2009.

29. Cathro e Hilliam, 1994.

30. Paltrow, 2013.

31. Ver, por exemplo, Yeomans e Chambers, 2011.

32. Benelam, 2009.

33. Rolls et al., 2000a.

34. Idem.

35. Mattes, 2005.

36. Prescott, 2012.

37. Mattes, 2005.

38. Popkin e Duffy, 2010.

39. Lehmann, 2003.

40. Evers et al., 2013.

41. Rolls et al., 2000b.

42. Savage, Fisher et al., 2012.
43. Smith, Conroy et al., 2013.
44. Idem.
45. Wansink et al., 2005.
46. Nestle, 2007.
47. Wansink, 2011.
48. Idem.
49. Debatido em Benelam, 2009. .
50. Rolls, 1986.
51. Johnson, 2000.
52. Idem.
53. Idem.
54. Tapper, 2009.
55. Alberts et al., 2010.

5. Distúrbios (p.169-205)

1. Thompson et al., 2014.
2. Correspondência entre Claire Thompson e a autora, nov 2014.
3. Thompson et al., 2014.
4. Rozin et al., 2003.
5. Zucker et al., 2007.
6. Herzog et al., 1999.
7. Delaney et al., 2014.
8. Bryant-Waugh et al., 2010.
9. Rommel et al., 2003.
10. Kauer et al., 2015.
11. Conversa com a autora, mai 2014.
12. Nicholls et al., 2001.
13. Conversa com a autora, mai 2014.
14. Bryant-Waugh, 2013.
15. Murray et al., 2013.
16. Seiverling et al., 2012.
17. Idem.
18. Idem.
19. Roth et al., 2010.
20. Arnold, 2012.
21. Baron-Cohen et al., 2013.
22. Zucker et al., 2007.
23. Baron-Cohen et al., 2013.
24. Debatido em Hay e Sachdev, 2011.
25. Arnold, 2012.

Notas

26. Nicholls et al., 2011.
27. Marshall, 1895.
28. Nordin-Bates et al., 2011.
29. Ng et al., 2013.
30. Klump, 2013.
31. Conversa com a autora, mai 2014.
32. Steinhausen, 1991.
33. Apud Bryant-Waugh e Lask, 2013.
34. Steinhausen, 2002.
35. Lock e Le Grange, 2004.
36. Bruch, 1978.
37. Lock e Le Grange, 2004.
38. Brown, 2009.
39. Wilson, 2005.
40. Steinhausen, 2009.
41. Rorty et al., 2006.
42. Bailer et al., 2004.
43. Moore, 2011.
44. Idem.
45. Gopnik, 2011.
46. Zucker et al., 2007.

6. Mudança (p.206-44)

1. Kushner, 2012.
2. Ng et al., 2014.
3. Onishi, 2008.
4. Kushner, 2012.
5. Idem.
6. "Slurp! Revealing the History of Ramen", palestra de Barak Kushner à Guild of Food Writers, Londres, 18 jul 2013.
7. Collingham, 2011.
8. Kushner, 2012.
9. Collingham, 2011.
10. Cwiertka, 2006.
11. Collingham, 2011.
12. Ishige, 2001.
13. Kushner, 2012.
14. Ishige, 2001.
15. Rozin, 1994.
16. Henry, 2014.
17. Miller e Rollnick, 2013.

18. Idem.

19. Spahn et al., 2010; *ver também* Resnicow e Rollnick, 2006.

20. Bowen et al., 2002.

21. Tang e Verboom, 2014.

22. Miller e Rollnick, 2013.

23. Chapman e Ogden, 2010.

24. Disponível em: http://www.thetimes.co.uk/tto/health/news/article4425583.ece; acesso em abr 2015.

25. Chapman e Ogden, 2010.

26. Apud Webb et al., 2006.

27. Appelhans et al., 2014.

28. Lucas et al., 2013.

29. Comentários feitos por Baldeesh Rai depois da apresentação "Asian diets and cardiovascular disease", NHLive, Londres, nov 2013.

30. Wing e Phelan, 2005; Elfhag e Rössner, 2005.

31. Anderson et al., 2007b.

32. Anderson et al., 2007a.

33. Elfhag e Rössner, 2005.

34. Kayman et al., 1990.

35. Kayman, 1990.

36. Drewnowski, 1997.

37. Shepherd, 2012; Gonzalez et al., 2008.

38. Mattes, 1997.

39. Idem.

40. Itard, 1932.

41. Puisais e Pierre, 1987.

42. Reverdy et al., 2010.

43. Koistinen e Ruhanen, 2009.

44. Disponível em: http://www.peda.net/veraja/projekti/saperemenetelma; acesso em dez 2014.

45. Koistinen e Ruhanen, 2009.

46. E-mail de Arja Lyytikäinen para a autora, abr 2014.

47. Koistinen e Ruhanen, 2009.

48. Reverdy et al., 2008 e 2010; Mustonen e Tuorila, 2010.

49. Reverdy et al., 2010.

50. Mustonen e Tuorila, 2010.

51. Keller et al., 2005.

52. Hughes et al., 2004.

53. Ulander, 2008.

54. E-mail de Albert Westergren para a autora, fev 2015.

55. Rozin e Schiller, 1980.

Bibliografia

Albala, Ken. *Eating Right in the Renaissance*. Berkeley, University of California Press, 2002.

Alberts, Hugo, Sandra Mulkens, Maud Smeets et al. "Coping with food cravings. Investigating the potential of a mindfulness-based intervention", *Appetite*, n.55, 2010, p.160-3.

Alderman, Harold, John Hoddinott e Bill Kinsey. "Long term consequences of early childhood malnutrition", *Oxford Economic Papers*, n.58, 2006, p.450-74.

Ali, E., R. Zachariah, A. Dahmane et al. "Peanut-based ready-to-use therapeutic food: acceptability among malnourished children and community workers in Bangladesh", *Public Health Action*, n.3, 2013, p.128-35.

Anderson, J.W., L. Grant, L. Gotthelf et al. "Weight loss and long-term follow-up of severely obese individuals treated with an intense behavioral program", *International Journal of Obesity*, n.31, 2007a, p.488-93.

Anderson, J.W., Shannon B. Conley e Amy S. Nicholas. "One hundred-pound weight losses with an intensive behavioral program: changes in risk factors in 118 patients with long-term follow-up", *American Journal of Clinical Nutrition*, n.86, 2007b, p.301-7.

Appelhans, Bradley M., Molly E. Waring, Kristen Schneider et al. "Food preparation supplies predict children's family meal and home-prepared dinner consumption in low-income households", *Appetite*, n.76, 2014, p.1-8.

Armstrong, Bridget e David M. Janicke. "Differentiating the effects of maternal and peer encouragement to diet on child weight control attitudes and behaviors", *Appetite*, n.59, 2012, p.723-9.

Arnold, Carrie. *Decoding Anorexia: How Breakthroughs in Science Offer Hope for Eating Disorders*. Nova York e Londres, Routledge, 2012.

Asmaro, Devar, Fern Jaspers-Fayer e Valery Sramko. "Spatiotemporal dynamics of the hedonic processing of chocolate images in individuals with and without trait chocolate craving", *Appetite*, n.58, 2012, p.790-9.

Bailer, Ursula, Martina de Zwaan, Friedrich Leisch et al. "Guided self-help versus cognitive-behavioral group therapy in the treatment of bulimia nervosa", *International Journal of Eating Disorders*, n.35, 2004, p.522-37.

Baron-Cohen, Simon, Tony Jaffa, Sarah Davies et al. "Do girls with anorexia nervosa have elevated autistic traits?", *Molecular Autism*, n.4, 2013, p.24.

Batsell, W. Robert, Alan S. Brown e Matthew E. Ansfield. "'You will eat all of that!': a retrospective analysis of forced consumption episodes", *Appetite*, n.38, 2002, p.211-9.

Bauer, Katherine W., Melissa N. Laska, Jayne A. Fulkerson et al. "Longitudinal and secular trends in parental encouragement for healthy eating, physical activity, and dieting throughout the adolescent years", *Journal of Adolescent Health*, n.49, 2011, p.306-11.

Baumeister, Roy, Ellen Bratslavsky, Mark Muraven et al. "Ego depletion: is the active self a limited resource?", *Journal of Personality and Psychology*, n.74, 1998, p.1252-65.

Beecher, Jonathan. *Charles Fourier: The Visionary and his World*. Berkeley, Londres, University of California Press, 1986.

Benelam, B. "Satiation, satiety, and their effects on eating behaviour", *British Nutrition Foundation Bulletin*, n.4, 2009, p.126-73.

Benjamin Murray, Stuart, Chris Thornton e Andrew Wallis. "Selective eating in a 9-year-old boy: family therapy as a first-line treatment", *Clinical Child Psychology and Psychiatry*, n.18, 2013, p.270-5.

Bentley, Margaret E., Heather Wasser e Hilary M. Creed-Kanashiro. "Responsive feeding and child under-nutrition in low and middle-income countries", *Journal of Nutrition*, n.141, 2011, p.502-7.

Birch, Leann L. "Psychological influences on the childhood diet", *Journal of Nutrition*, n.128, 1998, p.407S-10S.

_____. "Development of food preferences", *Annual Review of Nutrition*, n.19, 1999, p.41-62.

Birch, Leann e Stephanie L. Anzman. "Learning to eat in an obesogenic environment: a developmental systems perspective on child obesity", *Child Development Perspectives*, n.4, 2010, p.138-43.

Blisset, Jacqueline, Caroline Meyer e Emma Haycraft. "Maternal and paternal controlling feeding practices with male and female children", *Appetite*, n.47, 2006, p.212-9.

Block, Robert W. e Nancy F. Krebs. "Failure to thrive as a manifestation of child neglect", *Pediatrics*, n.116, 2005, p.1234-7.

Boorstin, Sharon. "Kids' menus: keep 'em happy", *Restaurant Hospitality*, n.85, 2001, p.95.

Bostic, Jeff Q., Anna C. Muriel, Sabine Hack et al. "Anorexia nervosa in a 7-year-old girl", *Developmental and Behavioral Pediatrics*, n.18, 1997, p.331-3.

Botz-Bornstein, Thorsten e Noreen Abdullah-Khan. *The Veil in Kuwait: Gender, Fashion, Identity*. Londres, Palgrave, 2014.

Bourdieu, Pierre. *Distinction: A Social Critique of the Judgment of Taste*. Londres, Routledge, Kegan & Paul, 1986 (trad. bras.: *A distinção*. Porto Alegre, Zouk, 2011).

Bowen, Deborah, Carolyn Ehret, Margaret Pederson et al. "Results of an Adjunct Dietary Intervention Program in the Women's Health Initiative", *Journal of the American Dietetic Association*, n.102, 2002, p.1631-7.

Brillat-Savarin, Jean Anthelme. *The Physiology of Taste*, introd. Bill Buford. Londres, Everyman, 2009 (trad. bras.: *A fisiologia do gosto*. São Paulo, Companhia das Letras, 1995).

Brown, Harriet. *Brave Girl Eating*. Nova York, William Morrow, 2009.

Brožek, J. Josef. "Semi starvation and nutritional rehabilitation: a qualitative case study with emphasis on behavior", *American Journal of Clinical Nutrition*, n.1, 1953, p.107-18.

Bibliografia

Bruch, Hilde. *Eating Disorders: Obesity, Anorexia Nervosa and the Person Within*. Londres, Routledge, 1974.

_____. *The Golden Cage: The Enigma of Anorexia Nervosa*. Londres, Open Books, 1978.

Bryant-Waugh, Rachel. "Avoidant restrictive food intake disorder: an illustrative case example", *International Journal of Eating Disorders*, n.46, 2013, p.420-3.

Bryant-Waugh, Rachel, Laura Markham, Richard Kreipe et al. "Feeding and eating disorders in childhood", *International Journal of Eating Disorders*, n.43, 2010, p.98-111.

Carlson, Anton J. "Contributions to the physiology of the stomach. – II. The relation between the contractions of the empty stomach and the sensation of hunger", *Obesity Research*, v.1, n.6, 1993, p.501-9.

Carnell, S., L. Cooke, R. Cheng et al. "Parental feeding behaviours and motivations. A quantitative study in mothers of UK pre-schoolers", *Appetite*, n.57, 2011, p.665-73.

Carruth, Betty Ruth, Paula J. Ziegler, Anne Gordon et al. "Prevalence of picky eaters among infants and toddlers and their caregivers' decisions about offering a new food", *Journal of the American Dietetic Association*, n.104, 2004, S57-S64.

Castonguay, Jessica, Dale Kunkel, Paul Wright et al. "Healthy characters? An investigation of marketing practices in children's food advertising", *Journal of Nutrition Education and Behavior*, n.45, 2013, p.571-7.

Cathro, Jo e Moira Hilliam. *Children's Eating Habits in Europe*. Leatherhead, Leatherhead Food Research, 1994.

CDC, Centers for Disease Control and Prevention. "State-specific trends in fruit and vegetable consumption among adults – United States, 2000-2009", *Morbidity and Mortality Weekly Report*, set 2010.

Chapman, Gwen e Heather Maclean. "'Junk food' and 'healthy food': meanings of food in adolescent women's culture", *Society for Nutrition Education*, n.25, 1993, p.108-13.

Chapman, Katarzyna e Jane Ogden. "The prevalence of mechanisms of dietary change in a community sample", *Appetite*, n.55, 2010, p.447-53.

Clark, Georgiana C. *Economical Cookery*. Londres, Simpkin, Marshall & Co., 1874.

Clifton, Claire e Colin Spencer. *The Faber Book of Food*. Londres, Faber, 1993.

Coates, Anne. *Your Only Child*. Londres, Bloomsbury, 1996.

Cole, S.Z. e J.S. Lanham. "Failure to thrive: an update", *American Family Physician*, n.83, 2011, p.829-34.

Collingham, Lizzie. *The Taste of War: World War II and the Battle for Food*. Londres, Penguin, 2011.

Conley, Dalton e Rebecca Glauber. "Gender, body mass and socioeconomic status: new evidence from the PSID", *Advances in Health Economics*, n.17, 2007, p.253-75.

Cooke, Lucy, Susan Carnell e Jane Wardle. "Food neophobia and mealtime food consumption in 4-5 year old children", *International Journal of Behavioral Nutrition and Physical Activity*, n.3, 2006.

Cooke, L.J., L.C. Chambers, E.V. Añez et al. "Eating for pleasure or profit: the effect of incentives on children's enjoyment of vegetables", *Psychological Science*, n.22, 2011, p.190-6.

Cornwell, T. Bettina e Anna R. McAlister. "Alternative thinking about starting points of obesity. Development of child taste preferences", *Appetite*, n.56, 2011, p.428-39.

Cortes, D.E., A. Millan-Ferro, K. Schneider et al. "Food purchasing selection among low-income, Spanish-speaking Latinos", *American Journal of Preventive Medicine*, n.44, 2013, S267-73.

Cowart, B.J. "Development of taste perception in humans: sensitivity and preference throughout the life span", *Psychological Bulletin*, n.90, 1981, p.43-73.

Crowley, Ralph H. *The Hygiene of School Life*. Londres, Methuen, 1909.

Culpeper, Nicholas. *Culpeper's Directory for Midwives*. Londres, Peter Cole, 1662.

Cutts, Diana Becker, Alan F. Meyers, Maureen Black et al. "US housing insecurity and the health of very young children", *American Journal of Public Health*, n.101, 2011, p.1508-14.

Cwiertka, Katarzyna J. *Modern Japanese Cuisine*. Londres, Reaktion, 2006 (trad. bras.: *Moderna cozinha japonesa*. São Paulo, Senac, 2008).

_____. *Cuisine, Colonialism and Cold War: Food in Twentieth-century Korea*. Londres, Reaktion, 2012.

Dalton, P., N. Doolittle, H. Nagata et al. "The merging of the senses: integration of sub threshold taste and smell", *Nature Neuroscience*, n.3, 2000, p.431-2.

David, Elizabeth in Jill Norman (org.). *Is There a Nutmeg in the House?* Londres, Michael Joseph, 2000.

Davis, Clara M. "Self-selection of diet by newly weaned infants", *American Journal of Diseases of Children*, n.36, 1928, p.651-79.

_____. "Results of the self-selection of diets by young children", *Canadian Medical Association Journal*, n.41, 1939, p.257-61.

De Graaf, Cees, Wendy Blom, Paul Smeets et al. "Biomarkers of satiation and satiety", *American Journal of Clinical Nutrition*, n.79, 2004, p.946-61.

Delaney, Charlotte B., Kamryn T. Eddy e Andrea Hartmann. "Pica and rumination behavior among individuals seeking treatment for eating disorders or obesity", *International Journal of Eating Disorders*, n.48, 2014, p.238-48.

De Leeuw, Rebecca, Harriëtte M. Snoek, Jan F.J. van Leeuwe et al. "Similarities and reciprocal influences in eating behavior within sibling pairs: a longitudinal study", *Eating Behaviors*, n.8, 2007, p.464-73.

De Sa, Joia et al. "Identifying priorities to improve maternal and child nutrition among the Khmu ethnic group, Laos: a formative study", *Maternal and Child Nutrition*, n.9, 2013, p.456-66.

Devine, Carol M. "A life course perspective: understanding food choices in time, social location, and History", *Journal of Nutrition Education and Behavior*, n.37, 2005, p.121-8.

Dovey, Terence M., Paul A. Staples, E. Leigh Gibson et al. "Food neophobia and 'picky/fussy' eating in children: a review", *Appetite*, n.50, 2008, p.181-93.

Drewnowski, Adam. "Taste preferences and food intake", *Annual Review of Nutrition*, n.17, 1997, p.237-53.

Drewnowski, Adam, Julie Mennella, Susan Johnson et al. "Sweetness and food preference", *Journal of Nutrition*, n.142, 2012, p.1142S-8S.

Druckerman, Pamela. *French Children Don't Throw Food*. Londres, Black Swan, 2013.

Dutton, Thomas. *The Mother's Guide to the Feeding and Rearing of Children*. Londres, Henry Kimpton, 3ª ed. 1906.

Eftekhari, M.H., H. Mozaffari-Khosravi e F. Shidfar. "The relationship between BMI and iron status in iron-deficient adolescent Iranian girls", *Public Health Nutrition*, n.12, 2009, p.2377-81.

Elfhag, K. e S. Rössner. "Who succeeds in maintaining weight loss? A conceptual review of factors associated with weight loss maintenance and regain", *Obesity Reviews*, n.6, 2005, p.67-85.

Elliott, Charlene. "Marketing fun foods: a profile and analysis of supermarket food messages targeted at children", *Canadian Public Policy*, n.34, 2008, p.259-73.

Evers, Catherine, Marieke Adriaanse et al. "Good mood food: positive emotion as a neglected trigger for food intake", *Appetite*, n.68, 2013, p.1-7.

Fallani, M., D. Young, J. Scott et al. "Intestinal microbiota of 6-week-old infants across Europe: geographic influence beyond delivery mode, breast-feeding, and antibiotics", *Journal of Pediatric Gastroenterology*, n.51, 2010, p.77-84.

Farris, Alisha, Sarah Misyak et al. "Nutritional comparison of packed and school lunches in pre-Kindergarten and Kindergarten children following the implementation of the 2012-2013 National School Lunch Program Standards", *Journal of Nutrition Education and Behavior*, n.46, 2014, p.621-6.

Ficker, Victor B. e Herbert S. Graves (orgs.). *Deprivation in America*. Beverly Hills, Glencoe Press, 1971.

Fisher, Jennifer Orlet e Leann L. Birch. "Eating in the absence of hunger and overweight in girls from 5 to 7 years of age", *American Journal of Clinical Nutrition*, n.76, 2002, p.226-31.

Fisher, Jennifer O., Guowen Cai et al. "Heritability of hyperphagic eating behavior and appetite-related hormones among Hispanic children", *Obesity*, v.15, n.6, 2007, p.1484-95.

Fisher, Martin M., David S. Rosen e Rollyn M. Ornstein. "Characteristics of avoidant/restrictive food intake disorder in children and adolescents: a 'new disorder' in DSM-5", *Journal of Adolescent Health*, 2014, p.1-4.

Fong, Vanessa. *Only Hope: Coming of Age under China's One-Child Policy*. Stanford, Stanford University Press, 2004.

French, Paul e Matthew Crabbe. *Fat China: How Expanding Waistlines are Changing a Nation*. Londres, Anthem Press, 2010.

Fuhrer, Dagmar, Stefan Zysset e Michael Stumvoll. "Brain activity in hunger and satiety: an exploratory visually stimulated fMRI study", *Obesity*, v.16, n.5, 2008, p.945-50.

Fulkerson, J.A., J. Strauss, D. Neumark-Sztainer et al. "Correlates of psychosocial well-being among overweight adolescents: the role of the family", *Journal of Consulting and Clinical Psychology*, n.75, 2007, p.181-6.

Galloway, Amy T., Laura M. Fiorito, Lori A. Francis et al. "'Finish your soup': counterproductive effects of pressuring children to eat on intake and affect", *Appetite*, n.46, 2006, p.318-23.

Garcia, Olga P., Kurt Long e Jorge L. Rosado. "Impact of micronutrient deficiencies on obesity", *Nutrition Reviews*, n.67, 2009, p.559-72.

Geier, Andrew B. e Paul Rozin. "Weighing discomfort in college age American females: incidence and causes", *Appetite*, n.51, 2003, p.173-7.

Goh, Esther C.L. "Grandparents as childcare providers: an in-depth analysis of the case of Xiamen, China", *Journal of Aging Studies*, n.23, 2009, p.60-8.

Gold, Rich. "Art in the age of ubiquitous computing", *American Art*, n.7, 1993, p.2-11.

Gonzalez, Kristina M., Catherine Peo, Tod Livdahl et al. "Experience-induced changes in sugar taste discrimination", *Chemical Senses*, n.33, 2008, p.173-9.

Gopnik, Adam. *The Table Comes First: Family, France and the Meaning of Food*. Londres, Quercus, 2011.

Groves, Angela. *Children's Food: Market Forces and Industry Responses*. Watford, IGD, 2002.

Haase, Lori, Erin Green e Claire Murphy. "Males and females show differential brain activation to taste when hungry", *Appetite*, n.57, 2011, p.421-34.

Hales, C. Nicholas e David J.P. Barker. "The thrifty phenotype hypothesis", *British Medical Bulletin*, n.60, 2001, p.5-20.

Hammons, Amber J. e Barbara H. Fiese. "Is frequency of shared family meals related to the nutritional health of children and adolescents?", *Pediatrics*, n.127, 2011, p.1565-74.

Hardyment, Christina. *Perfect Parents: Baby-Care Advice Past and Present*. Oxford, Oxford University Press, 1995.

Hare, Caspar. "Take the sugar", *Analysis*, n.70, 2010, p.237-47.

Hay, Phillipa J. e Perminder Sachdev. "Brain dysfunction in anorexia nervosa: cause or consequence of under-nutrition?", *Current Opinion in Psychiatry*, n.24, 2011, p.251-6.

He, Meizi e Anita Evans. "Are parents aware that their children are overweight or obese? Do they care?", *Canadian Family Physician*, n.53, 2007, p.1493-9.

Hecht, Charles (org.). *Our Children's Health at Home and at School Being the Report of a Conference on Diet and Hygiene in Public Secondary & Private Schools Held at the Guildhall*. Londres, National Food Reform Association, 13 mai 1912.

_____. (org.). *Rearing an Imperial Race: Containing a Full Report of the Second Guildhall Conference on Diet, Cookery and Hygiene*. Londres, National Food Reform Association, 1913.

Hendy, Helen M. e Keith E. Williams. "Mothers' feeding practices for children 3-10 years of age and their associations with child demographics", *Appetite*, n.58, 2012, p.710-6.

Henry, Diana. *A Change of Appetite: Where Delicious Meets Healthy*. Londres, Mitchell Beazley, 2014.

Hercberg, Serge, Paul Preziosi e Pilar Galan. "Iron deficiency in Europe", *Public Health Nutrition*, n.4, 2001, p.537-45.

Bibliografia

Herman, C. Peter, Nicola E. Fitzgerald e Janet Polivy. "The influence of social norms on hunger ratings and eating", *Appetite*, n.41, 2003, p.15-20.

Herrin, Marcia e Marcia Larkin. *Nutrition Counseling in the Treatment of Eating Disorders*. Nova York, Brunner-Routledge, 2013.

Herzog, David B., David J. Dorer e Pamela Keel. "Recovery and relapse in anorexia and bulimia nervosa: a 7.5-year follow-up study", *Journal of the American Academy of Child and Adolescent Psychiatry*, n.38, 1999, p.829-37.

Hilliam, Moira. *European Market Opportunities in Children's Food and Drink, Winning Children as Customers*, FT Management Reports. Londres, Pearson, 1996.

Hoefling, Atilla, Katja Likowski, Michael Hafner et al. "When hunger finds no fault with moldy corn: food deprivation reduces food-related disgust", *Emotion*, n.9, 2009, p.50-8.

Hoek, Hans Wijbrand e Daphne van Hoeken. "Review of the prevalence and incidence of eating disorders", *International Journal of Eating Disorders*, n.34, 2003, p.383-96.

Hoerr, S.L., S.O. Hughes, J.O. Fisher et al. "Associations among parental feeding styles and children's food intake in families with limited incomes", *International Journal of Behavioral Nutrition and Physical Activity*, n.6, 2009, p.55-62.

Holsten, Joanna E., Janet A. Deatrick, Shiriki Kumanyika et al. "Children's food choice process in the home environment. A qualitative descriptive study", *Appetite*, n.58, 2011, p.64-73.

Holt, L. Emmett. *The Care and Feeding of Children*. Nova York, D. Appleton, 8ª ed. 1923 [1894].

Hormes, Julia e Paul Rozin. "Perimenstrual chocolate craving: what happens after menopause?", *Appetite*, n.53, 2009, p.256-9.

Howard, Natasha J., Graeme J. Hugo, Anne Taylor et al. "On perception of weight: socioeconomic and sociocultural explanations", *Obesity Research and Clinical Practice*, n.2, 2008, p.125-31.

Huang, Shirley H., Elizabeth P. Parks, Shiriki K. Kumanyika et al. "Child-feeding practices among Chinese-American and non-Hispanic white caregivers", *Appetite*, n.58, 2012, p.922-7.

Hubble, Helen e Florence G. Blake. "Feeding children in wartime", *American Journal of Nursing*, n.44, 1944, p.445-8.

Hughes, Georgina, Kate M. Bennett e Marion M. Hetherington. "Old and alone: barriers to healthy eating in older men living on their own", *Appetite*, n.43, 2004, p.269-73.

Humble, Nicola. *Cake: A Global History*. Londres, Reaktion, 2010.

Ishige, Naomiche. *The History and Culture of Japanese Food*. Londres, Kegan Paul, 2001.

Itard, Jean-Marc-Gaspard. *The Wild Boy of Aveyron*. Nova York e Londres, The Century Company, 1932.

Itoh, Makiko. *The Just Bento Cookbook*. Nova York, Kodansha, EUA, 2011.

Jain, Anjali, Susan N. Sherman, Leigh A. Chamberlin. "Why don't low-income mothers worry about their preschoolers being overweight?", *Pediatrics*, n.107, 2001, p.1138.

Jelliffe, Derrick B. "Culture, social change and infant feeding", *American Journal of Clinical Nutrition*, n.10, 1962, p.19-45.

Jennings, Lisa. "Survey says kids menus need healthier offerings", *Nation's Restaurant News*, 17 ago 2009.

Jerzsa-Latta, Margaret, Magdelena Krondl e Patricia Coleman. "Use and perceived attributes of cruciferous vegetables in terms of genetically-mediated taste sensitivity", *Appetite*, n.15, 1990, p.127-34.

Jingxiong, Jiang, Urban Rosenqvist e Wang Huishan. "Influence of grandparents on eating behaviors of young children in Chinese three-generation families", *Appetite*, n.48, 2007, p.377-83.

Johnson, S.L. "Improving preschooler's self-regulation of energy intake", *Pediatrics*, n.106, 2000, p.1429-35.

Katz, David. "Knowing what to eat, refusing to swallow it", *Huffington Post*, 7 fev 2014.

Katz, David e S. Meller. "Can we say what diet is best for health?", *Annual Review of Public Health*, n.35, 2014, p.83-103.

Kauer, Jane, Marcia Pelchat, Paul Rozin et al. "Adult picky eating. Phenomenology, taste sensitivity and psychological correlates", *Appetite*, n.90, 2015, p.219-28.

Kawash, Samira. *Candy: A Century of Panic and Pleasure*. Londres, Faber & Faber, 2013.

Kayman, Susan, William Bruvold e Judith S. Stern. "Maintenance and relapse after weight loss in women: behavioral aspects", *American Journal of Clinical Nutrition*, n.52, 1990, p.800-7.

Keller, Heather H., Margaret Hedley, Teresa Hadley et al. "Food Workshops, nutrition education and older adults", *Journal of Nutrition for the Elderly*, n.24, 2005, p.5-23.

Keys, A., J. Brožek, A. Henschel et al. *The Biology of Human Starvation*, 2 v. Oxford, University of Minnesota Press, 1950.

Kimura, Atsushi, Yuji Wada, Akio Asakawa et al. "Dish influences implicit gender-based food stereotypes among young", *Appetite*, n.58, 2012, p.940-5.

Kimura, Atsushi, Yuji Wada e Sho-ichi Goto. "Implicit gender-based food stereotypes. semantic priming experiments on young Japanese", *Appetite*, n.52, 2009, p.521-8.

Kissileff, Harry R., Julie C. Carretta, Allan Geliebter et al. "Cholecystokinin and stomach distension combine to reduce food intake in humans", *American Journal of Physiology – Regulatory, Integrative and Comparative Physiology*, n.285, 2003, R992-R998.

Klump, Kelly L. "Puberty as a critical risk period for eating disorders: a review of human and animal studies", *Hormones and Behavior*, n.64, 2013, p.399-410.

Koistinen, Aila e Leena Ruhanen (orgs.). "To the world of food with the aid of the senses: the Sapere method as a support for children's food and nutrition education in daycare centres". Jyväskylä, Sitra, 2009 (disponível no website finlandês do Sapere; acesso em ago 2014).

Komatsu, Sakura. "Rice and sushi craving: a preliminary study of food craving among Japanese females", *Appetite*, n.50, 2008, p.353-8.

Bibliografia

Köster, E.P. "The psychology of food choices: some often encountered fallacies", *Food Quality and Preference*, n.14, 2003, p.359-73.

_____. "Diversity in the determinants of food choice: a psychological perspective", *Food Quality and Preference*, n.20, 2009, p.70-82.

Köster, E.P., C. Rummel, C. Kornelson et al. "Stability and change in food liking: food preferences in the two Germanys after the reunification", in M. Roth (org.). *Flavour 2000: Perception, Release, Evaluation, Formation, Acceptance, Nutrition and Health*. Bergholz-Rehbrücke, Rothe, 2001.

Köster, E.P. e J. Mojet. "Boredom and the reason why some new food products fail", in H. MacFie (org.), *Consumer-Led Food Product Development*. Cambridge, Woodhead, 2007.

Kotler, Lisa A., Patricia Cohen, Mark Davies et al. "Longitudinal relationships between childhood, adolescent, and adult eating disorders", *Journal of the American Academy of Child and Adolescent Psychiatry*, v.40, n.12, 2001, p.1434-40.

Kovacs, Eva M.R., M.S. Westerterp-Plantenga, W.H.M. Saris et al. "Associations between spontaneous meal initiations and blood glucose dynamics in overweight men in negative energy balance", *British Journal of Nutrition*, n.87, 2002, p.39-45.

Kristensen, S.T., L. Holm, A. Raben et al. "Achieving 'proper' satiety in different social contexts – qualitative interpretations from a cross-disciplinary project", *Appetite*, n.39, 2002, p.207-15.

Kuchler, F. e J.N. Variyam. "Mistakes were made: misperception as a barrier to reducing overweight", *International Journal of Obesity and Related Metabolic Disorders*, n.7, 2003, p.856-61.

Kuijer, Roeline G. e Jessica A. Boyce. "Chocolate cake. Guilt or celebration? Associations with healthy eating", *Appetite*, n.74, 2014, p.48-54.

Laurier, Eric e Sally Wiggins. "Finishing the family meal. The Interactional Organization of Satiety", *Appetite*, n.56, 2011, p.53-64.

Laybourn, Ann. *The Only Child: Myths and Reality*. Edimburgo, HMSO, 1994.

Lehmann, Gilly. *The British Housewife: Cookery Books, Cooking and Society in 18th Century Britain*. Totnes, Prospect Books, 2003.

Levin, Kate A. e Joanna Kirby. "Irregular breakfast consumption in adolescence and the family environment: underlying causes by family structure", *Appetite*, n.59, 2012, p.63-70.

Levin Pelchat, Marcia, Andrea Johnson, Robin Chan et al. "Images of desire: food-craving activation during fMRI", *Neuroimage*, n.23, 2004, p.1486-93.

Lim, Stephen S., Theo Vos, Abraham D. Flaxman et al. "A comparative risk assessment of burden of disease and injury attributable to 67 risk factors and risk factor clusters in 21 regions, 1990-2010: a systematic analysis for the Global Burden of Disease Study 2010", *Lancet*, n.380, 2012, p.2224-60.

Lobstein, Tim. *Children's Food: The Good, the Bad and the Useless*. Londres, Unwin Paperbacks, 1988.

Lock, James e Daniel Le Grange. *Help Your Teenager Beat an Eating Disorder*. Londres, The Guilford Press, 2005 (trad. bras.: *Ajude o seu filho a enfrentar os distúrbios alimentares*. São Paulo, Melhoramentos, 2007).

Lucas, Anna, Esther Murray e Sanjay Kinra. "Health beliefs of UK South Asians related to lifestyle diseases: a review of qualitative literature", *Journal of Obesity*, 2013, p.1-13.

Lustig, Robert. *Fat Chance: The Hidden Truth about Sugar, Obesity and Disease*. Londres, Fourth Estate, 2014.

Lustig, Robert, Laura Schmidt e Claire D. Brindis. "The toxic truth about sugar", *Nature*, n.482, 2012, p.27-9.

McMillan, Margaret. *London's Children: How to Feed Them and how not to Feed Them*. Londres, Independent Labour Party, 1909.

Madise, Nyovani J., Zoe Matthews e Barrie Margetts. "Heterogeneity of child nutritional status between households: a comparison of six Sub-Saharan African Countries", *Population Studies*, v.53, n.3, 1999, p.331-43.

Marshall, C.F. "A fatal case of anorexia nervosa", *Lancet*, 19 jan 1895.

Martens, Lydia. "Gender and the eating out experience", *British Food Journal*, n.99, 1997, p.20-6.

Mattes, Richard. "Hunger ratings are not a valid proxy measure of reported food intake in humans", *Appetite*, n.15, 1990, p.103-13.

_____. "The taste for salt in humans", *American Journal of Clinical Nutrition*, n.65, 1997, p.692S-7S.

_____. "Soup and Satiety", *Physiology and Behavior*, n.83, 2005, p.739-47.

_____. "Hunger and thirst: issues in measurement and prediction of eating and drinking", *Physiology and Behavior*, n.100, 2010, p.22-32.

Mead, Margaret (org.). *Cooperation and Competition among Primitive Peoples*. Nova York, McGraw-Hill, 1937.

_____. "The factor of food habits", *Annals of the American Academy of Political and Social Science*, n.225, 1943, p.136-41.

Meiselman, Herbert L. "The role of context in food choice, food acceptance and food consumption", in Richard Shepherd e Monique Raats (orgs.), *The Psychology of Food Choice*. Wallingford, CABI, 2006, p.179-201.

Meiselman, Herbert L. e H.J.H. MacFie. *Food Choice, Acceptance and Consumption*. Londres, Nova York e Tóquio, Blackie, 1996.

Mennell, Stephen. *All Manners of Food: Eating and Taste in England and France from the Middle Ages to the Present Time*. Oxford, Basil Blackwell, 1985.

Miller, William R. e Stephen Rollnick. *Motivational Interviewing: Helping People Change*. Nova York, Guilford Press, 2013 (trad. bras.: *Entrevista motivacional*. Porto Alegre, Artmed, 2001).

Mirch, Margaret, Jennifer R. McDuffie e Susan Z. Yanovski. "Effects of binge eating on satiation, satiety, and energy intake of overweight children", *American Journal of Clinical Nutrition*, n.84, 2006, p.732-8.

Bibliografia

Mitrany, Edith. "Atypical eating disorders", *Journal of Adolescent Health*, n.13, 1992, p.400-2.

Møller, Per, Jos Mojet, Egon Peter Köster. "Incidental and intentional flavor memory in young and older subjects", *Chemical Senses*, n.32, 2007, p.557-67.

Monello, Lenore F. e Jean Mayer. "Hunger and satiety sensations in men, women, boys and girls", *American Journal of Clinical Nutrition*, v.20, n.3, 1967, p.253-61.

Moore, Anna. "Life after an eating disorder", *Daily Telegraph*, 27 nov 2011.

Morbidity and Mortality Weekly Report. "Daily dietary fat and total food-energy intakes – Third National Health Nutrition Examination Survey, Phase I, 1988-91", MMWR, n.43, 1994, p.116-23.

Moss, Michael. *Salt, Sugar, Fat: How the Food Giants Hooked Us*. Londres, W.H. Allen, 2014 (trad. bras.: *Sal, açúcar, gordura: como a indústria nos fisgou*. Rio de Janeiro, Intrínseca, 2015).

Musaiger, A.O., Mariam Al-Mannai, Reema Tayyem et al. "Prevalence of overweight and obesity among adolescents in seven Arab Countries: a cross-cultural study", *Journal of Obesity*, 2012, p.1-5.

Musaiger, A.O., Mariam Al-Mannai, Reema Tayyem et al. "Risk of disordered eating attitudes among adolescents in seven Arab Countries", *Appetite*, n.60, 2013, p.162-7.

Mustonen, Sari e Hely Tuorila. "Sensory education decreases food neophobia score and encourages trying unfamiliar foods in 8-12-year-old children", *Food Quality and Preference*, n.21, 2010, p.353-60.

Naser Al-Isa, A., J. Campbell e E. Desapriya. "Factors associated with overweight and obesity among Kuwaiti men", *Asia Pacific Journal of Public Health*, n.25, 2013, p.63.

Natow, Annette B. e Jo-Ann Heslin. "Nutrition education in later years", *Journal of Nutrition for the Elderly*, n.1, 1982, p.101-20.

Nelson, M. "Anaemia in adolescent girls: effects on cognitive function and activity", *Proceedings of the Nutrition Society*, n.55, 1996, p.359-67.

Nestle, Marion. *What to Eat*. Nova York, North Point Press, 2007.

Nestle, Marion, Rena Wing, Leann Birch et al. "Behavioural and social influences on food choices", *Nutrition Reviews*, v.56, n.5, 1998, S50-S74.

Neumark-Sztainer, Dianne, Katherine W. Bauer, Sarah Friend et al. "Family weight talk and dieting: how much do they matter for body dissatisfaction and disordered eating behaviors in adolescent girls?", *Journal of Adolescent Health*, 47, 2010, p.270-6.

Ng, L.W.C, D.P. Ng e W.P. Wong. "Is supervised exercise training safe in patients with anorexia nervosa? A meta-analysis", *Physiotherapy*, n.99, 2013, p.1-11.

Ng, Marie, Tom Fleming, Margaret Robinson et al. "Global, regional, and national prevalence of overweight and obesity in children and adults during 1980-2013: a systematic analysis for the Global Burden of Disease Study 2013", *Lancet*, mai 2014.

Nicholls, Dasha, Deborah Christie, Louise Randall et al. "Selective eating: symptom, disorder or normal variant", *Clinical Child Psychology and Psychiatry*, n.6, 2001, p.260-70.

Nicholls, Dasha e Russell M. Viner. "Childhood risk factors for lifetime anorexia nervosa by age 30 years in a national birth cohort", *Journal of the American Academy of Child and Adolescent Psychiatry*, n.48, 2009, p.791-9.

Nicholls, Dasha, Richard Lynn e Russell M. Viner. "Childhood eating disorders: British National Surveillance Study", *British Journal of Psychiatry*, n.198, 2011, p.295-301.

Niklaus, Sophie, Vincent Boggio, Claire Chabanet et al. "A prospective study of food preferences", *Food Quality and Preference*, n.15, 2004, p.805-18.

Nordin-Bates, Sanna M., Imogen Walker e Emma Redding. "Correlates of disordered eating attitudes among male and female young talented dancers: findings from the UK Centers for Advanced Training", *Eating Disorders: The Journal of Treatment & Prevention*, v.19, n.3, 2011, p.211-33.

Northstone, K., P. Emmett e Alaspac Study Team. "Multivariate analysis of diet in children at four and seven years of age and associations with socio-demographic characteristics", *European Journal of Clinical Nutrition*, n.59, 2005, p.751-60.

Onishi, Norimitsu. "Japan, seeking trim waists, measures millions", *New York Times*, 13 jun 2008.

Osman, Jamie L. e Jeffery Sobal. "Chocolate cravings in American and Spanish individuals: biological and cultural influences", *Appetite*, n.47, 2006, p.290-301.

Paltrow, Gwyneth. *It's All Good: Delicious, Easy Recipes that will Make You Look and Feel Great*. Londres, Sphere, 2013.

Pande, Rohini. "Selective gender differences in childhood nutrition and immunization in rural India: the role of siblings", *Demography*, n.40, 2003, p.395-418.

Park, Min-Hae, Catherine Falconer, Helen Croker et al. "Predictors of health-related behaviour change in parents of overweight children in England", *Preventive Medicine*, n.62, 2014, p.20-4.

Peebles, Rebecka, Jenny L. Wilson e James D. Lock. "How do children with eating disorders differ from adolescents with eating disorders at initial evaluation?", *Journal of Adolescent Health*, n.39, 2006, p.800-5.

Pember Reeves, Maud. *Round about a Pound a Week*. Londres, Virago, 1994 (fac-símile da ed. de 1913).

Pitkeathley, Jill e David Emerson. *Only Child: How to Survive Being One*. Londres, Souvenir Press, 1994.

Pizzo, Bianca, Keith E. Williams, Candace Paul et al. "Jump start exit criterion: exploring a new model of service delivery for the treatment of childhood feeding problems", *Behavioral Intentions*, n.24, 2009, p.195-203.

Pliner, Patricia e Marcia Pelchat. "Similarities in food preferences between children and their siblings and parents", *Appetite*, n.7, 1986, p.333-42.

Pollan, Michael. *In Defence of Food: The Myth of Nutrition and the Pleasures of Eating*. Londres, Allen Lane, 2008 (trad. bras.: *Em defesa da comida: um manifesto*. Rio de Janeiro, Intrínseca, 2008).

Bibliografia

Poncelet, Johan, Fanny Rinck e Fanny Bourgeat. "The effect of early experience on odor perception in humans: psychological and physiological correlates", *Behavioural Brain Research*, n.208, 2010, p.458-65.

Pooley, Siân. *Parenthood and Child-Rearing in England c.1860-1910*. Tese de doutorado, Cambridge, Universidade de Cambridge, 2009.

_____. "All we want is that our children's health and lives should be regarded: child health and parental concerns in England, c.1860-1910", *Social History of Medicine*, n.23, 2010, p.528-48.

Popkin, Barry. "Global nutrition dynamics: the world is shifting rapidly toward a diet linked with non-communicable diseases", *American Journal of Clinical Nutrition*, n.84, 2006, p.289-98.

Popkin, Barry e Kiyah J. Duffey. "Does hunger and satiety drive eating anymore? Increasing eating occasions and decreasing time between eating occasions in the United States", *American Journal of Clinical Nutrition*, n.91, 2010, p.1342-7.

Prentice, Andrew M. "Fires of life: the struggles of an ancient metabolism in a modern world", *Nutrition Bulletin*, n.26, 2001, p.13-27.

Prescott, John. *Taste Matters: Why We Like the Foods We Do*. Londres, Reaktion Books, 2012.

Pritchard, Eric. *The Physiological Feeding of Infants: A Practical Handbook of Infant Feeding*. Londres, Henry Kimpton, 1909.

Puisais, J. e C. Pierre. *Le goût et l'enfant*. Paris, Flammarion, 1987.

Rapley, Gill. *Baby-led Weaning: Helping your Baby to Love Good Food*. Londres, Vermilion, 2008.

Remington, A., E. Añez, H. Croker et al. "Increasing food acceptance in the home setting: a randomized controlled trial of parent-administered taste exposure with incentives", *American Journal of Clinical Nutrition*, n.95, 2012, p.72-7.

Resnicow, K. e S. Rollnick. "Motivational interviewing for pediatric obesity: conceptual issues and evidence review", *Journal of the American Dietetic Association*, n.106, 2006, p.2024-33.

Reverdy, C., F. Chesnel, P. Schlich et al. "Effect of sensory education on willingness to taste novel food in children", *Appetite*, n.51, 2008, p.156-65.

_____. "Effect of sensory education on food preferences in children", *Food Quality and Preference*, n.21, 2010, p.794-804.

Rhee, Kyung E., Julie C. Lumeng et al. "Parenting styles and overweight status in first grade", *Pediatrics*, n.117, 2006, p.2047-55.

Rice, Andrew. "The peanut solution", *New York Times*, 10 set 2010.

Roden, Claudia. *A Book of Middle Eastern Food*. Londres, Penguin, 1968.

Rodin, J., L.R. Silberstein e R. Striegel-Moore. "Women and weight: a normative discontent", in T.B. Sonderegger (org.), *Nebraska Symposium on Motivation: v.32, Psychology and Gender*. Lincoln, University of Nebraska Press, 1985, p.267-307.

Rolls, Barbara. "Sensory-specific satiety", *Nutrition Reviews*, n.44, 1986, p.93-101.

Rolls, Barbara, Sion Kim-Harris e Marian W. Fischman. "Satiety after preloads with different amounts of fat and carbohydrate: implications for obesity", *American Journal of Clinical Nutrition*, n.60, 1994, p.476-87.

Rolls, Barbara J., Elizabeth A. Bell e Bethany A. Waugh. "Increasing the volume of a food by incorporating air affects satiety in men", *American Journal of Clinical Nutrition*, n.72, 2000a, p.361-8.

Rolls, Barbara, Dianne Engell e Leann Birch. "Serving portion size influences 5 year old but not 3 year old children's food intakes", *Journal of the American Dietetic Association*, n.100, 2000b, p.232-4.

Rommel, Nathalie, Anne-Marie de Meyer, Louw Feenstra et al. "The complexity of feeding problems in 700 infants and young children presenting to a tertiary care institution", *Journal of Pediatric Gastroenterology and Nutrition*, n.37, 2003, p.75-84.

Rorty, Marcia, Joel Yager e Elizabeth Rossotto. "Why and how do women recover from bulimia nervosa? The subjective appraisals of forty women recovered for a year or more", *International Journal of Eating Disorders*, n.14, 2006, p.249-60.

Roth, Michael P., Keith E. Williams e Candace M. Paul. "Treating food and liquid refusal in an adolescent with Asperger's disorder", *Clinical Case Studies*, n.9, 2010, p.260-72.

Rowan, Hannah e Cristen Harris. "Baby-led weaning and the family diet. A pilot study", *Appetite*, n.58, 2012, p.1046-9.

Rozin, Elizabeth. *The Primal Cheeseburger*. Nova York, Penguin Books, 1994.

Rozin, Paul. "Acquisition of stable food preferences", *Nutrition Reviews*, n.48, 1990, p.106-13.

_____. *Towards a Psychology of Food Choice*. Bruxelas, Institut Danone, 1998.

Rozin, P. e Deborah Schiller. "The nature and acquisition of a chili pepper preference by humans", *Motivation and Emotion*, n.4, 1980, p.77-101.

Rozin, P., R. Bauer e D. Catanese. "Attitudes to food and eating in american college students in six different regions of the United States", *Journal of Personality and Social Psychology*, n.85, 2003, p.132-41.

Rundell, Maria. *Domestic Economy and Cookery for Rich and Poor*. Londres, Longman, Rees, Orme, Brown and Green, 1827.

Russell, Sharman Apt. *Hunger: An Unnatural History*. Nova York, Basic Books, 2005.

Sandler, Lauren. *One and Only: The Freedom of Having an Only Child and the Joy of Being One*. Nova York, Simon & Schuster, 2013 (trad. bras.: *Primeiro e único: por que ter um filho único ou ser um é ainda melhor do que você imagina*. São Paulo, Leya, 2014).

Savage, Jennifer S., Jennifer O. Fisher, Michele Marini et al. "Serving smaller age-appropriate entrée portions to children aged 3-5 yr increases fruit and vegetable intake and reduces energy density and energy intake at lunch", *American Journal of Clinical Nutrition*, n.95, 2012, p.335-41.

Seiverling, Laura, Amy Kokitus e Keith Williams. "A clinical demonstration of a treatment package for food selectivity", *Behavior Analyst Today*, n.13, 2012, p.1-6.

Shepherd, Gordon. *Neurogastronomy: How the Brain Creates Flavor and Why It Matters*. Nova York, Columbia University Press, 2012.

Bibliografia 273

Shepherd, Richard e Monique Raats. *The Psychology of Food Choice*, Wallingford, Cabi, 2006.

Singhal, Atul, I. Farooqi et al. "Early nutrition and leptin concentrations in later life", *American Journal of Clinical Nutrition*, n.75, 2002, p.993-9.

Singhal, Atul, Kathy Kennedy et al. "Nutrition in infancy and long-term risk of obesity: evidence from 2 randomized control trials", *American Journal of Clinical Nutrition*, n.92, 2010, p.1133-44.

Sirikulchayanonta, C., P. Pavadhgul et al. "Participatory Action Project in reducing childhood obesity in Thai primary schools", *Asia Pacific Journal of Public Health*, n.23, 2010, p.917.

Skinner, Jean D., Betty Carruth et al. "Children's food preferences: a longitudinal analysis", *Journal of the American Dietetic Association*, n.102, 2002, p.11.

Slater, Nigel. *Toast: The Story of a Boy's Hunger*. Londres, Fourth Estate, 2004.

Smink, Frédérique R.E., Daphne van Hoeken e Hans W. Hoek. "Epidemiology of eating disorders: incidence, prevalence", *Current Psychiatry Reports*, n.14, 2012, p.406-14.

Smith, Lindsey, Katharine Conroy, Hongmai Wen et al. "Portion size variably affects food intake of 6-year old and 4-year old children in Kunming, China", *Appetite*, n.69, 2013, p.31-8.

Smith, Michelle I., Tanya Yatsunenko et al. "Gut microbiomes of Malawian twin pairs discordant for Kwashiorkor", *Science*, n.339, 2013, p.548-54.

Spahn, Joanne M., Rebecca S. Reeves e Kathryn S. Keim. "State of the evidence regarding behavior change theories and strategies in nutrition counseling to facilitate health and food behavior change", *Journal of the American Dietetic Association*, n.110, 2010, p.879-91.

Spock, Benjamin. *The Common Sense Book of Baby and Child Care*. Nova York, Duell, Sloan and Pearce, 1946 (trad. bras.: *Meu filho, meu tesouro*, Rio de Janeiro, Record, s.d.).

Steiner, Hans e James Lock. "Anorexia nervosa and bulimia nervosa in children and adolescents: a review of the past 10 years", *Journal of the American Academy of Child and Adolescent Psychiatry*, n.37, 1998, p.352-9.

Steinhausen, H.C. "The outcome of anorexia nervosa in the 20th Century", *American Journal of Psychiatry*, n.159, 2002, p.1284-93.

_____. "The outcome of bulimia nervosa: findings from one quarter-century of research", *American Journal of Psychiatry*, n.166, 2009, p.1331-41.

Steinhausen, H.-Ch., C.R. Rauss-Mason e R. Seidel. "Follow-up studies of anorexia nervosa: a review of four decades of outcome research", *Psychological Medicine*, n.21, 1991, p.447-54.

Stephen, Alison M. e Wald, Nicholas J. "Trends in individual consumption of dietary fat in the United States, 1920-1984", *American Journal of Clinical Nutrition*, n.52, 1990, p.457-69.

Stevens Bryant, Louise. *School Feeding: Its History and Practice at Home and Abroad*, Filadélfia e Londres, J.B. Lippincott, 1913.

Sweetman, C., L. McGowan, H. Croker et al. "Characteristics of family mealtimes affecting children's vegetable consumption and liking", *Journal of the American Dietetic Association*, n.111, 2011, p.269-73.

Tang, M.J.A. e A.J.A. Verboom. "Is motivational interviewing effective as treatment for childhood obesity?", *Appetite*, n.76, 2014, p.209.

Tapper, Katy, Christine Shaw, Joanne Ilsley et al. "Exploratory randomised control trial of a mindfulness-based weight loss intervention for women", *Appetite*, n.52, 2009, p.396-404.

Tate, Deborah F., Robert W. Jeffery, Nancy E. Sherwood et al. "Long-term weight losses associated with prescription of higher physical activity goals. Are higher levels of physical activity protective against weight regain?", *American Journal of Clinical Nutrition*, n.85, 2007, p.954-9.

Teicholz, Nina. *The Big Fat Surprise: Why Butter, Meat and Cheese Belong in a Healthy Diet*. Londres e Nova York, Simon & Schuster, 2014.

That Sugar Film (filme). Direção de Damon Gameau. Estados Unidos, Madman Production Company, 2014.

Thompson, Claire, Steven Cummins et al. "What does it mean to be a "picky eater"? A qualitative study of food-related identities and practices", *Appetite*, n.84, 2014, p.235-9.

Topham, Glade L., Laura Hubbs-Tait, Julie M. Rutledge et al. "Parenting styles, parental response to child emotion, and family emotional responsiveness are related to child emotional eating", *Appetite*, n.56, 2011, p.261-4.

Tovar, A., E. Hennessy, A. Pirie et al. "Feeding styles and child weight status among recent immigrant mother-child dyads", *International Journal of Behavioral Nutrition and Physical Activity*, n.9, 2012, p.62-81.

Ueland, Ø. "Gender differences in food choice", in Lynn Frewer e Hans van Trijp (orgs.), *Understanding Consumers of Food Products*. Abington, Woodhead Publishing, 2007.

Ulander, Kerstin. "Healthier eating habits and increased food joy in the elderly, evaluation of the development effort, diet, sensory, 70+", *Clinical Research*, n.20, Kristianstad University, 2008, p.1-32.

Unusan, N. "University students' food preference and practice now and during childhood", *Food Quality and Preference*, n.17, 2006, p.362-8.

Urbick, Bryan. *About Kids: Foods and Beverages*. Leatherhead, Leatherhead Food Research, 2000.

_____. "Working with children and adolescents for food product development", in David Kilcast e Fiona Angus (orgs.), *Developing Children's Food Products*. Cambridge, Woodhead, 2011.

Valdes, J., F. Rodríguez-Artalejo, L. Aguilar et al. "Frequency of family meals and childhood overweight: a systematic review", *Pediatric Obesity*, n.8, 2012, E1-E13.

Visser, Margaret. *The Rituals of Dinner: the origins, evolution, eccentricities and meaning of table manners*. Londres, Viking, 1991.

Vollmer, Rachel L. e Amy R. Mobley. "Parenting styles, feeding styles, and their influence on child obesogenic behaviors and body weight. A review", *Appetite*, n.71, 2013, p.232-41.

Bibliografia

Walsh, Bryan. "Don't blame fat", *Time*, 23 jun 2013, p.29-35.

Wansink, Brian. "Environmental factors that increase the food intake and consumption volume of unknowing consumers", *Annual Review of Nutrition*, n.24, 2004, p.455-79.

_____. *Mindless Eating: Why We Eat more than We Think We Do*. Londres, Hay House, 2011 (trad. bras.: *Por que comemos tanto*, Rio de Janeiro, Elsevier, 2006).

Wansink, Brian, Matthew M. Cheney e Nina Chan. "Exploring comfort food preferences across age and gender", *Physiology and Behavior*, n.79, 2003, p.739-47.

Wansink, Brian, J.E. Painter e J. North. "Bottomless bowls: why visual cues of portion size may influence intake", *Obesity Research*, n.13, 2005, p.93-100.

Washington, Booker T. *Up from Slavery: An Autobiography*. Oxford, Oxford University Press, 2008.

Webb, Thomas L., Paschal Sheenan e Christopher Armitage. "Implementation intentions: strategic automization of food choice", in Richard Shepherd e Monique Raats (orgs.), *The Psychology of Food Choice*. Wallingford, Cabi, 2006.

Weber, Eugen. "Fairies and hard facts: the reality of folktales", *Journal of the History of Ideas*, v.42, n.1, 1981, p.93-113.

Weston, Janet A. e Mark Colloton. "A legacy of violence in nonorganic failure to thrive", *Child Abuse and Neglect*, n.17, 1993, p.709-14.

Wildes, Jennifer E., Nancy L. Zucker e Marsha D. Marcus. "Picky eating in adults: results of a web-based survey", *International Journal of Eating Disorders*, n.45, 2012, p.575-82.

Wilkinson, Michelle Lynn, Austin Lane Brown, Walker Seward Poston et al. "Physician weight recommendations for overweight and obese firefighters, United States, 2011-2012", *Preventing Chronic Disease*, n.11, 2014, p.140091.

Williams, Keith. "Increasing children's food choices: strategies based upon research and practice", in David Kilcast e Fiona Angus (orgs.), *Developing Children's Food Products*. Cambridge, Woodhead, 2011.

Williams, Keith, Candace Paul, Bianca Pizzo et al. "Practice does make perfect. A longitudinal look at taste exposure", *Appetite*, n.51, 2008, p.739-42.

Wilson, Bee. "Dairylea lunchables", *New Statesman*, 2 dez 2002.

_____. "The weight of the world", *Sunday Telegraph*, 4 dez 2005.

_____. *Swindled: The Dark History of Food Fraud*. Princeton, Princeton University Press, 2009.

_____. *Consider the Fork: A History of How We Cook and Eat*. Nova York, Basic Books, 2012 (trad. bras.: *Pense no garfo! Uma história da cozinha e de como comemos*. Rio de Janeiro, Zahar, 2014).

Wing, Rena R. e Suzanne Phelan. "Long-term weight loss maintenance", *American Journal of Clinical Nutrition*, n.82, 2005, p.222S-5S.

Wise, Roy A. "Role of brain dopamine in food reward and reinforcement", *Philosophical Transactions of the Royal Society*, n.361, 2006, p.1149-58.

Wright, C.M., K. Cameron, M. Tsiaka et al. "Is baby-led weaning feasible? When do babies first reach out for and eat finger foods?", *Maternal and Child Nutrition*, n.7, 2011, p.27-33.

Xia, Wei, Xin Zhang e Jiajia Wang. "Survey of anaemia and helicobacter pylori infection in adolescent girls in Suihua, China and enhancement of iron intervention effects by H. Pylori eradication", *British Journal of Nutrition*, n.108, 2012, p.357-62.

Yeomans, Martin e Lucy Chambers. "Satiety-relevant sensory qualities enhance the satiating effects of mixed carbohydrate-protein preloads", *American Journal of Clinical Nutrition*, n.94, 2011, p.1410-17.

Zocca, Jaclyn M., Lauren B. Shomaker et al. "Links between mothers' and children's disinhibited eating and children's adiposity", *Appetite*, n.56, 2011, p.324-31.

Zucker, Nancy L., Kevin S. LaBar et al. "Anorexia nervosa and autism spectrum disorders: guided investigation of social cognitive endophenotypes", *Psychological Bulletin*, n.133, 2011, p.976-1006.

Sugestões de leitura

A bibliografia lista as fontes a que recorri enquanto pesquisava este assunto. Gostaria de mencionar em especial o trabalho tão variado de Paul Rozin, cujo foco de investigação sobre comida abrange psicologia, cultura e neurociência, e que parece incapaz de escrever uma frase chata. Se você está interessado em ideias cotidianas mais práticas sobre como se alimentar melhor, recomendo os livros a seguir. Eles têm em comum o fato de que, em vez de listar um monte de regras sobre que alimentos devemos comer, tratam os métodos e as abordagens pelos quais podemos começar a comer melhor de uma forma mais holística.

Por que comemos tanto?, de Brian Wansink, mostra o quanto nos iludimos quando a questão é a quantidade de comida que ingerimos, e fornece técnicas úteis que qualquer um pode usar para evitar os excessos. *VB6: Eat Vegan Before 6:00 to Lose Weight and Restore Your Health*, de Mark Bittman, autor de culinária do *New York Times*, descreve o regime que Bittman adotou depois que o médico lhe avisou que estava pré-diabético. Hoje, Bittman come somente comida vegana seis da tarde, e qualquer coisa que ele goste depois disso. Mesmo que você não queira adotar por completo a proposta vegana – para mim, torrada de café da manhã sem manteiga é algo triste demais –, sua abordagem flexível oferece um modelo pragmático de como é possível mudar a alimentação de forma permanente sem "fazer dieta". *A Change of Appetite*, de Diana Henry, é uma maravilhosa coleção de receitas "acidentalmente saudáveis", nenhuma das quais se parece com privação, intercaladas com ensaios sobre nutrição; outro livro de receitas que me ajudou inadvertidamente a comer melhor foi *A Modern Way to Cook*, de Anna Jones, coleção de receitas vegetarianas suntuosas, ainda que leves. Por fim, *Child of Mine: Feeding with Love and Good Sense*, de Ellyn Satter, é repleto de sabedoria sobre como criar hábitos alimentares saudáveis para crianças sem que a hora do jantar vire um campo de batalha. Satter escreve que o objetivo da alimentação deve ser permitir que as crianças dominem determinadas "habilidades". Entre elas estão: gostar de comer e desfrutar do estar à mesa; ser capaz de esperar alguns minutos para comer quando está com fome; confiar em sinais internos para reconhecer a saciedade; desfrutar de muitos alimentos diferentes; experimentar alimentos novos; comer confortavelmente em lugares que não sejam a sua casa. Como Satter observa, alguns dos adultos que leem seu livro podem se "sentir desconfortáveis por não dominarem eles próprios todas essas habilidades". Mas ainda há tempo.

Agradecimentos

Este livro beneficiou-se muito do conhecimento e da sabedoria de diversas pessoas.

Sou extremamente grata a todos que conversaram comigo e compartilharam suas experiências ou sua pesquisa sobre como e por que comemos do jeito que comemos. Alguns deram seus depoimentos de forma anônima. Entre os que permitiram que eu citasse seus nomes, gostaria de agradecer a José Luis Álvarez Morán e a todos na Action Against Hunger, Duncan Boak e a todos na Fifth Sense, Paul Breslin, Lucy Cooke, Helen Crawley, Luis Gigliotti, Yasmin Hosny, David Jukes, E.P. Köster, Barak Kushner, Arja Lyytikäinen, A.O. Musaiger, Daniel Patterson, Dympna Pearson, Dawn e Abi Millard, Marlena Spieler, Carmel Mc-Connell e a todos na Magic Breakfast, Susan Ringwood, Stephen Strauss, Claire Thompson, Albert Westergren e Keith Williams.

O que penso sobre comida sempre deve muito aos meus amigos no Oxford Symposium on Food and Cookery. Apresentei uma primeira versão das ideias contidas neste livro na School of Artisan Cookery; obrigada a Alison Swan Parente pelo convite para a palestra. Outra instituição a que preciso agradecer é a Guild of Food Writers por, entre outras coisas, organizar a excelente oficina de lámen de Barak Kushner.

Sou sempre muito grata à equipe da Biblioteca da Universidade de Cambridge, onde fiz grande parte da pesquisa; e à equipe do café Hot Numbers, onde fiz grande parte da escrita.

Também recebi ajuda ao conversar com várias pessoas. Descobri que este é um tema sobre o qual todo mundo tem uma opinião. Em primeiro lugar, meu obrigada vai para David, Tasha, Leo e Tom Runciman (obrigada, Tom, por ser tão sincero). Entre os que me ajudaram com ideias e de outras formas estão, sem nenhuma ordem específica, Abby Scott, Lily Scott Turner, Mark Turner, Melissa Mohr e Caspar Hare, Ranjita Lohan e família, Sarah e Olivia Ray, Dan Jones e Sophie Hannah, Helen Conford, Diana Henry, Jane Kramer, Caroline Boileau, Catherine Blyth, Deborah Friedell, Anne Malcolm, Imogen Roth, Freya e Psyche Brackett, Amy Bryant, Ed Caffyn, Hilary Cooper, Sybil Kapoor, Emily Gowers, Michele Humes, Susan Friedland, Gareth Stedman Jones, Rose Hilder, Anna Hont, Attila Bacsò, Cara Isaac, Lizzie Collingham, Sharon Knights, Jane

Ladlow, Anthea Morrison, Tamsin O'Connell, Siân Pooley, Ruth e Garry Runciman, Cathy Runciman, Gonzalo Gil, Lisa Runciman e Reg Lee, Ruth Scurr, Catherine Carr, Inigo Thomas, Andrew Wilson e Katherine Duncan-Jones. Um agradecimento especial a Emily Wilson, Caroline Boileau e Miranda Landgraf por terem lido as versões preliminares e feito comentários perspicazes. Sou grata a Sylvana Tomaselli por me dizer que minha ideia original não iria funcionar; você tinha razão.

Obrigada aos editores de minha antiga coluna na revista *Stella*, principalmente Elfreda Pownall, que orientou meus conceitos sobre comida por muitos anos.

Devo um enorme obrigada às minhas agentes, Zoe Pagnamenta e Sarah Ballard, além de Zoe Ross, que não poderia ter sido mais solidária a mim neste projeto.

Trabalhar com a ilustradora Annabel Lee num segundo livro foi um prazer; ela desenhou o bolo de aniversário dos meus sonhos de criança. Muito obrigada à designer Jo Walker pela capa fenomenal.

Tive muita sorte de trabalhar pela segunda vez com Lara Heimert, da Basic Books; e de trabalhar pela primeira vez com Louise Haines, da Fourth Estate: duas editoras maravilhosas que me mostraram do que sou capaz. As duas melhoraram o livro de tantas formas, grandes e pequenas. Kathy Streckfus, nos Estados Unidos, e Morag Lyall, no Reino Unido, foram copidesques incríveis. Também gostaria de agradecer a todos na Basic Books, inclusive Michelle Welsh-Horst, Leah Stecher, Melissa Raymond e Cassie Nelson, e a todos na Fourth Estate, inclusive Georgia Mason, Jo Walkere Patrick Hargadon. Não preciso nem dizer que os erros são todos meus.

Índice remissivo

Action Contre la Faim, 150
África, 148
alimentação:
    avós superalimentando crianças, 77-82
    como atividade agradável, 72-4
    e autorregulação, 96-7
    e coerção/alimentação forçada, 84-91
    e Desmame Guiado pelo Bebê, 97-100
    e divisão das responsabilidades, 96
    em excesso/demasia, 71-2, 76, 77-82
    encorajamento verbal/estímulo físico, 89-90
    e retardo do desenvolvimento, 70-2
    estilo autoritário, 92, 93-5
    estilo desinteressado, 91-3
    estilo indulgente, 92-3, 95
    estilo participativo, 95-7
    e limpar o prato, 82-5, 89-90
    oferta de guloseimas, 69, 70-1, 72-3, 74-5, 76-7
    relação com saúde infantil, 90-7
    influência dos pais, 70-4
alimentação compulsiva, 227-8
Allen, John S., 204
Álvarez Morán, José Luis, 149-50, 151
América Central, 121-2
Anderson, dr. James, 227
anemia, 123-5
anorexia:
    abordagem Maudsley (ou tratamento baseado na família), 195-9
    aprendendo a comer, 201-2
    causas da, 189-93
    desconectada das experiências internas, 201-2
    e a sensação de fome, 15-6, 140-1
    e comprometimento cognitivo, 188-90
    e foco nos sintomas, 195-6
    e perda de peso, 170-1
    e puberdade, 193-4
    idade das vítimas, 189-91
    opinião predominante, 188
    processo de realimentação na vida adulta, 199-200
    recuperação, 172-3, 193-6
    taxas de mortalidade, 172, 195-6
    ver também bulimia; transtornos alimentares
Applebee's, 131
Arnold, Carrie, 189
arroz, 12, 151, 207-8, 213-4
arroz de leite *ver* arroz-doce
arroz-doce, 33-41, 51-3, 56, 59, 151
Ashputtel, 110
Ásia, 108, 121
Asperger, síndrome de, 185-6
Austrália, 128
Áustria, 200
autismo, 176, 188

Bangladesh, 148-9, 151, 226
Barker, David, 79
Baron-Cohen, Simon, 188
Bauer, Katherine, 118
bebês:
    comidas para, 60-1, 62
    e leite em pó, 12, 72
    e leite materno, 12, 41-2
bentô japonês, 102
Beth (anoréxica adulta), 200
biomarcadores hormonais, 142
Birch, Leann, 85-6, 89-90, 94
Bloomberg, prefeito, 208
BLW, 97-100
bolo de aniversário, 67-8, 72-3
Boston (EUA), 79
Bourdieu, Pierre, 115, 116
Bradford, Inglaterra, 37-40, 44
Brave Girl Eating (Brown), 190
Briend, André, 147
Brillat-Savarin, Jean Anthelme, 116
Brown, Harriet, 198
Brown, Kitty, 198

Bruch, Hilde, 196
Bryant, Louise Stevens, 44
bulimia, 16, 117-8, 170-1, 172-3, 200-2
  ver também anorexia; transtornos
  alimentares

café, 64, 81, 124
Cake (Humble), 67
calorias, 16, 17, 18, 120-1, 125-6, 150-1, 157, 158-9
Canadá, 239
Candy: A Century of Panic and Pleasure
  (Kawash), 57
Cântico dos Cânticos, 82
Cantines Scolaires, 35
Carlson, Anton J., 140
carne, 12, 24-5, 28, 35-6, 42-3, 44, 49, 50-1, 61-2,
  63, 76, 78-8, 89, 103, 106-7, 115-6, 120-1, 122,
  123-5, 129-30, 155
Carolina Population Center, 158
CCK, 143
Centro Internacional de Pesquisa em Doen-
  ças Diarreicas (Bangladesh), 151
Centro Nacional de Saúde das Mulheres e
  das Crianças (Pequim), 81
cereal, 12, 50-1, 57, 58, 81, 124-5, 131-2, 154, 167-8
cereal matinal *ver* cereal
Chaga, grupo (Tanzânia), 42
Chang, David, 64
China, 25, 77-8, 79-82, 113, 124-5, 160-1, 208-9
chocolate, 13-4, 28-9, 66, 72-3, 126, 131-2, 133-4
Cidadão Kane (filme, 1941), 113
Cincinnati (EUA), 34
Cinderela, 110
comida:
  adaptação hedônica, 27
  "de menina" ou "de menino", 122-4
  emoções associadas a, 72-3
  e preferência pelo gosto doce, 21-2
  expressando amor por meio da comida,
    82
  gostos alimentares globais, 65-6
  (re)aprendendo a comer, 11-2, 20, 22-4
  resposta à fome ou plenitude, 30-1
  segredos sobre alimentação, 246-8
  tabus, 147
comida da família, 41-8
comida de criança:
  alto teor de sal, açúcar e gordura, 57-8

atitude purista, 61-2
comida familiar, 41-8
comida infantilizada, 40-1, 55-6
comida planejada, 40-1, 48-55
comida que limpa a boca, 52-3
como algo divertido e diferente, 55-60
como categoria independente, 41-2, 49-54
comprada por crianças, 44-5
debates sobre arroz-doce (1912-13), 33-41
diferenças de gênero, 63-4
dificuldades em evitar junk food, 61-2
digeríveis ou indigestas, 49-52
e a "encheção de saco", 60-1
e comidas prontas, 54-5
e crianças em favelas, 34-6, 37-8
e sabores complexos, 52-4
e tabus, 41-2
exposição a comidas SFS, 65-6
gostosa ou nutritiva, 41-2
influência da classe social e do poder
  aquisitivo, 44-5
inovações na, 53-4
intervenção pública, 35-7
medo de frutas, 46-8
movimento pela alimentação escolar,
  35-41
muito dura ou muito macia, 50-2
natureza aleatória da, 42-4
relação com o desenvolvimento futuro
  da pessoa, 38-40
sistema de dois pesos, duas medidas, 63-4
superando a, 62, 64-5
comida infantilizada, 41, 55-65, 66
comida planejada, 41, 48-55
comidas amargas, 64
comidas doces, 13, 14, 19, 21-2, 37-8, 54, 56-7,
  60, 64, 66, 67-8, 69, 72-3, 74, 76-7, 81, 87, 88,
  95, 131-2, 154, 155-6, 232
Comida Terapêutica Pronta para Uso
  (RUTF), 148-51
Comitê de Hábitos Alimentares do Conselho
  Nacional de Pesquisa, 63
Comitê de Investigação da Dieta Alimentar
  (Japão), 212
contos de fadas, 110-3
  Branca de Neve, 110
  "Irmãozinho e irmãzinha" (irmãos
    Grimm), 112
  "João e Maria" (irmãos Grimm), 111, 112

Índice remissivo

Contos de Grimm (1812), 111
Coreia, 208, 210
Crabbe, Matthew, 80
Crowley, Ralph, 37-8, 39-40, 44
Cuff, Marion E., 38-9
Culpeper, Nicholas, 42

Dacca, Bangladesh, 149
Daily Mail, 36
David, Elizabeth, 52, 64
Davies, Marvin, 138
Davis, dra. Clara Marie, 96
Desmame Guiado pelo Bebê, *ver* BLW
desnutrição, 19, 37-8, 78-9, 107-8, 136-7, 138-9, 146-51
Devil May Cry (videogame), 74
Diane (seletiva), 169-71, 202
Diego (seletivo), 181-2
dieta:
    ajustes, 232-3
    a partir da entrevista motivacional, 220-4
    balanceada/saudável, 21-2, 79-80, 88-9
    barreiras para a mudança, 225-31
    comer entre as refeições, 158-9
    controle de calorias, 145-6
    e adaptação hedônica, 224-6
    e a aquisição de novos sabores, 38-9
    e deficiência de ferro, 123-5
    efeito ioiô, 170-2
    e exploração sensorial, 234-42
    e ideia de plenitude, 152-3
    e sinais de fome, 162, 163-4, 165, 166
    extrema/limitada, 170, 176-87, 166-203
    japonesa, 206-15
    mudanças globais, 65
    mudanças pessoais, 215-8
    na infância, 41-63
    na China, 80-1
    ocidental, 131-2, 207-8
    pressões da, 115-20
    problemas com, 34-5
    radical, 96
    segredos da, 246-8
    ver também mudança de dieta
Dinamarca, 234
dopamina, 23-4, 137
Drewnowski, Adam, 229
Druckerman, Pamela, 68

Dukes, dr. Clement, 37
Dutton, Thomas, 48-9

Eat, projeto (Minnesota), 118
Eat-26, teste, 130-1
Economist, The, 120
educação sensorial, 234-42
Entrevista motivacional (Miller & Rollnick), 220
entrevista motivacional, 220-3
Espanha, 134
Estados Unidos, 61, 121
Europa, 121
Evening News, 40

F100, 147-8
família, tratamento baseado na, 195-9
fast-food *ver* junk food/fast-food
Fat China (French & Crabbe), 80
Feeding America, 136-7
"Festa ao ar livre" (Mansfield), 68
Finlândia, 234, 235-7, 239
Fisiologia do gosto (Brillat-Savarin), 116
Flórida (EUA), 138
fome:
    aspectos hormonais, 143-4
    autorregulação da, 159-66
    bancos de alimentos e clubes de café da manhã, 136-8, 139-40
    como conceito negativo, 152
    e comer como consolo emocional, 159-60
    efeito nas crianças, 135-6, 138-40
    e ideia de plenitude ou saciedade, 151-7
    e prática da atenção plena (*mindfullness*), 163-4
    e saciedade sensorial específica, 163
    experimento da sopa sem fundo, 160
    intervalo entre as refeições, 158-9
    lanches, 136-7, 140-1, 158-9
    lidando com, 135-6
    medindo e definindo, 139-46
    Minnesota Starvation Experiment, 145-6
    número de pessoas afetadas pela, 136-7, 138-40
    relatos subjetivos sobre, 144-5
    recuperando-se de, 138-9
    sintomas da fome a longo prazo, 138-9
    tamanho das porções/utensílios, 160-3

teoria glicostática, 142-3
tratamento, 146-51
fome em massa, 78-80
Fourier, Charles, 83-4
Fourier, Lubine, 83-4
França, 59, 68, 103, 115, 122, 140, 234-5
French, Paul, 80
frutas, 46-8, 55, 66, 118, 129, 201, 225, 227

Gâmbia, 79
gêmeos, estudos com, 107-8, 164, 193
gênero:
    e abortos para seleção de sexo, 108
    e comidas próprias a cada sexo, 120-1,
        122-6
    e diretrizes/comportamento alimentar,
        129-32
    e negligência nutricional de meninas,
        108-10
    e percepção errônea de peso, 127-9
    e pressão em relação ao peso, 120
    e resposta à comida, 120-2
    incentivando meninos a comer, 115-7
Gentleman's Relish, 43
Ghibli, estúdio, 111
Gigliotti, Luis, 74-6
Glasgow, 139
globus hystericus (nó na garganta), 178
glutamato monossódico, 157
Gold, Rich, 101
Goodnight Moon (Brown), 51
Gopnik, Adam, 202
Grand Theft Auto (videogame), 74
Grécia, 80
Greer, Germaine, 88
grelina, 143, 144
Grimm, irmãos, contos de fadas, 111
Guatemala, 42
Guia Completo das Mães (Leach), 54
Guildhall (Londres), 34, 37, 38, 40

Hales, C. Nicholas, 79
Hall, dr. William, 35
Hara hachi bu, 152
Hardyment, Christina, 48
Hare, Caspar, 20
Hearst, George, 113
Hearst, William Randolph, 113
Henry, Diana, 217

Holanda, 234, 235
Holt, Luther Emmett, 50, 61, 86
Humble, Nicola, 67

Índia, 108, 148, 151, 225-6
índice de massa corporal (IMC), 80, 93, 127,
    165, 222-3
índice glicêmico (IG), 154
Instituto Francês do Sabor, 234
Inverno da Fome, Holanda (1944-45), 150
iogurte, 29, 54, 59-60, 68, 88, 216
irmãos:
    e contos de fadas, 110-3
    e filho único, 113-5
    diferenças de gênero, 108-10, 114-29
    favoritismo, 108
    herança genética, 107
    influência dos companheiros, 105-7
    mais velhos imitando os mais novos,
        106-7
    parcialidade dos pais, 117-20
    poder sobre hábitos alimentares, 105-6
    potencial de, 131-2
    rivalidade em torno da comida, 103-6
    similaridade nos hábitos alimentares,
        106-7
irmãos holandeses, 106-8
Ishige, Naomichi, 213
Itard, dr., 234
Itoh, Makiko, 102

Jamie Oliver e a revolução da comida (programa
    de TV), 231
Jane (mulher anoréxica), 199-200
Japão:
    atitude saudável em relação à alimen-
        tação, 206-8
    consumo de lámen no, 209-10
    consumo de bebidas e comidas por
        mulheres, 120-1, 122, 123
    culinária pobre no, 208-9
    e conceito de "delicioso", 219
    fome no, 111-2
    mudanças na dieta, 211-5, 239
    obesidade no, 206-7
Johnson, Susan L., 164-5
junk food/fast-food, 21, 22, 28, 29, 95, 202-3,
    206-7, 215-6, 237

Índice remissivo

Just Bento (Itoh), 102
Jyväskylä, 236

Kawash, Samira, 57
Kayman, Susan, 226, 229-30
Keyworth Primary, 137, 138
KFC, 120
Köster, E.P., 30-1, 238
Kraft Foods, 59
Kunming, China, 160
Kushner, Barak, 209-10, 211
Kuwait, 25, 130-1

Lambeth (Londres), 44-5
lámen, 209-10
Lancheira, 101-2
Leach, Penelope, 54-5
Leeds, Inglaterra, 35
legumes e verduras, 12, 13-4, 18-9, 20, 21,
    29-30, 49-50, 51-3, 55, 83, 89, 95, 118, 125-6,
    129, 154, 155, 204-5, 216-7, 225, 226-7
        brócolis, 14, 18, 53, 55, 59, 87, 108, 154, 230
        couve-de-bruxelas, 21, 64
Leigh, Rowley, 40
leite, 12, 36-7, 45, 52, 62, 63, 64, 69, 135-7, 137-8,
    167, 174, 191, 198, 204, 211, 212, 213, 242
        materno, 12, 42, 87, 98-9
        seco, 147-8, 151
        em pó, 12, 72
leptina, 143-4
"Let's Move", programa, 61
Líbia, 129
Lily, 233-4, 238
Little Chef, 145
Lock, James, 197-8
London Hospital, 52
Lowinsky, Ruth, 34
Lunchables, 59
Lyytikäinen, Arja, 236, 239-40

macarrão com queijo, 116, 160
Magic Breakfast, 137, 138
Maia, 42
Malaui, 107, 147
Manary, Mark, 148
Mansfield, Katherine, 68
Mao Tsé-Tung, 79
Marshmallows, 57
Massachusetts General Hospital, 191

Maudsley Hospital (Londres), 195
Mayer, Jean, 142
McConnell, Carmel, 137
McDonald's, 61
McMillan, Margaret, 38
Mead, Margaret, 63
Médici, crianças, 42
mel, 12, 29, 146
Men Love Pies, Girls Like Hummus (Rimmer), 122
mera exposição, 183
merenda escolar, 101-2
Meu filho, meu tesouro (dr. Spock), 54, 222
milk-shake, 81, 155-6, 199, 202
Miller, William, 220
Minnesota Starvation Experiment (1944-45),
    145
Mobley, Amy, 93
Momofuku, restaurante (Nova York e
    Toronto), 64
mudança de dieta, 30-1
    campanhas de saúde pública, 224
    e cultura, 225-6
    e entrevista motivacional/escuta
        reflexiva, 220-4
    e exploração sensorial/movimento
        Sapere, 234-42
    e exposição a comidas saudáveis, 231-3
    e idosos, 239-42
    e mudança contínua, 224-5
    e revistas de emagrecimento, 215-6
    experiência pessoal, 215-8
    experimentando comidas novas, 233-4
    mantendo a perda de peso, 226-30
    no Japão, 207-15
    recidivos, 227-9, 230-1
    removendo as barreiras para a mudança,
        224, 225-7
    sem motivação, 218-24
    ver também dieta
Musaiger, Abdulrahman O., 130-1

Nesbit, E., 34
Nestle, Marion, 161
New Yorker, 202
Newmarket House (Norwich), 200
Nicholls, W.A., 37
Nigéria, 85
No Kid Hungry, 135
norte-americanos de origem chinesa, 94

Noruega, 235
Nova York, 44, 94, 208
Nutella, 147

Obama, Michelle, 18, 61
obesidade:
    e entrevista motivacional, 222-3
    e herança genética, 107
    em crianças, 25-6, 126-30, 151, 236-7
    e sensação de estar cheio, 152-3
    na China, 80-1
    no Japão, 206-7
    no Kuwait, 129-32
Oliver, Jamie, 61, 231
Organização Mundial de Saúde (OMS), 97, 124
Os caçadores de tesouro (Nesbit), 34
ovos, 50, 124-5, 213-5

Pac-Man, 73-4, 95
Paltrow, Gwyneth, 154-5
Pande, Rohini, 109
Paquistão, 226
Pearson, Dympna, 218-24
peixe, 43, 44-5, 50, 54, 55, 103, 116, 119, 144, 154-5, 201, 206, 207, 209, 210, 213-4, 233
Pellegrini, Angelo, 53
Pensilvânia (EUA), 90-1, 160-1
pimenta, 243-4
Pizza Hut, 131
Plumpy'Nut, 147-51
Pollan, Michael, 19, 81
Pooley, Siân, 46
Popkin, Barry, 65, 158
Portsmouth, Inglaterra, 37
Prader-Willi, síndrome, 144
Prato A e Prato B, sistema, 184-6, 242
Preloads, 155
Primeira Guerra Mundial, 40
Primeiro e único (Sandler), 113
Pritchard, dr. Eric, 52, 55
problemas com o peso, 119-20, 124-9, 217-8
programa alimentar do Penn State Hershey Children's Hospital, 61, 177, 183, 185
Provision of Meals Act (1906), 36
Puisais, Jacques, 234-5
Purdue University, 157

Ragazzi, cadeia de restaurantes, 56
Rai, Baldeesh, 79
Rainey, George, 37
Rapley, Gill, 97-8
Reeves, Maud Pember, 44-5
Renascimento, 46
Rimmer, Simon, 122
Ringwood, Susan, 193-4
Roden, Claudia, 130
Rollnick, Stephen, 220
Rolls, Barbara, 163
Rozin, Elizabeth, 214-5
Rozin, Paul, 243
Rugby School, 37

salada, 27, 42, 50, 64, 125-6, 216-7
salgadinhos, 204-5
San Lorenzo (Florença), 42
Sandler, Lauren, 113
Sapere, movimento, 234-42
Satter, Ellyn, 96
Schiller, Deborah, 243
Segunda Guerra Mundial, 63, 212
SFS (açúcar/gordura/sal), 58, 65, 237
Shozo, Marumoto, 212
Síria, 129
sistema público de saúde inglês, 127
Slater, Nigel, 120
sopa, 30, 34-5, 37, 49, 82, 90-1, 116, 119, 122, 153, 154, 156-8, 160, 200, 206, 207, 208, 211, 214, 215, 232, 246
sorvete, 13, 50-1, 64, 67, 72-3
Southern Methodist University (perto de Dallas), 59
Spargo, John, 44
Spock, dr. Benjamin, 54, 232-3
Stewart, dra.Laura, 126-7
Suécia, 78, 124, 234, 235
sul-asiáticos, 225-6

Tailândia, 129
Tanzânia, 12, 42
Tayside, Escócia, 126-7
terapia cognitivo-comportamental (TCC), 181, 200-1
The Bitter Cry of Children (Spargo), 44
The Golden Cage (Bruch), 196
The Omnivorous Mind (Allen), 204-5
The Times, 84

Índice remissivo

Thoreau, Henry David, 48
Times of India, 108
Toast (Slater), 120
Tóquio, Japão, 206
Transtorno Alimentar Não Especificado
  (Tane), 173
transtornos *ver* anorexia; bulimia; transtornos alimentares
transtornos alimentares:
  abordagem Maudsley (tratamento
    baseado na família), 195-9
  dificuldade para engolir, 177-9
  equívocos sobre, 170-1
  escolhas alimentares mais comuns,
    179-80
  experiências de, 173-4
  influência nas refeições em família,
    195-6
  importância das refeições em família,
    202-3
  medo específico de comida, 177-8
  na vida adulta, 199-202
  prevenção, 187-8
  problemas da alimentação seletiva,
    176-8, 179-81
  recuperando-se de, 171-3, 223
  seletivos, 169-71, 178-80, 204-5
  sistema Prato A e Prato B, 184-6, 241-2
  tratamento da exposição a gostos, 183-7
  tratamento de, 174-5, 176
  tratamentos tradicionais, 180-2, 183
  uso do paradoxo terapêutico, 182-3
  variedade de, 170-1, 172-4
  ver também anorexia; bulimia
transtornos alimentares precoces, 173-5
  ver também transtornos alimentares
Túmulo dos vagalumes (filme, 1988), 111
Tuorila, Hely, 238
Tyler (seletivo com Asperger), 185-6

Ulander, Kerstin, 241
Uma casa na campina (Wilder), 76
Universidade Clark (Massachusetts), 232
Universidade de Kentucky, 227
Universidade de Nova York, 161
Universidade do Novo México, 220
Universidade Johns Hopkins, 163
Urbick, Bryan, 121-2, 133

V.E. (menina anoréxica), 191-3
veganos, 124-5
vegetarianos, 124-6
Veronese, Paolo, 116
Victor (criança selvagem), 234-5
videogames, 73-5
Virgínia (EUA), 43
Vollmer, Rachel, 93

Wallace, dr., 52
Wansink, Brian, 161-2
Washington, Booker T., 43
Weber, Eugen, 111
Whittome, Susi, 139
Wilder, Laura Ingalls, 76-7
Williams, dr. Keith, 61, 177, 179, 163-7, 242
Williams, Zoe, 62
Wright, Charlotte, 99

Xiamen, China, 77

Zajonc, Robert, 183

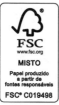

A marca fsc® é a garantia de que a madeira utilizada na fabricação do papel deste livro provém de florestas de origem controlada e que foram gerenciadas de maneira ambientalmente correta, socialmente justa e economicamente viável.

Este livro foi composto por Mari Taboada em Dante Pro 11,5/16 e impresso em papel offwhite 80g/m² e cartão triplex 250g/m² por Geográfica Editora em julho de 2017.

Publicado no ano do 60º aniversário da Zahar, editora fundada sob o lema "A cultura a serviço do progresso social".